LOCUS

LOCUS

LOCUS

LOCUS

# *Smile, please*

smile 174
3.3 秒的呼吸奧祕：
失傳吐納技法與最新科學研究的絕妙旅程
作者：詹姆士・奈斯特（James Nestor）
譯者：謝佩妏
責任編輯：潘乃慧
封面設計：許慈力
校對：聞若婷
出版者：大塊文化出版股份有限公司
台北市 105022 南京東路四段 25 號 11 樓
www.locuspublishing.com
讀者服務專線：0800-006689
TEL：(02)87123898　FAX：(02)87123897
郵撥帳號：18955675　戶名：大塊文化出版股份有限公司
法律顧問：董安丹律師、顧慕堯律師




總經銷：大和書報圖書股份有限公司
地址：新北市新莊區五工五路 2 號
TEL：(02) 89902588　FAX：(02) 22901658
初版一刷：2021 年 9 月
初版六刷：2024 年 4 月

定價：新台幣 400 元
Printed in Taiwan

失傳吐納技法與最新科學研究的絕妙旅程

# 3.3秒的
# 呼吸奧祕

## BREATH

THE NEW SCIENCE OF A LOST ART

JAMES NESTOR

詹姆士・奈斯特——著　謝佩妏——譯

「行氣：深則蓄，蓄則伸，伸則下，下則定，定則固，固則萌，萌則長，長則退，退則天。天幾舂在上，地幾舂在下。順則生，逆則死。」

——《行氣銘文》，*西元前五百年戰國時代

## 目次

目次

# 前言

這棟房子看起來像鬼屋。牆壁油漆剝落，窗戶積了一層灰，月光掩映下鬼影幢幢。我走進柵門，爬上吱嘎作響的樓梯，然後舉手敲門。

門打開，一個三十幾歲、眉毛濃密、門牙又大又白的女人來迎接我進門。她要我脫掉鞋子，接著帶我走進幽深的客廳。客廳的天花板漆成天空藍，點綴著幾縷雲彩。我在靠窗的位置坐下，微風輕晃窗櫺，窗外是昏黃的街燈。其他人陸續進門。有個眼神像囚犯的傢伙，有一個面容嚴肅、頂著西瓜皮髮型的男人，還有個額前中央點了顆朱砂痣、但點歪掉的金髮女人。在腳步雜沓和低聲道好之中，有輛貨車轟隆隆駛過街道，車上大聲放送著〈紙飛機〉（譯註：電影《貧民百萬富翁》的插曲），無可避免成為那天的主旋律。我解下腰帶，鬆開牛仔褲最上面的鈕釦，在位置上坐定。

是醫生建議我來這裡的。他說「去上呼吸課會有幫助」，能強化我虛弱的肺臟，撫平我疲憊的心靈，甚至拓展我的視野。

幾個月來，我諸事不順。工作壓得我喘不過氣。我住的一百三十年老屋搖搖欲墜。去年和前年我都得了肺炎，今年也不例外；病才剛好，我每天在家氣喘吁吁地工作，縮在沙發上用同一個碗吃三餐，邊吃邊讀一個禮拜前的報紙。我陷入了困境，身體、心理和各方面都是。苟延殘喘了幾個月之後，我聽從醫生的建議去報名一堂呼吸入門課，學習「淨化呼吸法」(Sudarshan Kriya)。

晚上七點整，濃眉女人鎖上門，坐在學員中間。她把一卷卡帶放進老舊的隨身音響，然後按下播放鍵並要大家閉上眼睛。喇叭傳出發出沙沙雜音，接著一個印度腔男聲流瀉而出。聲音粗糙刺耳，高高低低，輕快到簡直像卡通歌曲。那聲音指示我們慢慢從鼻子吸氣、再慢慢吐氣，專注於呼吸。

我們重複了這個過程幾分鐘。我伸手從毛毯堆裡抓起一條毛毯包住腿，因為我腳上只穿了襪子，窗子透進來的風愈吹愈涼。我不斷吸氣吐氣，但什麼也沒發生。沒有心平氣靜的感覺，也不覺得肌肉瞬間放鬆。什麼都沒有。

十或二十分鐘過去了。我開始煩躁起來，有點後悔自己晚上特別跑到一棟維多利亞老宅來，坐在地上呼吸滿是灰塵的空氣。我張開眼睛環顧四周。每個人都是一副鬱悶又無聊的表情。囚犯眼神男好像睡著了。西瓜皮男的表情像在就地解放。朱砂痣女不動如山，臉上帶著一抹笑臉貓的詭異微笑。我想要起身離開，但又不想顯得無禮。這門課是免費的，老師沒拿薪水，我應該尊重她的善心，於是我又閉上眼睛，把毯子拉得更緊並繼續呼吸。

接著，情況有了變化。我沒有意識到任何轉變，既不覺得放鬆，也沒感覺到煩躁的思緒一掃而空，卻有種從一個地方被抓到另一個地方的感覺。就在一瞬間發生。錄音帶播畢，我張開眼睛，感覺頭上濕濕的。我舉手去搽，才發現頭髮都濕了。我摸摸臉，感覺到汗水刺痛了眼睛，嘴巴也嚐到鹹味。我低頭看自己，發現毛衣和牛仔褲也濕了。房間裡的溫度才攝氏二十度左右，坐在窗邊又更冷。大家都穿上夾克、戴上連身帽保暖，我卻像剛跑完馬拉松一樣全身濕透。

老師走過來問我「還好嗎，有沒有不舒服或發燒」，我說「我很好」。接著，她提到身體的火能，還跟我解釋人體每次吸氣如何帶來新的能量，每次吐氣又如何排出老廢能量。我努力想聽懂卻很難集中精神，因為滿腦子都在想我全身衣服濕透，要怎麼從舊金山的嬉皮區騎三哩遠的腳踏車回家。

隔天的效果甚至更好。正如廣告所說，我感覺到久違的平靜，一夜好眠，不再為生活中的瑣碎小事煩躁，肩頸的緊繃感不見了。這種感覺持續了幾天才消失。

這究竟是怎麼回事？在一間陰森森的房子裡盤腿呼吸一個鐘頭，怎麼會引起如此深遠的反應？

隔週我又去上呼吸課，還是同樣的體驗，只是汗流得少一點。我沒把這件事跟家人或朋友說，但我努力想瞭解這是怎麼回事，後來甚至花了好幾年尋找答案。

那段時間，我整修了房子，走出低潮，找到了可能解開我對呼吸的種種疑惑的線索。我去希臘寫了一個談「自由潛水」的故事。自由潛水就是只靠一口氣就能潛到水底幾百呎的古老潛水術。除了去潛水，我還訪問了許多專家，希望能從他們身上瞭解他們所做的事和背後的動機。我想知道，這些外表平凡的人怎麼訓練自己的身體一次閉氣十二分鐘，潛入連科學家都覺得不可能的深海，其中不乏軟體工程師、廣告企劃、生物學家、內科醫生。

一般人潛入水底十呎，短短幾秒就不行了，耳朵會開始吱聲大作。自由潛水者告訴我，他們以前跟「一般人」一樣，經過訓練才有今天的轉變。他們哄誘自己的肺臟更賣力工作，善用一般人忽略的肺部功能。他們堅稱自己並不特別，任何一個還算健康的人只要願意花時間訓練，都可以潛進水下一、兩百，甚至三百呎，年齡、體重、基因都不是問題。他們表示，不管是誰，只要掌握呼吸的方法，都能學會自由潛水。[1]

對他們來說，呼吸不是無意識的動作，不是不假思索、自然而然的一件事，而是一股力量、一帖良藥，一種能幫助他們獲得超人般神奇力量的機制。

「呼吸的方法有百百種，就如食物有百百種。」有個女教練這麼說。她能閉氣超過八分鐘，曾經潛入海底三百呎。「每種呼吸方法都會以不同的方式影響身體。」另一位自由潛水者告訴我，有些呼吸方法能活化大腦，有些卻會損害神經元；有的有益健康，有的卻會加速死亡。

他們跟我說了一些不可思議的故事，例如有人藉由呼吸將肺臟擴大三〇％以上。有位印度醫生只是改變吸氣方式，就減了好幾磅。還有一個人注射了大腸桿菌這種細菌內毒素，之後靠著規律的呼吸刺激免疫系統，在幾分鐘內就剷除毒素。還有一些女性靠著呼吸緩解癌症；光著身體的僧侶幾小時就將周圍的雪地融化。所有故事都很離奇。

海底探查以外的時間，我讀了許多這方面的文獻，通常是在深夜。一定有人研究過這種刻意呼吸法對旱鴨子的影響？想必有人查證過以上那些利用呼吸減重、強身及延年益壽的神奇故事？

我找到了豐富的資料。問題是，這些資料都有幾百年、甚至幾千年的歷史。

西元前約四百年流傳至今的道家七經，全在討論不同的呼吸方式如何損害或治癒人體。[2]這些手稿鉅細靡遺地教人如何調息、緩息、屏息和吐納。甚至在更早，印度就將「呼吸」和「靈魂」視為同一件事，並詳細說明了平衡呼吸和維持身心健康的技巧。此外，佛教徒不只利用呼吸來延長壽命，還將意識提升到更高的層次。對所有人和所有文化來說，呼吸都是一種靈藥。

道家經典有言：「是以攝生之士，莫不煉形養氣，以保其生。未有有形而無氣者，即氣之與形相須而成，豈不皎然！」[3]

可惜並非所有人都這麼認為。我到近代胸腔醫學（研究肺臟和呼吸道）的研究中尋找證據，斬獲卻很有限。根據我找到的資料，呼吸方法並不重要。我訪問的許多醫生、研究員和科學家也持同樣的看法。[4]一分鐘內，無論是透過嘴巴、鼻子或呼吸管吸入二十次或十次空氣，結果都一樣。重點在於吸入空氣，其餘的就交給身體。

想知道現代醫學專業人員如何看待呼吸，回想你上一次體檢的過程就可見一斑。很可能醫生幫你量了血壓、脈搏和體溫，再把聽診器貼在你的胸前，檢查你的心肺是否健康。或許她跟你討論了飲食習慣、補充維他命和工作壓力的問題。腸胃有不舒服嗎？睡眠狀況如何？季節性過敏有無惡化？氣喘呢？還有頭痛嗎？

但她可能從未幫你測過呼吸率，從沒檢查過你血液裡的氧氣和二氧化碳比例。你呼吸的方式和每次呼吸的品質也不在討論範圍之內。

儘管如此，若是自由潛水者和古老經典可信的話，人體各部位無不受呼吸的方式影響。呼吸怎麼會如此重要，卻又完全不受重視？

我繼續往下挖掘，有個故事開始慢慢浮現。我發現最近不只有我開始問這些問題。當我忙著查閱古籍，採訪自由潛水者及呼吸高手的同時，哈佛、史丹佛等其他知名學府的科學家也證實了一些我聽過最神奇的事。但他們的發現不是在胸腔醫學實驗室裡發生，因為胸腔科醫師處理的主要是特定的肺臟疾病，如肺塌陷、肺癌或肺氣腫。「我們處理的是緊急狀況，」一名資深胸腔科醫生告訴我：「這就是體制的運作方式。」

所以，上述的呼吸探索都發生在其他場所：在泥濘的古代墳場、牙醫師的舒服診療椅上，還有精神病院的安全病房裡。這些都不是你期待看到尖端研究解開生理機能之謎的地方。

這些科學家很少一開始就想要研究呼吸，「呼吸」卻在過程中不斷找上他們。他們發現，人類的呼吸能力在漫長的演化過程中產生改變，從工業時代開始，我們的呼吸方式顯著惡化。他們還發現，有九成的人都用錯誤的方式呼吸，很可能包括你跟我，還有幾乎你認識的所有人，這也導致或加劇一長串的慢性病。

比較鼓舞人心的是，有些研究者也指出，很多現代文明病，如氣喘、焦慮、注意力不足過動症、牛皮癬等，只要改變呼吸的方式就能改善或痊癒。

他們的研究成果推翻了西方醫學長久以來的信念。沒錯，不同的呼吸方式確實會影響體重和整體健康。沒錯，呼吸方式確實會影響肺臟的大小與功能。沒錯，呼吸能讓我們善用人體的神經系統、控制免疫反應，並且恢復健康。沒錯，改變呼吸方式有助於延年益壽。

無論吃得多好、運動多勤、基因多強、身材多苗條、年紀多輕或多聰明，呼吸方式錯誤也是白搭。這就是這些研究者的發現。身體健康欠缺的一大支柱，就是呼吸。一切都從這裡開始。

• • •

這本書是一場科學探索，探索的就是呼吸這門失傳的技術和知識。書中探討了人體每三．三秒發生的轉變，也就是一般人每次呼吸所花的時間。你會在書中看到每次呼吸送進體內的幾十億、幾百億分子，是如何建造骨骼、筋膜、血液、大腦和器官，此外，還有解釋這些微小分子如何影響你明天、下週、下個月、明年或數十年後能否健康、幸福的新興科學。

我稱它為「失傳的技術」，因為這些「新發現」有很多其實一點也不新。我接下來要探討的技術多半已經存在百年，甚至千年。有人創造並記錄了這門技術又將它遺忘，另一個時代的另一個文明發現了它，然後再度將它遺忘。就這樣持續了好幾百年。

這門技術的很多先驅都不是科學家，而是充滿實驗精神的狂人，是我稱為「呼吸達人」的異端，因為無計可施，在無意中發現了呼吸的神奇力量。其中有南北戰爭的外科醫生、法國的理髮師、支持無政府主義的歌劇歌手、印度神祕主義者、脾氣火爆的游泳教練、一臉冷酷的烏克蘭心臟科醫師、捷克斯洛伐克的奧運選手，還有北卡羅來納州的合唱團指揮。

這些呼吸達人在世時很少功成名就，逝世後，研究成果從此埋沒四散。不可思議的是，近幾年來，他們的技術重新出土並獲得科學的驗證。這些曾經很邊緣且多半被遺忘的研究成果，如今正在重新定義人體的潛能。

**但我為什麼需要學習如何呼吸？從出生以來，我就一直在呼吸。**

你可能會有這個疑問。從我開始投入研究，腦袋一直冒出這個問題。我們以為呼吸是被動的行為，只是天天做的一件理所當然的事：呼吸，活著；停止呼吸，死去。這麼想很危險。呼吸不是二元對立的一件事。我愈投入其中，就愈覺得應該把這個簡單的道理分享出去。

我跟多數大人一樣，從小到大有過很多呼吸道的毛病。因此，多年前我才會去上那堂呼吸課。我也跟多數人一樣，覺得過敏藥、吸入器、各種保養品或飲食方式都沒什麼用。最後是新一代的呼吸達人給了我一帖良方，以及更豐厚的收穫。

一般讀者需要呼吸一萬次，才能從這裡看到最後一頁。如果我的方法正確，從現在開始，隨著每次呼吸，你對呼吸和正確的呼吸方式會有更深入的認識。一分鐘二十次或十次，經由嘴巴、鼻子或呼吸器，結果並不相同。呼吸的方式非常重要。

當你呼吸一千次時，你會瞭解現代人類為什麼是長期以來唯一齒列不正的一種動物，以及這跟呼吸之間的關係。你會知道我們的呼吸能力一直在退化，還有史前時代的人類祖先為什麼不會打呼。你會跟著兩名中年男子到史丹佛大學進行二十天自虐又具開創性的實驗，檢驗「呼吸途徑（用鼻子或用嘴巴）並不重要」這個長期存在的觀念。有些新發現會毀了你的白天和黑夜，尤其你會打呼的話，但是下一次呼吸，你就會找到補救方法。

當你呼吸三千次時，你會學到修復式呼吸的基本原理。每個人都能利用這些緩慢而深長的呼吸技巧，無論年老或年幼、生病或健康、富有或貧窮。印度教、佛教、基督教和其他宗教已經修習這些技巧幾千年了，但近年來我們才知道這套方法能降低血壓、提高運動表現和平衡神經系統。

當你呼吸六千次時，你會走進「有意識地認真呼吸」的天地。你將從嘴巴和鼻子進入到更深的肺臟，還會認識一名二十世紀中的呼吸達人。他治好了二戰老兵的肺氣腫，還訓練奧運短跑選手贏得金牌，全是藉由控制吐氣來達成。

當你呼吸八千次時，你會更深入身體，善用其他生理機能，尤其是神經系統。你將發現過度呼吸的威力，還會認識藉由呼吸矯正脊椎側彎、減輕自體免疫疾病，以及在零下氣溫讓自己身體發熱的呼吸達人。這些事照理說都不可能成真，但往下看你會知道一點不假。我也會在過程中一邊學習，試著理解十年前我在那棟維多利亞老宅裡，究竟發生了什麼事。

當你呼吸一萬次並闔上這本書時，你跟我都會明白，進入你肺臟的空氣影響著你生命的每一刻。你也將學會如何充分發揮其中蘊藏的潛能，直到最後一口呼吸為止。

這本書探討的東西很多，包括演化、醫學史、生物化學、生理學、物理學、運動耐力等等。但研究最多的還是**你**。

按照平均律，終其一生你會呼吸六億七千萬次。或許你已經過了一半，或許你已經呼吸六億六千九百萬次。也有可能，你想要再多呼吸幾百萬次。

# 第一部

# 實驗

# 1 最不會呼吸的一種動物

患者在早上九點三十二分抵達。中年男性，體重七十九公斤，臉色蒼白，無精打采。雖然親切多話，但明顯焦慮。疼痛：無。疲倦：略微。焦慮程度：中。對症狀未來發展的恐懼：高。

患者自述在現代郊區家庭長大，六個月開始瓶餵並慢慢改吃罐裝嬰兒食品。因為吃軟質食物、缺少咀嚼，阻礙了牙弓和鼻竇的骨骼發育，導致長期鼻塞。[1]

十五歲時，患者吃的食物是更柔軟的高度加工食品，例如白麵包、加糖果汁、罐頭蔬菜、牛肉薄片、起司三明治、微波墨西哥捲餅、蛋糕點心和巧克力棒。他的口腔因為發育不全而容納不下三十二顆恆牙，門牙及犬齒長歪，需要靠拔牙並且裝牙套、維持器與頭套加以矯正。經過三年的矯正，他的口腔變得更小，因此舌頭無法安放在上下牙齒中間。他經常吐舌，每次吐舌，舌頭兩邊就會留下明顯印痕，這是打呼的前兆。

十七歲時，他拔掉四顆阻生智齒，口腔因而變得更小，同時提高了罹患睡眠呼吸中止症（一種夜間窒息的慢性病）的機率。[2]二十幾歲和三十歲時，他的呼吸變得更加吃力和失常，氣道阻塞也更加嚴重。他的臉會繼續垂直生長，導致眼睛下垂、臉頰鬆垮、額頭傾斜及鼻梁突出。

這個日漸萎縮又發育不全的口腔、咽喉和頭顱，很不幸就屬於我本人。

我正躺在史丹佛醫學院的耳鼻喉及頭頸外科中心的檢查椅上，看著自己的身體內部。鼻腔及鼻竇手術醫師納雅克（Jayakar Nayak）小心翼翼地把內視鏡伸進我的鼻腔，深入我的頭部，再從喉嚨出來。

「說e——。」他指示。納雅克一頭濃密的黑髮，戴著方形眼鏡，穿氣墊跑鞋，外加白色外套。但我沒在看他的衣服或臉。我戴著一副影片視鏡，看著這場穿越我嚴重受損鼻竇內部的高低沙丘、沼澤和鐘乳石的旅程。我忍著不咳嗽、岔氣或乾嘔，眼睜睜看著內視鏡愈鑽愈深。

「說e——。」納雅克又說。我乖乖照做，看著喉頭周圍粉紅色、肉肉的、覆上一層黏液的柔軟組織，就像喬治亞·歐姬芙（Georgia O'Keeffe）畫作中的花朵以慢動作打開又閉上。

這不是一趟開心的旅程。每分鐘有兩百五十垓個分子（二五〇後面接二十個零）踏上同樣的旅程，每分鐘十八次，一天兩萬五千次。[3]我來這裡，是為了觀察、感受、學習這些空氣分子是從哪裡進入人體，並且跟我的鼻子暫別十天。

上個世紀，西醫的主流看法認為鼻子只是個輔助器官。如果可以，應該用鼻子呼吸；不行的話也無妨，可以讓嘴巴代勞。

至今仍有許多醫生、研究者和科學家支持這個看法。美國國家衛生研究院有二十七個部門，分別投入肺病、眼疾、皮膚病、耳疾等研究，卻沒有專攻鼻子和鼻竇的部門。

納雅克覺得這很荒謬。他是史丹佛醫學院鼻科研究的權威，帶領一個國際知名的研究室，專門研究鼻子不為人知的力量。他發現，人腦內的這些沙丘、鐘乳石和沼澤能夠協調人類體內的許多功能，而且是生命所需的重要功能。「那些結構存在那裡是有理由的！」更早之前，他對我說。納雅克對鼻子有種特殊的崇敬，他相信鼻子被嚴重誤解且徹底低估。因此，他才會這麼想要知道人體要是少了鼻子會怎麼樣。這也是我來到這裡的原因。

從今天開始，接下來的二十五萬次呼吸，我都得用矽膠塞住鼻孔，再黏上醫用膠帶，確保沒有絲毫空氣進出我的鼻子。我只能用嘴巴呼吸，這個可怕的實驗既累人又痛苦，但目標一目瞭然。

四成現代人有長期鼻塞的問題，將近一半習慣用嘴巴呼吸，其中又以女性和小孩最為嚴重。[4] 舉凡空氣乾燥、壓力、發炎、過敏、污染、藥物，都是可能的原因。[5] 但我很快就發現，罪魁禍首應該是人類的頭顱正面愈縮愈小。

嘴巴如果不夠寬，上顎就容易往上長而不是往外長，形成所謂的V型或高拱上顎。[6] 口腔往上長，阻礙了鼻腔的發展，使之縮小並破壞了鼻腔的精密結構。鼻腔縮小，導致氣流受阻和受限。整體來說，人異於動物之處，在於我們是地球上鼻塞最嚴重的物種。這點實在令人難過。

這我早就該猜到。深入我的鼻腔之前，納雅克幫我照了頭部X光，讓我看到自己的口腔、鼻竇和上呼吸道每個凹角和縫隙的切面照。

「你有一些……**東西**。」他說。我不只有V形上顎，左邊鼻孔還因為鼻中隔「嚴重」歪斜而「嚴重」阻塞。我的鼻竇也充滿名為「大泡狀鼻甲」的異常結構。「超級不尋常。」納雅克說。沒人會想從醫生口中聽到這句話。

我的氣道簡直一團糟，納雅克很驚訝我沒有更多感染或呼吸道的問題，儘管我從小就對這些不陌生。但他合理地推論，以後我可能會有某程度的嚴重呼吸問題。

接下來十天，我要強迫自己用嘴巴呼吸。這就好像把自己放進一顆會分泌黏液的水晶球裡，進一步放大並加速這對我的呼吸和健康造成的負面影響；年齡愈大，情況就會愈嚴重。我等於把身體拐進它本身和世界上一半人口都知道的狀態，只不過把強度增加了很多倍。

「好，不要動。」納雅克說。他抓了一支尾巴有細刷的鋼針，大小類似睫毛刷。我心想：**他該不會要把那東西放進我的鼻子吧**。幾秒後，他真的放進去了。

我從影片視鏡裡，看到那根針愈鑽愈深。針一直往下滑，直到離開我的鼻腔，不再搔著我的鼻毛，而是鑽進我的頭顱幾吋深的地方。「穩住，穩住。」他說。

鼻腔如果塞住，氣流受阻，細菌就會開始繁殖。細菌不斷複製，可能引起感染、感冒和更嚴重的鼻塞。惡性循環下來，最後我們別無選擇，只好習慣用嘴巴呼吸。沒人知道這種狀況會多快發生。沒人知道細菌會多快在阻塞的鼻腔內聚積。納雅克必須培養我鼻腔深處的組織，才能得知。

看著他抓著刷子愈鑽愈深，然後一轉，刮下一層黏液，我不由得縮起身體。鼻子深處這裡的神經，應該是用來感受細微的氣流和空氣溫度的輕微變化，而不是鋼刷。即使他之前在那裡上了一點麻藥，我還是有感覺。我的腦袋不知道該做什麼、該如何反應。這感覺很難形容，就好像有個人用針去扎一個存在於我的腦袋之外的連體嬰。

「你從沒想過這輩子會做這些事。」納雅克笑道，把沾了血的刷頭放進試管。之後，他會把我鼻竇裡的二十萬個細胞跟十天後的採樣互相比較，看看鼻塞對細菌繁殖的影響。他搖一搖試管，再交給助理，然後禮貌地請我摘下視鏡，讓出位置給下一名患者。

患者二號正倚在窗前用手機拍照。今年四十九歲，膚色黝黑，一頭白髮，有著湛藍的眼珠。他穿著乾淨無瑕的卡其色牛仔褲和牛皮休閒鞋，沒穿襪子。此人名叫安德斯・歐爾森（Anders Olsson），遠從瑞典斯德哥爾摩飛越五千哩來到這裡。他跟我一樣花了五千多美金來參加這個實驗。

幾個月前，我偶然發現他的網站之後去採訪了他。他的網站內容充斥各種古怪、危險的元素：有很多金髮女郎在山頂擺出瑜伽英雄式的照片、繽紛的色彩、大量的驚嘆號和卡通字體。但歐爾森並不是什麼怪咖。他花了十年收集資料、從事嚴肅的科學研究，在網站上發表數十篇文章，還自費出版一本從次原子層次開始解釋呼吸作用的著作，並附上數百筆註釋。他也成為北歐最具聲望、也最受歡迎的呼吸治療師之一，透過健康呼吸的微妙力量治癒成千上萬的病患。

有次跟他在 Skype 上聊天時，我提起要進行十天用嘴呼吸的實驗，他聽到覺得很可怕。我問他想不想加入，他一口拒絕。「我不想，」他說：「但有點好奇。」

幾個月後的此時此刻，尚未克服時差的歐爾森一屁股坐進檢查椅，戴上影片視鏡，把握最後用鼻子呼吸的機會，接下來的兩百四十個小時，他就只能用嘴巴呼吸了。一旁的納雅克把內視鏡伸進他的鼻腔，那模樣就像重金屬鼓手拿著鼓棒。「好，頭往後仰。」納雅克說，接著手腕一轉，脖子往前伸，手中的內視鏡鑽得更深。

這個實驗分成兩個階段。第一階段就是塞住我們的鼻子，之後我們還是照常過活，跟平常一樣吃喝、運動和睡覺，只是過程中只能用嘴巴呼吸。第二階段跟第一階段一樣照常吃喝、運動和睡覺，但換成用鼻子呼吸，同時還要練習一些呼吸技巧。

中間我們會回到史丹佛，重複我們剛剛做過的檢驗，包括血液氣體分析、發炎反應、荷爾蒙濃度、嗅覺、鼻腔量測、肺功能檢測等。納雅克將比對不同階段的數據，看看我們的腦袋和身體會不會隨著呼吸的方式不同而改變。

當我告訴朋友這個實驗時，不少人倒抽一口氣。「千萬不要參加！」幾個瑜伽愛好者警告我。但大多數人只是聳聳肩。「我有十年沒用鼻子呼吸了。」有個長期過敏的朋友說。其他人的意思差不多就是：**那有什麼大不了？呼吸不就是呼吸。**

是這樣嗎？我跟歐爾森會用接下來的二十天找出答案。

• • •

把時間往前撥，大約四十億年前，人類的祖先在一些岩石上現身。[7] 當時我們體型較小，還只是小小一團黏液，而且亟欲獲得養分。我們需要能量生存和繁殖，因而發現了吃空氣的方法。

當時大氣中多半是二氧化碳，雖然不是最好的養分，但勉強還能湊合。早期的我們學會吸收這些氣體再將之分解，然後把剩餘的氧氣排出去。接下來的十億年，原始黏液不斷重複這件事，吸收更多氣體，製造更多黏液，排出更多氧氣。

接著，大約在二十五億年前，大氣中累積的氧氣已經足夠，因而孕育出食腐生物。[8] 它們學會大口吸進空氣中的氧氣並排出二氧化碳，這就是好氧生物的最初形態。

氧氣製造的能量比二氧化碳多十六倍。[9] 好氧生物利用這項優勢繼續演化，得以離開覆滿黏液的岩石，長得更大、更複雜。牠們爬到地上，潛入深海，飛上天空，成了植物、樹木、鳥類、蜜蜂，還有最早的哺乳動物。

哺乳動物長出用來暖化和淨化空氣的鼻子、引導空氣進入肺臟的咽喉，還有能將大氣中的氧氣分離並送進血液的氣囊。萬古時代附著在泥濘岩石上的好氧細胞，如今成為哺乳動物體內的組織。這些細胞從血液中吸收氧氣，排出的二氧化碳從血管通過肺臟再回到大氣裡。這就是呼吸的過程。

有意識或無意識、或快或慢，甚至不呼吸，種種高效呼吸的能力使我們的哺乳動物祖先得以捕捉獵物、逃避獵捕，以及適應不同的環境。

一切都進行得很順利，但一百五十萬年前，我們的呼吸管道開始改變和分裂。更後來，這種轉變影響了地球上每個人的呼吸方式。

這種斷裂我從小就不陌生，你可能也是，舉凡鼻塞、打呼、哮鳴、氣喘、過敏等等，都是它引起的後遺症。我一直以為那很正常，幾乎每個我認識的人都有其中一、兩樣毛病。

後來我才發現，這些毛病會出現並非偶然，而是有一定的原因。在人類常見的普遍特質之中就能找到答案。

史丹佛實驗前的幾個月，我飛去費城拜訪瑪麗安娜·伊凡斯（Marianna Evans）醫生。她是牙醫師，也是牙科研究員，近幾年致力於研究古今人類頭骨的口腔。我們站在賓州大學考古學與人類學博物館的地下室，四周圍繞著幾百個頭骨標本。每個都以字母和數字標示並印上所屬的「種族」，例如貝都因人、哥普特人、埃及阿拉伯人、非洲出生的黑人。此外還有巴西的妓女、阿拉伯的奴隸和波斯的囚犯。伊凡斯告訴我，最有名的標本是一名愛爾蘭囚犯，他在一八二四年因為殺害並吃掉其他囚犯而被吊死。

這些頭骨從兩百年到幾千年歷史都有。這是「莫頓收藏」的一部分。此名來自有種族主義色彩的科學家薩謬爾．莫頓（Samuel Morton），他從一八三〇年代開始收藏人骨，企圖證明高加索人種的優越性，但終究失敗。儘管如此，莫頓耗費多年收藏的頭骨還是有唯一一項正面的貢獻：後人得以窺見過去人類的長相和呼吸方式。

莫頓聲稱他在這些骨頭中發現低等種族和遺傳「退化」之處，伊凡斯卻發現了近乎完美的結構。為了證明她的論點，她走去一個玻璃櫃，拿出標示著「Parsee」（波斯人）的頭骨。她用喀什米爾毛衣的袖子搽了搽上面的灰塵，再用修剪整齊的指甲掠過它的顎骨和臉。

「這是現代人的兩倍大。」她用短促的烏克蘭腔說，手指著後鼻孔，即連接鼻竇和喉嚨後方的兩個孔。她把頭骨轉向我們，彷彿瞪著我們看。「又寬又明顯。」她認同地說。

伊凡斯和她的同事、芝加哥的兒童牙醫師波伊德（Kevin Boyd）醫師，花了四年為莫頓收藏中的一百多個頭骨照X光，測量這些頭骨從耳尖到鼻子、從額頭到下巴的角度。這兩種分別名為「法蘭克福平面」（Frankfort plane）和「N垂直線」（N-perpendicular）的測量法，可看出每個頭骨是否左右對稱，以及嘴巴跟臉、鼻子跟顎骨的比例是否正確，在某個程度上，也能看出這些頭骨的主人呼吸是否順暢。

遠古的頭骨跟這個波斯頭骨一模一樣，都有往前發展的寬大顎骨、寬闊的鼻竇及寬大的嘴巴。奇怪的是，遠古人類不用牙線、不刷牙、不看牙醫，牙齒卻都長得很整齊。[10]因為臉往前長，嘴又大，所以氣道也比較寬。這些人很可能從沒打呼過，也沒有睡眠呼吸中止症、鼻竇炎或其他現代人常有的慢性呼吸道疾病。沒有是因為不能。他們的嘴太大，氣道太寬，不會產生阻塞的問題，呼吸毫不費力。遠古人類的臉幾乎都有著「往前長」的結構，不只是莫頓收藏的頭骨，世界各地的人類皆然。打從三十萬年前智人（*Homo sapiens*）在地球上出現就是如此，直到幾百年前仍是。

接著，伊凡斯和波伊德把患者和其他人的頭顱跟古代人類的頭骨相比較。現代人的頭都往反方向長，意思是法蘭克福平面和N垂直線倒過來：下巴縮到額頭後面，顎骨往下，鼻竇縮小。現代人的頭骨多少都有些齒列不正。

地球上有五千四百種哺乳動物，人類是唯一常見顎骨錯位、咬合過度、咬合不足和牙齒參差不齊的哺乳動物，這在過去稱為「咬合不正」。

對伊凡斯來說，這指向一個根本的問題：「我們為什麼要演化到害自己生病？」她把波斯頭骨放回櫃子，拿出另一個標示「Saccard」的頭骨。它的完美臉形是其他頭骨的翻版。「這是我們努力要解開的疑問。」她說。

伊凡斯告訴我，演化不一定代表進步，而是改變。而生命可能變得更好或更差。現今，人體變化的方式已經跟「適者生存」無關，相反地，我們繼承並延續了有害健康的特點。這個名為「演化失調」(dysevolution)的概念，由哈佛的生物學家李伯曼(Daniel Lieberman)提出，[11]解釋我們為什麼會背痠、腳痛、骨骼愈來愈脆弱。此外，演化失調也能解釋為什麼我們的呼吸會如此不順暢。

伊凡斯告訴我，要瞭解這一切是如何以及為什麼發生，我們得回到過去。非常遙遠的過去。回到**智人**還不是智人的時候。

• • •

多麼奇怪的動物啊。站在草原上的高大草叢裡，手臂瘦長，手肘突出，狀似毛皮面罩的額頭下，一雙眼睛望著廣闊的荒野。微風吹動草叢時，他們臉上跟水果軟糖一樣大的鼻孔，在無下顎的嘴巴上方上下收縮，辨識微風捎來的各種氣味。

時間是一百七十萬年前，人類最早的祖先「巧人」在非洲東岸遊蕩。很早以前我們就離開樹上，學會用腿行走並訓練自己使用小指，使小指放下來、可碰到同一隻手的拇指。這麼一來我們就能抓住東西，把植物根莖從土裡拔出來，並用尖利的石頭製作打獵工具，用來切下羚羊的舌頭或剝下骨頭上的肉。[12]

吃生肉費時又費力。於是我們收集許多石頭，把獵物放在岩石上敲打。將食物軟化之後，省下許多消化和咀嚼的力氣，尤其是肉類，也因此為身體節省了能量。[13]人類利用這些多餘的能量來擴大腦容量。

將食物烤熟甚至更便利。[14]八十萬年前左右，我們開始用火處理食物，釋放出食物中的大量卡路里。[15]人類的大腸本來是用來分解粗糙、多纖維的蔬果，因為飲食改變而大幅縮水，光是這個改變就省下更多能量。[16]更近一點的人類祖先「直立人」因此得以進一步擴大腦容量，比巧人大了五〇%，十分驚人。[17]

我們開始長得愈來愈不像猩猩，愈來愈像人類。如果一個直立人打扮得西裝筆挺站在地鐵裡，大概也不會引來旁人側目。[18]這些遠古祖先跟我們基因相似，甚至可能生下我們的小孩。

然而，搗碎和烹煮食物的創舉也帶來負面的後果。快速增長的大腦需要空間擴展，於是往我們的臉部正面發展，也就是鼻竇、口腔和呼吸道的所在處。久而久之，臉部中央的肌肉變鬆，顎骨變弱、變薄。臉整個縮短，嘴巴變小，一塊突起的骨頭取代了我們祖先扁塌的口鼻。這個新五官為人類獨有，把我們跟其他靈長類區隔開來，也就是突出的鼻子。

問題是，這個較小、垂直發展的鼻子用來過濾空氣的效率較低，也會使我們接觸到更多透過空氣傳播的病原和細菌。[19] 鼻竇和口腔變小，也縮減了喉嚨的空間。我們愈常烹調食物，吃愈多柔軟且富含卡路里的食物，腦容量就變得愈大，呼吸道變得更緊。[20]

大約三十萬年前，智人首次在非洲大草原上出現。除了智人，還有其他人種。例如：海德堡人（*Homo heidelbergensis*）是在現今歐洲搭建藏身處、捕獵大型動物的強健人種；尼安德塔人（*Homo neanderthalensis*）則是鼻子大，四肢粗短，會做衣服，擅長在寒冷氣候下存活；[21] 納萊迪人（*Homo naledi*）長得像人類祖先，腦袋小，臀部大，手臂瘦長，身材粗短。[22]

想像那會是何等畫面：形形色色的人種晚上聚集在熊熊營火周圍，宛如星際大戰的遠古人類酒吧，啜著棕櫚葉裝盛的河水，幫彼此抓毛髮中的小蟲，比較彼此額頭的弧度，然後躲到大石頭後面，在星光下跨種交配。

之後這些人種就消失了。大鼻子尼安德塔人、手腳瘦長的納萊迪人和脖子粗厚的海德堡人，全都因為疾病、天氣、彼此、動物、懶惰或其他因素而滅亡。源遠流長的人類家譜只剩一種存活下來，那就是我們。

在寒冷的氣候下，我們的鼻子會長得愈來愈窄而長，以便快速暖化空氣再送進肺裡；皮膚也會變得比較白皙，才能吸收更多陽光製造維他命D。在陽光充足的溫暖環境裡，我們的鼻子會長得較寬較扁，[23]這樣能有效吸進溫暖潮濕的空氣；[24]皮膚則比較黑，避免被陽光曬傷。此外，我們的喉頭會下降到喉嚨以適應另一種改變：聲音溝通。[25]

喉頭就像一個閥，能把食物送進胃裡，同時避免我們將食物或其他東西吸入呼吸道。每種動物及所有人種都演化出較高的喉頭，位置靠近喉嚨的頂端。這是合理的發展，因為高喉頭運作起來最有效率，只要有東西卡在氣道裡，能夠很快將之排除。

人類發展出說話能力後，喉頭逐漸往下移，嘴巴後方讓出空間，以便做出更多聲音和音量的變化。[26]小嘴唇較容易操控，人的嘴唇愈變愈薄，不如過去飽滿。更靈活有彈性的舌頭有利於控制聲音的差異與結構，於是舌頭更往喉嚨裡縮並把下顎往前推。

但喉頭變低削弱了它原來的功能。因為位置變低，嘴巴後方空出位置，使得早期人類很容易嗆到。只要吞下太大塊的食物就可能嗆到，小塊食物如果吞太快或稍不注意也會嗆到。智人成為輕易就可能噎死的唯一一種動物，也是唯一的人種。[27]

令人傷心且匪夷所思的是，懂得用火及烹煮食物、腦容量變大、可用多種聲音溝通等改變，讓人類祖先比其他動物更聰明、更靈活、活得更久，卻也阻塞了我們的嘴巴和喉嚨，害我們更難呼吸。更久之後，這個改變還會使我們睡覺時容易被自己嗆到，也就是打呼。*

這些變化對早期人類自然毫無影響。有幾萬年的時間，我們的祖先用突飛猛進的頭部來呼吸都毫無窒礙。有了鼻子、聲音和特大號腦袋，人類得以稱霸世界。

• • •

我在幾個月前拜訪過伊凡斯之後，就一直想著毛茸茸的人類祖先。想像他們蹲踞在非洲的岩石海岸，用靈活的嘴唇發出第一個母音，輕鬆地從開闊的鼻孔吸入空氣，用排列整齊的牙齒大聲咀嚼煮熟的兔肉。

而我在這裡，張著嘴巴在LED燈下盯著手機上維基百科對「佛羅勒斯人」（*Homo floresiensis*）的解釋，一邊用歪斜的牙齒嚼著低卡營養棒，一邊咳嗽、哮喘，還有從阻塞的鼻子徒勞地吸入空氣。

這是嘴呼吸實驗的第二天晚上。我躺在床上，鼻腔塞了矽膠，上面還黏了膠帶。這兩天，我睡在通常為親友準備的客房內，因為我總覺得用嘴呼吸的生活方式對我太太可能頗為辛苦。躺在床上翻來覆去，想著史前時代的山頂洞人而無法入睡時，我很慶幸自己搬到這裡來。

我的手腕上戴著火柴盒大小的脈搏血氧計。一條發光的紅色電線從裡頭延伸出來，繞在我的中指上。這個裝置每隔幾秒鐘就會記錄我的心率和血氧濃度，並用這些資訊來評估我陷得太深的舌頭有多常卡在太小的口腔裡，以及情況有多嚴重，導致我屏住呼吸，也就是常聽人說的睡眠呼吸中止症。

為了測量我打呼和呼吸中止的嚴重程度，我下載了一個手機應用程式，記錄我睡覺

---

＊人工育種的巴哥、獒犬、拳師狗和其他短頭犬都有扁臉和鼻竇短小的特徵，因此也有類似的慢性呼吸道疾病。從很多方面來說，現代人類跟這些近親繁殖的小狗很像。

時發出的聲音，每天早上可以看到我每分鐘的呼吸圖表。此外，床鋪上方還裝了夜間監視器，監測我的每個動作。

喉嚨發炎和長息肉都會導致睡覺時打呼及呼吸中止。鼻塞也會造成這種夜間窒息，但沒有人知道這種症狀會多快出現或變得多嚴重。[28]在這之前，從來沒人做過實驗。

昨晚是我第一天自願塞住鼻子睡覺，打呼時間馬上增加了一三〇〇％，總共七十五分鐘。歐爾森更慘。他從零增加到四小時又十分。我的呼吸中止次數也增加了四倍。短短二十四小時就有這些改變。

此刻，我又再度躺在這裡，無論多麼努力放鬆、不再掙扎，這對我來說仍是一大挑戰。每三．三秒我就會從嘴巴吸進未過濾、未加濕、未暖化的空氣，害得我口乾舌燥、喉嚨痛，肺部一整個不舒服。還剩下十七萬又五千次呼吸，我才能解脫。

# 2 用嘴巴呼吸

早上八點十五分。歐爾森衝進我們一樓公寓的後門，穿得像情境喜劇《歡樂單身派對》的克萊默。「早安！」他大喊。鼻子塞了兩團矽膠，下半身是裁短的運動褲，上半身是 A&F 的運動服。

歐爾森在我家對面的公寓租了一間工作室，為期一個月，近到可以穿睡衣偷跑進來，但仍免不了看起來像個怪叔叔。他原本黑得發亮的臉變得憔悴蠟黃，慘不忍睹。他跟昨天一樣神情恍惚，臉上也跟昨天和前天一樣掛著被鬼附身般的詭笑。

到今天為止，嘴呼吸實驗已經過了一半。就跟往常一樣，他在我對面坐下，重複早中晚一天三次的工作。**一、二、三**，我們打開桌上一堆嗶嗶叭叭響的機器，戴上血壓計的壓脈帶，把感測器戴在耳朵上，把溫度計放進嘴裡，開始把我們的生理數據記錄在試算表上。數字揭露跟前幾天一樣的訊息：用嘴呼吸正在摧毀我們的健康。

我的血壓比實驗前平均增加了十三個單位，堂堂邁入高血壓第一期。如果放任不管讓血壓持續上升，可能導致心臟病、中風和其他嚴重疾病，美國有三分之一的人口與我同病相憐。在此同時，我的心率變異性（用來測量神經系統的平衡狀況）卻下降很多，表示我的身體處在壓力之下。另外，我的脈搏變快，體溫下降，腦袋從沒那麼混亂過。歐爾森的數據也跟我差不多。

但最糟的還不是這些，而是我們心裡的**感覺**：糟透了。每天似乎都比前一天更糟。每天這個時候，歐爾森完成最後的檢驗之後，就會把呼吸器從一頭白髮上摘下來，然後站起來把矽膠塞往鼻孔內塞得更深。他穿上運動服後，便說：「待會見。」然後就走出門。我點點頭，看著他穿著拖鞋小跑穿過走廊，走回對街。

最後一個項目，我們單獨進行，那就是吃飯。兩個階段期間，我們要在同一時間吃同樣的食物，持續記錄血糖值，每天走同樣多步，看看嘴呼吸和鼻呼吸對體重和新陳代謝的影響。今天是三個蛋、半顆酪梨、一塊德國黑麵包和一壺正山小種紅茶。這表示十天之後，我還會坐在這間廚房裡吃著同樣的食物。

吃完之後，我洗了碗，整理用過的過濾器、酸鹼試紙，還有客廳實驗室的便利貼，也回了一些電子郵件。有時候，我會跟歐爾森坐下來，一起嘗試其他塞住鼻子更舒服且有效的方法，例如：防水耳塞（太硬）、泡棉耳塞（太軟）、游泳選手用的鼻夾（太痛）、正壓呼吸鼻罩（很舒服，但看起來像性虐工具）、衛生紙（太鬆）、口香糖（太黏）。最後，醫用膠帶加矽膠或泡棉耳塞雖然會刮皮膚又悶熱，但還是裡頭的首選。

但大多時候，這五天以來的每一天，從早到晚我跟歐爾森就只是獨自坐在各自的公寓裡痛恨生命。我常覺得自己好像被困在某個沒人發笑的情境喜劇裡，如同《今天暫時停止》（*Groundhog Day*）的情節，痛苦的一天不斷重複，永無止境。

幸運的是，今天有點小小的變化。今天我跟歐爾森要去騎腳踏車。不是去海邊的木棧道或金門大橋下，而是到附近四面都是水泥牆壁、頭上是日光燈的健身房。

騎車是歐爾森的主意。他花了十年研究激烈運動時，鼻呼吸和嘴呼吸對運動表現的影響。他在CrossFit運動員（譯註：一種以提升運動表現為主的混合訓練方式）身上做實驗，也跟健身教練合作。後來他漸漸相信，嘴呼吸會讓身體處於壓力狀態下，使人更快疲倦並降低運動表現。[1]他堅持要在這次實驗的每個階段找幾天跨上健身車，踩到我們的有氧能力逼近極限為止。我們約好了上午十點十五分在健身房碰面。

我換上短褲，抓起智能運動手環、額外一副矽膠耳塞和水壺，就從後院走出去。只見安東尼歐站在柵欄前。他是承包商也是我們家的老朋友，目前正在幫我們整修樓上的房間。他很快打量我一眼，我還來不及直奔花園出口，他就注意到我鼻子裡的粉紅色耳塞。他隨即放下滿手的建材，走過來看個仔細。

我認識安東尼歐十五年了，他聽過許多我之前到遙遠異地做研究碰到的奇人怪事。一直以來，他對我做的事都很有興趣也表示支持，但是當我把這一週要做的實驗告訴他時，他的態度第一次有了轉變。

「這個點子不好。」他說：「我年輕還在讀書時，老師會繞著教室走，然後啪啪啪。」他拍拍自己的後腦杓以示強調，「如果你用嘴巴呼吸，就會被巴。」他告訴我，用嘴巴呼吸有害健康也不禮貌，所以他跟其他在墨西哥普埃布拉長大的人才學會用鼻子呼吸。

安東尼歐告訴我，他的伴侶珍妮有長期鼻塞和流鼻水的問題。珍妮的兒子安東尼長期用嘴巴呼吸，也漸漸出現同樣的問題。「我一直跟他們說那樣不好，他們也努力要改，」安東尼歐說：「但是很難啊。」

幾天前，我從名叫大衛的印裔英國人口中聽到類似的故事。當時，我跟歐爾森第一次塞著鼻子到金門大橋上慢跑。大衛發現我們鼻子上的膠帶就攔住我們，問我們在做什麼。之後，他告訴我們他一直有鼻塞的問題：「不是鼻塞就是鼻水流個不停，好像從來沒有通過。」二十年來，他噴了各種鼻子藥，但藥效愈來愈差。現在他已經有慢性呼吸道疾病。

為了避免聽到更多類似的故事和引來不必要的注意，我學會只在必要時出門。別誤解我的意思：舊金山人喜歡怪咖。曾經有個傢伙走在海特街上，牛仔褲背後開一個洞好讓尾巴（**真的**尾巴，大約五吋長）在後面自由擺盪，卻很少人多看他一眼。

但事實證明，我跟歐爾森在鼻子裡塞東西還貼上膠帶，超出了當地人的忍耐極限。我們走到哪裡都會被問，不然就是會聽到某人跟呼吸奮戰的長篇故事，說他們鼻塞、過敏日漸嚴重，還有呼吸愈不順的同時，頭痛和失眠也跟著出現。

我揮手跟安東尼歐道別，把棒球帽的帽舌往下壓，遮住我的鼻子，然後小跑步穿過幾條街到健身房。我繞過在跑步機上快走的女人和站在重量訓練機上的老先生，不由得發現他們全都用嘴巴呼吸。

接著，我打開脈搏血氧計，設好計時器之後，便跳上健身腳踏車，把雙腳套進踏板開始踩。

其實二十年前就有人做過這種腳踏車實驗。約翰・杜亞爾（John Douillard）醫生專門訓練菁英運動員，從網球明星比莉・珍・金（Billie Jean King）、鐵人三項選手到紐澤西籃網球員都有。一九九〇年代，杜亞爾愈來愈相信嘴呼吸對他訓練的運動員有害。為了證明他的論點，他找來一群職業自行車手，讓他們戴上感測器，記錄他們騎健身腳踏車時的心率和呼吸率。實驗過程中，他加強踏板的阻力，讓運動員愈踩愈吃力。

第一次實驗時，杜亞爾要運動員全程都用嘴巴呼吸。運動強度增加，運動員的呼吸率也如預期增加。強度達到最高時，相當於兩百瓦特功率，運動員全部氣喘吁吁，上氣不接下氣。

接著，杜亞爾重複同樣的測驗，但這次要求運動員用鼻子呼吸。當運動強度逐漸增加時，運動員的呼吸率**不升反降**。來到最後的兩百瓦階段，有個之前用嘴呼吸每分鐘四十七次的運動員，換成鼻呼吸一分鐘只有十四次。他的心率跟實驗開始時一樣，即使運動強度增加了十倍。

杜亞爾因此提出，只要訓練自己用鼻子呼吸，就能節省一半力氣並大幅增加耐力。鼻呼吸的運動員覺得精神煥發而非精疲力盡。他們都發誓以後絕對不再用嘴巴呼吸。[2]

接下來三十分鐘，我會照著杜亞爾的方法自我實驗，但我把他的運動強度改成運動距離。我會將心率維持在每分鐘一百三十六下，測量自己塞住鼻子、只用嘴巴呼吸能騎多遠。我跟歐爾森會連續來幾天，下星期改採鼻呼吸時再回來重複同樣的實驗。從中得到的數字，應該能大致看出兩種呼吸管道對耐力和能量使用效率的影響。

要瞭解杜亞爾的實驗如何以及為何行得通，我們得先瞭解身體是怎麼利用空氣和食物製造能量。過程分成兩種：一種有氧氣，稱為「有氧呼吸」；一種無氧氣，稱為「無氧呼吸」。

無氧能量只能用葡萄糖（一種單醣）製造，較快也較容易被身體吸收。這是身體的備用系統和渦輪加速器，能在身體缺氧時派上用場。[3]但無氧能量效能差，而且可能有毒，會產生過多的乳酸。[4]你在健身房運動太猛時覺得噁心想吐、肌肉無力或汗如雨下，都是無氧呼吸超過身體負荷而產生的感覺。[5]這也說明為什麼激烈運動的最初幾分鐘往往那麼痛苦。我們的肺和呼吸系統還來不及供應身體所需的氧氣，因此身體不得不動用無氧呼吸。也因此，暖身之後再運動顯得比較輕鬆，因為身體已經從無氧呼吸切換成有氧呼吸。

人體各處的肌肉纖維都會製造這兩種能量，因為無氧呼吸原本就是備用系統，人體的無氧肌肉纖維當然就比較少。[6]如果我們太常依賴這些較不發達的肌肉，它們終究會崩潰。[7]新年過後之所以比一年當中的其他時候發生更多的運動傷害，就是因為太多人一下子運動過頭。基本上，無氧能量就像一部肌肉車，速度快、適合跑短途，跑長途就會污染空氣，也不實用。

因為如此，有氧呼吸才那麼重要。還記得二十五億年前進化到能吃下氧氣、進而引爆生命的細胞嗎？我們體內有大約三十七兆這樣的細胞。[8]用有氧呼吸啟動這些細胞時，我們達到的能量效率要比無氧呼吸時高出約十六倍。[9]運動和維持生命的關鍵，就是運動時絕大多數的時間和休息的所有時間，都要留在這種能源轉換效率高、燃燒完全且消耗氧氣的有氧狀態。

回到健身房。我踩得更用力一些，呼吸更深一些，看著我的心率漸漸從一一二提高到一一四並持續上升。接下來三分鐘的暖身時間，我得讓心率達到一三六，然後維持半個小時。對我這個年紀的男性來說，這個心率差不多就是有氧／無氧的門檻。

頂尖健身教練菲爾·馬佛東（Phil Maffetone）經常訓練奧運、超級馬拉松和鐵人三項選手。他在一九七〇年代發現，標準化的健身運動可能多半對運動員有害而無益。[10]因為每個人的體能各異，對訓練產生的反應也不同。賣力做一百個伏地挺身，可能對某人很有幫助，對另一個人卻有害。馬佛東為個別運動員打造適合的訓練，留意每個人的心率變化，確保運動員停留在清楚明確的有氧區，燃燒更多的脂肪、恢復得更快，隔天（和隔年）回來時也能重複同樣的訓練。

要找到運動的最佳心率很簡單：用一八〇減去你的年齡，[11]得到的數字就是你的身體停留在有氧狀態所能承受的最大極限。長時間訓練和運動時，心率可以低於這個數字，但絕不能超過，不然身體就有進入無氧區太久的危險。[12]那麼一來，運動過後你不但不會精神煥發、活力飽滿，反而會覺得疲倦、全身發抖、想吐。

基本上這就是我現在的狀態。賣力踩了半小時健身腳踏車並張開嘴巴猛喘氣之後，健身車上的計時器叮一聲歸零，咻咻轉的輪子慢慢停住。我滿身大汗，視線模糊，但我只踩了六．四四哩。我爬下車，換歐爾森過過癮，然後回家時間就到了。我們得回去沖個澡、喝杯水，然後再做更多檢驗。

• • •

早在我跟歐爾森塞住鼻子、杜亞爾找來自行車手做實驗的幾十年前，就有科學家用自己的方法測試嘴呼吸的好處和壞處。

英國有個名叫奧斯頓．楊（Austen Young）的醫生很有冒險精神。一九六〇年代，他為了治療一群常流鼻血的病人，把他們的鼻孔縫起來。他的追隨者薇樂莉．隆德（Valerie J. Lund）一九九〇年代重拾這項實驗，將數十名患者的鼻孔縫起來。我想辦法要聯絡上她，想請教她那些用嘴呼吸的患者過了幾週、幾個月或幾年後的狀況，但從未得到回音。幸好後來一名挪威裔的美國牙醫兼研究者在追尋截然不同的目標時，提供了一個清楚的答案。

哈佛德（Egil P. Harvold）醫師於一九七〇和八〇年代做的那些駭人聽聞的實驗，善待動物組織（PETA）或任何一個真心關懷動物的人聽了都會直搖頭。他在舊金山的實驗室用一群獼猴做實驗，將一半獼猴的鼻腔用矽膠塞住，另一半維持原樣。[13]鼻子塞住的獼猴無法移除塞子，所以無法用鼻子呼吸，只能習慣一直用嘴呼吸。

接下來六個月，哈佛德測量了牠們的牙弓、臉長、下巴角度等數字。鼻子塞住的獼猴漸漸出現跟人類一樣垂直發展的臉型：牙弓變窄，嘴巴張開。哈佛德重複這個實驗，這次塞住獼猴的鼻子長達兩年。獼猴的表現更差了。實驗期間，他拍了很多照片。

這些照片令人揪心，不僅獼猴的樣子實在可憐，也因為牠們清楚反映了人類的改變。[14]才短短幾個月，獼猴的臉就變長，下巴鬆弛，眼神呆滯。

這些實驗發現，嘴呼吸改變了身體和氣道，而且是壞的改變。[15]用嘴吸氣會減輕口腔內的壓力，使口腔後方的柔軟組織變鬆弛並往內縮，導致空間變小，使呼吸更加吃力。於是，一旦用嘴呼吸就會更常用嘴呼吸。

用鼻子呼吸的效果剛好相反。它強迫空氣去擠壓喉嚨後方的鬆軟組織，讓氣道變寬、呼吸更輕鬆。假以時日，這些組織和肌肉就會變得「緊緻」，保持氣道的暢通和寬闊。一旦用鼻子呼吸就會更常用鼻子呼吸。

「鼻子無論是什麼狀況，都會影響嘴巴、氣道和肺臟裡的狀況。」派屈克．麥基翁(Patrick McKeown)在電話訪談中說。[16]他是愛爾蘭暢銷作家，也是世界數一數二的鼻呼吸專家。「它們不是個別運作的獨立存在，而是在氣道裡一同合作。」他告訴我。

這些對我們應該都不陌生。季節性過敏來襲時，睡眠呼吸中止症和呼吸困難的患者人數也會飆升。[17]鼻子一塞住，我們開始用嘴巴呼吸，氣道就垮了。「這是簡單的物理學。」麥基翁告訴我。

張嘴睡覺使得這些問題更加惡化。每當我們把頭放在枕頭上時，重力會把喉嚨內的柔軟組織和舌頭往下拉，進一步堵住氣道。過一陣子等氣道習慣了這個姿勢，打呼和睡眠呼吸中止就成了新常態。

•••

這是嘴呼吸實驗階段的最後一晚。我再度坐在床上望著窗外。

當太平洋捎來的微風一如往常吹送進來，後院牆上延伸到我房間的婆娑樹影開始像彩色萬花筒一樣變化流動。前一秒重組成暗黑教主高栗（Edward Gorey）筆下穿背心的紳士隊伍，下一秒又變成錯覺藝術大師艾雪（Escher）筆下的歪曲階梯。另一陣風吹來，這些畫面隨即瓦解，重組成蕨類、竹葉和九重葛這些熟悉的形狀。

說了這麼多，其實只是要表達：我睡不著。我靠在枕頭上觀察這幅令人毛骨悚然的畫面已經十五、二十，甚至四十分鐘，不自覺地吸鼻子跟清鼻子，卻只換來一陣頭痛。這是竇性頭痛，而且還是自找的。

這一週半以來，每晚我都覺得自己彷彿在睡夢中慢慢窒息，喉嚨漸漸閉鎖。因為事實就是如此，這就是我目前的處境。被迫用嘴呼吸極可能改變了我的氣道形狀，就跟哈佛德的獼猴一樣。這種改變也不是過了幾個月才發生，而是短短幾天內，而且每次呼吸都愈加惡化。

我打呼的狀況比十天前增加了四八二〇%。這是我第一次意識到自己得了阻塞型睡眠呼吸中止症。[18]最嚴重的時候，我平均每晚會發生二十五次呼吸中止，也就是說，我的氣道阻塞得太嚴重，血氧濃度降到八五%以下。

每當血氧濃度降到九十以下，血液就無法把足夠的氧氣輸送給體內組織。這種情況如果維持太久，可能導致心臟衰竭、憂鬱、記憶退化和夭折。儘管我的打呼和睡眠呼吸中止症還沒那麼嚴重，但鼻子塞住愈久就愈危險。

每天早上，我跟歐爾森都會聽前一晚睡覺時錄下的聲音。一開始，我們邊聽邊大笑，但愈聽愈害怕。我們聽到的不是狄更斯筆下的酒鬼發出的酣暢打呼聲，而是被自己身體勒死的人發出的聲音。

十六世紀的荷蘭醫師萊姆紐斯（Levinus Lemnius）被譽為研究打呼的第一人。他曾寫道：「更有益睡眠的方式……是閉上嘴巴。」[19]早在當時，他就知道睡眠時呼吸受阻對身體有多大的傷害。「這些人睡覺時，因為呼吸方式而把下巴拉長，空氣進進出出，導致舌頭和上顎乾巴巴的，所以晚上更想喝水補充水分。」

這也是發生在我身上的另一個現象。嘴呼吸使身體多喪失了四〇%的水分。[20]我整晚、每晚都有這種感覺，醒來時常常覺得口乾舌燥。你以為水分流失就會減少尿意？奇怪的是，剛好相反。

在最平靜的深層睡眠階段，腦下垂體（腦底部一個花生大小的球體）會分泌荷爾蒙；[21]腎上腺素、腦內啡、生長激素，以及抗利尿激素這種協調細胞多儲存水分的物質，都是由荷爾蒙控制。[22]因此，動物才能一覺到天亮而不覺得口渴或需要排泄。

然而，如果深層睡眠的時間不足，比如有長期睡眠呼吸中止的問題，那麼抗利尿激素就無法正常分泌。這時腎臟會釋放水分，引發尿意，我們的大腦就會收到應該多喝水的訊號。一方面覺得渴，一方面又想尿尿。缺乏抗利尿激素不只解釋了我為什麼會頻尿，還有為什麼我每天晚上都覺得口渴難耐。

市面上有很多書籍指出打呼和睡眠呼吸中止症對健康的可怕影響。書中解釋這些影響如何導致尿床、注意力不足過動症（ADHD）、糖尿病、高血壓、癌症等。我讀過梅奧醫院（Mayo Clinic）的一份報告，上面指出長期失眠長久以來被視為一種心理疾病，但往往是呼吸的問題。[23]數百萬美國人有長期失眠的問題，就像我此刻一樣盯著窗外或是電視、手機、天花板，難以入眠，原因就在於他們不會呼吸。[24]

一般人可能認為打呼很正常。事實上恰好相反，打呼無論多或少都不正常，而睡眠呼吸中止一定會對健康造成嚴重的風險。史丹佛大學的睡眠研究員吉米諾（Christian Guilleminault）醫師發現，從未有過睡眠呼吸中止的兒童，光是呼吸沉重、輕微打呼或「呼吸變吃力」，都可能導致情緒失調、血壓不穩定、學習障礙等問題。[25]

嘴呼吸同時也害我變笨。[26]日本最近有項研究證明，鼻孔塞住、只能用嘴呼吸的老鼠長出的腦細胞較少，而且通過迷宮的時間是鼻呼吸對照組老鼠的兩倍。二〇一三年，日本另一個以人類為對象的研究發現，經由嘴呼吸輸送到前額葉皮質的氧氣會受到干擾，那裡就是跟過動症有關的區域。鼻呼吸就不會產生這個問題。

古代中國人也有同樣的發現。「則鼻納之，口吐之，不得有性，作則氣逆，逆則生疾。」道家經典有言：「吐納之際，尤宜慎之。」[27]

當我躺在床上翻來覆去，按捺住再跑一次廁所的衝動，我試著想些正面的事情。想到伊凡斯收集的其中一個頭骨，我才找到此刻我極其需要的一絲希望。

• • •

那天早上，伊凡斯坐在她牙醫診所的超大電腦螢幕前，診所位在費城市中心以西大約半小時車程。白色牆壁和白色地磚營造出一種未來感，跟我以前去過的那種位在商店街的棕色灰泥建築裡、用蕨類植物和金魚缸布置、牆上貼了攝影大師作品的牙醫診所很不一樣。後來我發現伊凡斯的執業內容也跟一般牙醫診所很不同。

她從電腦叫出兩張照片：一張是莫頓收藏的一副古老頭骨，另一張是一個小女孩、也是她一名新病患的照片。我叫她琪琪。照片中的琪琪大約七歲。她的牙齒從牙齦上方往外、往內、往四面八方亂長。眼睛底下有黑眼圈，嘴唇乾裂，嘴巴開開，像在吃一根想像中的冰棒。她長期受打呼、鼻竇炎和氣喘所苦，也漸漸對食物、灰塵和寵物出現了過敏反應。

琪琪家境富裕，飲食都遵照「健康飲食金字塔」，經常從事戶外運動，也有接種疫苗，定期補充維他命D和C，從小到大都很健康。然而她卻來到伊凡斯的診所。「這種病患我一天到晚遇到，」伊凡斯說：「他們的情況都一樣。」

這就是重點。[28]九〇%的兒童都有某種程度的口鼻發育不全。四五%的成人偶爾會打呼，四分之一的人經常打呼。[29]三十歲以上的美國成人有二五%因為睡眠呼吸中止症而被自己嗆到；[30]估計未被診斷出來的中度或重度病例占了八成。[31]此外，大多數人都有某類型的呼吸困難或呼吸受阻問題。

人類已經發明了清掃城市的方式，也馴服或消滅了許多摧毀人類祖先的疾病。我們的識字能力提高，也變得更高大更強壯。平均來說，我們的壽命比工業時代多了三倍。現今全球人口已經達到七十五億，比一萬年前多了一千倍。[32]

然而，我們卻逐漸喪失了無比重要的基本生理機能。

伊凡斯為我指出令人沮喪的全貌。當我坐在閃閃發亮的診所裡，看著一張又一張現代人的照片，再跟莫頓頭骨標本的完美形狀和整齊牙齒對照時，很難不察覺其中的諷刺。莫頓甚至還取笑他們是「澳洲人和低等的非洲土人」。有一度我靠上前，在螢幕上看見自己錯位的骨頭、下斜的顎骨、塞住的鼻子，還有小到無法容納全部牙齒的嘴巴。我想像那個古老的頭骨開口對我說，**你這笨蛋**。我發誓有一瞬間它看起來好像在笑。

但伊凡斯邀請我去看她的研究成果，不只是為了哀悼現在。她著迷於追蹤人類呼吸退化的過程，但這只是一個起點。多年來她自掏腰包做研究，只希望自己能幫上忙。她跟同事波伊德測量了數百個古代頭骨，並用這些數據為現代人類建立健康氣道的新模型。他們隸屬於一個快速茁壯的呼吸達人團體，致力於探索關於呼吸、肺部擴張、矯正牙齒和氣道發展的新療法，目標是幫助琪琪、我和其他人恢復過去那種更理想的呼吸方式——也就是在一切失控之前的樣子。

伊凡斯叫出另一張照片。還是琪琪，但這張沒有黑眼圈，也沒有蠟黃的皮膚或下垂的眼皮，牙齒整齊，臉變寬，皮膚發亮。她重新開始用鼻子呼吸，不再打呼，過敏和其他呼吸問題幾乎都消失了。這張照片跟第一張才相隔兩年，琪琪卻彷彿變了一個人。

同樣的改變也發生在其他患者身上，無論大人或小孩都是。他們重拾了正確呼吸的能力，鬆弛的下巴和狹窄的臉龐回復到更自然的位置。[33]除此之外，他們也發現自己血壓下降、憂鬱好轉、頭痛消失。

哈佛德的獮猴也恢復了健康。強迫牠們用嘴呼吸兩年之後，哈佛德終於拿掉獮猴的矽膠鼻塞。這些獮猴緩慢而平穩地重新學習鼻呼吸。臉和氣道也緩慢而平穩地重新改造：下巴往前推，臉部結構和氣道重新回復原來寬闊自然的狀態。

實驗結束後六個月，這些獮猴終於又看起來像獮猴，因為牠們又能正常呼吸了。

回到我的房間。我望著窗外枝葉的婆娑樹影，只希望自己也能翻轉這十天、還有這四十年來我對自己造成的傷害。我希望我能重新學會人類祖先呼吸的方式。結果如何，應該很快就能揭曉。

明天早上就能拿掉鼻塞。

## 第二部

# 呼吸

## 一門失傳的技術與知識

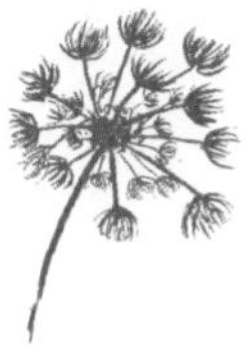

# 3 鼻子

「你看起來很糟。」納雅克醫生說。

現在是下午時間，我又回到史丹佛醫學院的耳鼻喉及頭頸外科中心。我躺在檢查椅上，納雅克正在把內視鏡鑽進我的右鼻孔。十天前我探訪過的光滑沙丘，如今看起來好像被颶風狠狠摧殘過。細節我就先略過。總歸一句話，我的鼻腔一團糟。

「你最愛的部分來了。」納雅克咯咯笑著說。我還來不及打噴嚏或考慮逃走，他就抓起金屬刷鑽進我的頭顱。「這裡有點濃稠。」他說，語氣有點樂。他在左邊鼻孔重複同樣的步驟，再把沾了黏液的拭子放進試管，然後把我趕走。

這一週半以來，我一直在期待這一刻。我以為拿掉鼻塞、膠帶和棉花的那一刻，我會歡天喜地，開心地跟人擊掌，鼻子發出如釋重負的嘆息。我又能像健康的人那樣好好呼吸了！

實際上，我先是經歷幾分鐘的不舒服，之後還是一樣鼻塞。我的鼻子狀況太糟糕，納雅克還得用鉗子把棉花棒塞進兩邊鼻孔，避免裡頭湧出的東西流到地上。接著，又是肺功能檢測、X光、抽血、鼻科檢查，重複一遍我跟歐爾森塞住鼻子之前的所有檢測。結果幾個星期後就會出爐。

一直到那天晚上回到家，洗過幾次鼻竇之後，我才能用鼻子第一次完整地呼吸。我抓起外套光著腳走去後院。虛飄飄的卷雲掠過夜空，跟太空船一般大。雲上方有幾顆固執的星星穿透霧靄，圍繞著一瓣眉月。

我吐出胸中的污濁空氣，然後吸一口氣，聞到泥土酸酸的、臭襪子般的味道，還有潮濕的腳踏墊那種有如 ChapStick 唇膏的味道。我還聞到來舒消毒水的檸檬樹香味，以及枯葉的一絲茴香味。

每一樣氣味（組成世界的原料之一）像七彩的顏色在我腦中炸開。那些氣味如此活潑生猛，我幾乎可以看見它們，有如秀拉（Seurat）畫中無數彩色的小點。我再次呼吸，想像所有微小分子通過我的喉嚨，進入我的肺臟，深入我的血液，供應燃料讓我產生感受和思想，我才能聞到這種種味道。

嗅覺是生命最古老的感官。[1]我獨自站在這裡，鼻孔打開，突然想到，呼吸絕不只是把空氣送進體內那麼簡單。呼吸是我們跟周圍環境最親密的聯繫。

你、我或任何會呼吸的生物，經由嘴巴、鼻子或皮膚送進體內的東西，都是一百三十八億年來流傳至今的宇宙星塵。這些難以捉摸的物質被陽光分解，散落到宇宙各處又重組在一起。呼吸就是將自己融入周遭的環境，接納生命的細小片段，理解它們，以及將自己的細小片段貢獻出去。呼吸的核心，就是交換互惠。

我希望呼吸同時也是一種修復的過程。從今天開始，我會努力修復這十天來嘴呼吸對我的身體造成的傷害，並確保未來繼續保有健康。我會嘗試呼吸達人幾千年前的教誨，拆解他們的方法並測量其效果。我將跟歐爾森一起探索擴張肺部、鍛鍊橫膈膜、為身體注入氧氣、掌控自律神經系統、刺激免疫反應，以及重設大腦化學受器的技巧。

通往修復的第一步就是我剛剛做的動作——從早到晚都用鼻子呼吸。

鼻子之所以那麼重要，是因為它能淨化、暖化及加濕空氣，把空氣變得更好吸收。這個大多數人都知道，但很多人從沒想過，鼻子對勃起功能障礙之類的問題竟扮演意想不到的角色。一般人也不知道，鼻子可以觸發一連串能降低血壓和幫助消化的荷爾蒙和化學物質，還有它對女性經期循環的反應，它是如何調節心率、打開腳趾的血管和儲存記憶，[2]甚至連鼻毛的密度都會影響你會不會得氣喘。[3]

很少人想過，每個人的鼻孔是如何按照自己的節奏脈動，像一朵花隨著我們的心情、精神狀態，甚至太陽和月亮開開合合。

一千三百年前，古老的怛特羅經典《聲息瑜伽》(*Shiva Swarodaya*) 描寫了人一邊的鼻孔打開讓空氣進來，另一邊的鼻孔一整天輕輕閉上的過程。有些日子，右邊的鼻孔會打開來迎接陽光；有些日子，左邊的鼻孔會在滿月時醒來。根據這部經典，這個節奏會延續一個月，而且是人類所共有的。人體用這種方法維持平衡，並且跟宇宙和彼此間的節奏相連。

二〇〇四年，印度外科醫生巴伐納尼 (Ananda Balayogi Bhavanani) 找來不同國家的受試者，試圖用科學方法來檢驗《聲息瑜伽》裡的呼吸模式。[4]經過一個月，他發現當太陽跟月亮對月球的影響最強烈的時候，也就是滿月或新月時，受試者就會一致出現《聲息瑜伽》裡的呼吸模式。

巴伐納尼坦承這些數據不夠有力，還需要做更多的研究，才能證明這種模式為人類共有。儘管如此，一世紀之前，科學家就知道鼻孔有自己的脈動節奏，而且確實從早到晚像花一樣開開合合。

這種名為「鼻週期」（nasal cycle）[5]的現象，最初在一八九五年由德國醫師理查．凱瑟（Richard Kayser）提出。[6]他發現患者一邊鼻孔上的組織很快地充血閉起，另一邊卻神祕地打開。過了大約三十分鐘到四小時，兩邊的鼻孔就會交換或「循環」。[7]比起月亮的神祕引力，這種轉換受性衝動的影響更大。

鼻子內部有一層勃起組織，就是覆蓋在陰莖、陰蒂和乳頭上的同一種組織。鼻子也會勃起，在幾秒內充血，變得又大又腫。這是因為比起其他器官，鼻子跟生殖器的關係更加密切；一邊覺得亢奮，另一邊就會有所反應。有些人光是想到性，鼻子就會嚴重勃起，導致呼吸困難並忍不住開始打噴嚏，這種惱人的症狀名為「蜜月鼻炎」。[8]性刺激減弱、勃起組織鬆弛之後，鼻子也會好轉。

凱瑟發現鼻週期之後數十年，還是沒人為人類鼻子裡的勃起組織或鼻週期提出合理的解釋。[9]相關的理論很多：有人相信左右鼻孔相互替換呼吸，能刺激身體在睡覺時翻面，避免褥瘡[10]（用跟枕頭相反那一側的鼻孔呼吸比較輕鬆）。也有人認為鼻週期能保護鼻子免於呼吸道感染和過敏。另外有人主張，左右鼻孔交替呼吸讓嗅覺更靈敏。

研究員最後終於證實，鼻腔的勃起組織反映了人體的健康狀態。生病或身體失調時，勃起組織會發炎腫起。[11]鼻子一旦受到感染，鼻週期就更明顯地快速來回替換。[12]左右鼻腔也具有空調功能，能控制血壓，供給大腦能夠改變我們心情、情緒和睡眠狀態的化學物質。

右鼻孔是油門。若你主要由此管道吸入空氣，血液循環會變快，身體變熱，皮質醇濃度、血壓和心率都會跟著提高。這是因為經由右側鼻孔呼吸，會啟動交感神經系統，也就是使身體提高警戒、蓄勢待發的「戰或逃」機制。從右鼻孔呼吸也會提供相反的左腦更多氧氣，尤其是跟邏輯思考、語言和計算相關的前額葉皮質。[13]

從左鼻孔呼吸的效果則剛好相反，就如同右鼻孔油門的煞車系統。左鼻孔跟副交感神經的關係比較緊密，屬於休息放鬆區，能降低血壓、冷卻身體和減少焦慮。[14]用左鼻孔呼吸能將血流轉移到前額葉皮質的另一側，亦即掌管創新想法、胡思亂想和負面情緒的區域。[15]

二〇一五年，加州大學聖地牙哥分校的研究員記錄了一名精神分裂女性連續三年的呼吸方式，發現她用左鼻孔呼吸「明顯多很多」。[16]他們推測，這種呼吸習慣可能過度刺激右腦的「創新區域」，導致想像力活躍過頭。研究員利用幾次的診療時間教她用另一邊「重邏輯」的鼻孔呼吸，她出現的幻覺就少了許多。

我們的身體在平衡的狀態下運作得最好，在行動和放鬆、幻想和理性思考之間來回調整。而身體的平衡不但受鼻週期的影響，甚至可能被它所左右。這種平衡也能經由訓練獲得。

有種名為「淨脈呼吸法」的瑜伽訓練就是專門訓練身體只用鼻孔呼吸。其梵文 nadi shodhana 的 nadi 意思是「管道」，shodhana 指的是「淨化」。一般就直接稱為「鼻孔交替呼吸法」。[17]

這幾個月來，我一直在練習鼻孔交替呼吸法。

這是我們的鼻呼吸「復原階段」的第二天。我坐在家中客廳裡，手肘靠在雜亂的餐桌上，輕輕從右鼻孔吸氣，然後停五秒才吐出。

鼻孔交替呼吸法的技巧有十幾種，我從最基本的開始。用食指按住左鼻孔，只用右鼻孔呼吸。每天三餐飯後，我都會這樣呼吸二十四次，這樣能提高體溫和幫助消化。[18]飯前以及其他想放鬆的時間，我就會換邊呼吸，按住右鼻孔重複同樣的練習。想要集中精神和平衡身心時，我就會做「太陽調息法」（surya bheda pranayama）的練習，用右鼻孔吸氣、左鼻孔吐氣，這樣重複幾次。

這些練習讓人神清氣爽。做了幾輪之後，我立刻有頭腦清楚、身體放鬆的強烈感受，甚至像要飄起來。果真如它標榜的好處，我擺脫了胃食道逆流的困擾，腸胃絲毫不覺得痛。鼻孔交替呼吸法似乎有這個好處，但我發現效果大概只能維持三十分鐘。

這二十四小時以來，我的身體產生的真正轉變來自另一個練習：讓我鼻腔裡的勃起組織自由地收縮，自然而然調整氣流以符合我身體和大腦的需求。之所以能夠這樣，單純是因為我用鼻子呼吸。

當我正在靜靜思考這些事時，歐爾森衝進門，大喊一聲：「午安！」他一身短褲和A&F的運動服，在我對面一屁股坐下，然後在右手臂戴上血壓計。過去十一天來，他一再重複同樣的姿勢，穿著幾乎一樣的衣服。然而，今天他鼻子上沒有膠帶、鼻夾或矽膠塞。他跟我一樣用鼻子自在地呼吸，安靜輕鬆地吸氣、吐氣。他臉色紅潤，坐姿直挺，因為全身上下充滿活力而動來動去。

我以為我們對生命重燃熱情有部分原因是心理作用，幾分鐘後查看數據，我才改變想法。十天前，我的血壓是一四二（第二期高血壓），現在降到一二四，還是有點高，但離健康值只差一點。我的心率變異性增加了逾一五〇%，二氧化碳濃度增加約三〇%，讓我擺脫了會導致頭暈、手麻和精神錯亂的低碳酸血症，穩穩地重返正常值。歐爾森也有同樣的進步。

而且還有更多進步的空間，因為鼻子有許多重要的功能，鼻週期的交替作用只是其中一小部分。

想像你拿著一顆撞球與眼睛同高，離臉只有幾吋的距離。接著，想像你慢慢把整顆球往臉中央推，這顆約六立方吋的球所占的容量，就相當於成人鼻子內部所有腔室和通道的空間。[19]

光是一次呼吸，通過你鼻子的空氣分子就比世界上所有沙灘加起來的沙子還要多，達到數以兆計。[20]這些細微的空氣分子來自幾呎或幾碼遠。當它們朝著你前進時，彷彿梵谷畫中的星空一樣旋轉纏繞，進入你體內時也持續旋轉、纏繞、滾動，以大約每小時五哩的速度前進。

從鼻孔開口延伸到眼睛下方的六片鼻甲（一邊各三個），會引導空氣通過鼻腔。這六片骨頭有如迷宮般呈螺旋狀延伸，剖面看起來就像貝殼，所以英文又名 nasal concha，concha 就是從 conch（海螺）這個字來的。甲殼類動物會用精密的貝殼過濾雜質、抵擋入侵者。[21]我們也是。

位在鼻孔開口的下鼻甲覆蓋著不斷脈動的勃起組織，上面有層黏膜，這片毛茸茸的光滑細胞能將空氣變得濕潤溫暖，更貼近你的體溫，同時還能過濾微粒和污染物。入侵者一旦進入肺部就可能引起感染和發炎，因此這層黏液是人體的「第一道防線」。[22]它一直在動，以每分鐘約半吋的速度往前進，一天約前進六十呎。它就像一個超大輸送帶，收集吸進鼻腔內的殘渣，再把所有垃圾移往喉嚨送進胃裡，胃酸會先殺菌再把殘骸送進腸子，最後才排出體外。

這條輸送帶不會自己移動，而是由數百萬細如髮絲、名為「纖毛」的構造推著走。[23]纖毛就像迎風搖曳的麥田，隨著每次呼吸擺動，速度最快可以一秒擺動十六下。[24]最接近鼻孔的纖毛擺動的節奏跟最遠的不同，它們的擺動能製造整齊一致的波浪，把黏液往深處推。[25]纖毛的抓力強到甚至能抵擋地心引力。無論鼻子（和頭）呈何種姿勢，是上下顛倒或左右傾斜，纖毛都能一直往內、往下推動。

鼻甲的不同部位一同合作將空氣暖化、淨化、減速並加壓，好讓肺部每次呼吸都能吸收更多氧氣。[26]這就是鼻呼吸遠比嘴呼吸健康和有效率的原因。就如我第一次見到納雅克時他所說的，鼻子是一名安靜的戰士，既是人體的守門員、心智的藥劑師，也是情緒的風向標。

•••

古人深諳鼻子的魔法和療癒力量。

西元前約一千五百年，人類最古老的醫學文獻埃伯斯紙草卷（Ebers Papyrus）就說明，人體應該由鼻子將空氣送入心肺，而不是嘴巴。[27]一千年後，〈創世紀〉第二章第七節描述了：「上帝用地上的塵土造人，把生命的氣吹進他的鼻孔，他就成為有生命的人。」西元八世紀的中國道家經典也說，鼻子是「天門」，呼吸一定要經由鼻子，「不得有誤……誤則生疾。」

但西方人直到十九世紀才發現鼻呼吸的種種益處。這都要感謝喬治・卡特林（George Catlin）這位熱愛冒險的畫家和研究者。[28]

一八三〇年，卡特林放棄了他認為「枯燥乏味」的律師工作，成為費城上流社會的肖像畫家。他畫的高官貴族肖像讓他聲名大噪，但他對浮華矯飾的上流社會不感興趣。儘管身體日漸衰弱，卡特林仍然嚮往深入大自然，捕捉更樸實無華、更真實的人類樣貌。他打包了一把槍、幾張畫布和幾枝畫筆就往西部出發。接下來六年，他將橫越北美大平原幾千哩，比當年橫越美國的路易斯和克拉克（Lewis and Chrk，譯註：這兩人於十八世紀初首次橫越美國大陸，此次考察行動由傑佛遜總統發起）走得更遠，並記錄五十個美國原住民部落的日常生活。

他到密西西比河上游跟拉科塔族一起生活，還探訪了波尼族、奧馬哈族、夏安族和黑腳族，並在上密蘇里河沿岸偶然發現了曼頓文明。這個神祕部落的成員有六呎高，住在泡泡形的屋子裡，很多都有炯亮的藍眼珠和雪白色的頭髮。

卡特林發現，從來沒人知道曼頓族或其他平原部落的存在，因為歐洲人的後裔不會花時間跟他們交談或生活，也不會研究他們或學習他們的信仰和傳統。

卡特林寫道：「我之前說過，我來到這片土地旅行不是為了提出或證明什麼**理論**，而是來觀察我能觀察到的一切，並用我能力所及最簡單明瞭的方式告訴這世界，交給世人自己評斷。」[29]他總共畫了大約六百幅肖像畫並寫了幾百頁的筆記，匯集成知名作家彼得・馬修森（Peter Matthiessen）所說的，「對文化鼎盛時期的平原印第安人空前絕後且絕無僅有的完整紀錄」。[30]

這些部落的習俗、傳統和飲食習慣因地而異。有些像曼頓人只吃水牛肉和玉米，有些則以鹿肉和水維生，也有些會採收植物和花朵。不同部落的長相也不同，髮色、五官和膚色都各異。

讓卡特林感到不可思議的是，這五十個部落同樣有著超人般的體格。[31]根據他的記錄，有些部落，如克羅族和歐薩吉族，很少人「發育完後身高低於六呎，很多甚至身高六呎半，也有人長到七呎」。他們似乎都擁有大力士般的寬闊肩膀和厚實胸膛。女人也差不多高，身材同樣健美。

雖然從沒看過牙醫或醫生，這些部落居民都有一口整齊的牙齒，「如鋼琴琴鍵般整齊。」卡特林寫下。[32]部落裡似乎沒人會生病，殘疾或其他慢性病也很少見，甚或不存在。這些部落將他們的健康活力歸功於一種良藥，卡特林稱之為「生命的一大祕密」。這個祕密就是呼吸。

這些美國原住民向卡特林解釋，用嘴巴呼吸會耗損體力、讓臉變形，引起壓力和疾病。相反地，用鼻子呼吸使身體強壯、臉形漂亮，也能預防疾病。「進入肺臟的空氣跟進入鼻孔的空氣不同，就像蒸餾水跟一般蓄水池或青蛙池的水不同。」他寫道。

健康的鼻呼吸從出生就開始了。這些部落的母親都遵從同樣的習慣，每次餵完奶就用手輕輕合上寶寶的嘴巴。到了晚上，她們會觀察寶寶睡覺，如果寶寶張開嘴巴就輕輕把他們的嘴巴合上。有些平原部落會把寶寶綁在一塊平板上，在他們頭底下放枕頭，讓寶寶維持一種不易用嘴呼吸的姿勢。冬天，他們不會幫寶寶包得太厚重，天氣變暖就不將寶寶緊抱在懷裡，以免他們太熱，呼吸跟著變得急促。

這些方法都在訓練小孩用鼻子呼吸，而且一整天、每一天都不例外。這個習慣會跟著他們一輩子。卡特林還描寫這些部落的人甚至不願張開嘴巴笑，擔心有毒的空氣會跑進嘴巴。這種習慣「跟他們的山丘一樣古老、屹立不搖」，幾千年來，這些部落都共同遵守著。

西部冒險之旅過後二十年，五十六歲的卡特林再度出發，前往阿根廷和巴西跟安地斯山脈的原住民族一起生活。他想知道把呼吸當作「良藥」的習慣，是否延伸到北美大平原以外。果真如此。往後幾年卡特林造訪了數十個部落，他們都有同樣的呼吸習慣。因此他指出，這些部落之所以活力充沛、牙齒整齊、臉往前長，其實並非巧合。他把這段經驗寫成《生命的呼吸》（*The Breath of Life*）一書並在一八六二年出版。[33]這本書完全是在記錄鼻呼吸的神奇力量和嘴呼吸的危險。

卡特林不只記錄了呼吸的方法，他本身也身體力行。鼻呼吸甚至救了他的命。

卡特林從小就會打呼，呼吸道問題一個接著一個來。到他三十幾歲前往西部時，他已經嚴重到不時會吐血。朋友認為他得了肺病，卡特林每晚都擔心自己性命不保。

「我開始完全相信（嘴呼吸）那種習慣的危險，下定決心一定要克服。」他寫道。靠著「強大的決心和毅力」，卡特林強迫自己睡覺時閉上嘴巴，醒著時一直用鼻子呼吸。沒過多久，疼痛及吐血的症狀就消失了。三十五、六歲時，卡特林認為自己比人生任何時候都來得要健康強壯。「我終於戰勝了在夜裡趁我無能為力時攻擊我，而且顯然迅速把我推向墳墓的陰險敵人。」他寫道。

卡特林後來活到七十六歲，是當代人平均壽命的兩倍。[34]他把長壽歸功於「生命的一大祕密」，那就是**一直**用鼻子呼吸。[35]

• • •

這是鼻呼吸實驗階段的第三晚。我坐在床上看書，用鼻子輕緩地呼吸。我這麼做不是因為卡特林所說的「成人不變的信念」，而是因為我的嘴唇用膠帶貼住。

卡特林建議晚上可用繃帶綁住下巴，但那感覺危險又有難度，所以我選擇了另一種方法。這是幾個月前我從一位在矽谷開業的牙醫師那裡聽來的。

馬克．伯翰（Mark Burhenne）研究嘴呼吸和睡眠的關係已有數十年，還為此寫過一本書。[36]他告訴我，嘴呼吸造成牙周病和口臭，也是蛀牙的頭號原因，甚至比吃糖、飲食習慣或衛生習慣不良更危險[37]（一百年來，很多牙醫師都持同樣的看法，卡特林也支持這個論點）。[38]伯翰還發現，嘴呼吸導致且助長了打呼和睡眠呼吸中止。[39]他建議患者晚上睡覺時把嘴巴黏起來。

「鼻呼吸對健康的好處無可否認。」他告訴我。其中一個好處是，鼻竇會釋放大量一氧化氮，這種分子在促進循環和輸送氧氣給身體細胞的過程中，扮演重要的角色。[40]我們的免疫功能、體重、循環、心情和性功能，可能都深受體內的一氧化氮量影響。（治療勃起障礙的熱門西藥西地那非，一般稱為威而鋼，就是將一氧化氮釋放到血液裡，藉此打開生殖器或其他部位的毛細管來發揮效用。）

光是鼻呼吸就可讓一氧化氮增加六倍，這是鼻呼吸比嘴呼吸能吸收的氧氣多一八%的一個原因。[41]伯翰說，貼住嘴巴幫助他的一個五歲病患克服過動症，而過動症咸認是睡眠時呼吸困難造成的結果。伯翰夫婦也用這種方法治好打呼的毛病和呼吸問題。數百名患者都體驗到了類似的好處。

我原本還半信半疑，直到史丹佛聲音和吞嚥中心的語言治療師安．柯尼（Ann Kearney）告訴我同樣的事情，我才更加確信。柯尼幫助吞嚥和呼吸失調的患者恢復正常功能。她深信貼住嘴巴的好處。

柯尼也因為長期鼻塞而長年用嘴巴呼吸。看過耳鼻喉科醫生之後，她發現自己的鼻腔被組織堵住了。醫生建議她，讓鼻腔暢通的唯一方法是開刀或吃藥。但是她選擇了貼住嘴巴。

「第一晚我貼了五分鐘就把膠帶撕掉，」她告訴我。第二晚，她貼了十分鐘。過了幾天，她就能貼住嘴巴睡一整晚。六週以內，她的鼻子就通了。

「這是『用進廢退』的經典例子，」柯尼說。為了證明她的論點，她查看了五十名動過喉頭切除術的病患的鼻子，這種手術就是在喉嚨切開一個呼吸孔。兩個月到兩年之內，所有患者的鼻子全部塞住。

鼻腔跟身體其他部位一樣，會對它接收到的東西產生反應。當鼻子無法發揮正常功能，便會漸漸萎縮。柯尼和她的很多患者就是如此，有很大一部分的人也是。打呼和睡眠呼吸中止症往往隨之而來。

相反地，維持鼻子的正常功能能訓練鼻腔和喉嚨裡的組織收縮並保持開放。柯尼、伯翰和他們的許多患者都用這種方法治好自己。那就是整天和整晚都用鼻子呼吸。

至於怎麼貼嘴膠帶或「睡眠膠帶」，是個人喜好的問題，跟我討論過的人都有自己的一套方法。伯翰喜歡把一小塊膠帶平貼在嘴上；柯尼喜歡用一大片膠帶貼住整張嘴。

網路上有各式各樣的建議。有個傢伙用八塊小膠帶貼成類似山羊鬍的形狀。另一個人用大力膠帶。有個女人建議把下半張臉整個貼起來。

對我來說，這些方法都太可笑也太極端。為了尋找更簡易的方法，這幾天以來我用藍色紙膠帶（味道怪怪的）、透明膠帶（會捲曲），還有OK繃（太黏）來自我實驗。[42]

最後我發現，我或任何人只需要在嘴巴中間貼一片郵票大小的膠帶，好比把卓別林的小鬍子下移一吋，這樣就夠了。這樣感覺沒那麼封閉，如果我想咳嗽或說話，嘴巴兩邊也留有一點空隙。經過反覆試驗，最後我選擇了3M出的Nexcare耐久絲綢膠帶。這款萬用醫用膠帶不但舒服，沒有化學味道，而且黏性溫和，不會留下黏膠。

我使用這款睡眠膠帶至今已經過了三晚，本來一天要打呼好幾個小時，如今只剩下十分鐘。伯翰事先提醒過我，睡眠膠帶對治療睡眠呼吸中止症並無幫助。我的經驗卻相反。不再打呼之後，呼吸中止症也就消失了。

在嘴呼吸階段，我最多一晚發生過十二次睡眠呼吸中止，但昨晚一次都沒有。此外，我不再出現失眠時的恐怖幻覺，深夜也不再思考巧人和高栗的畫。睡到一半不再需要爬起來尿尿，因為我的腦下垂體可能正在分泌抗利尿激素。我終於能好好睡上一覺。

在此同時，歐爾森也從大半夜都在打呼變成一分鐘都不到。他的睡眠呼吸中止次數從五十三降到零。我認識的那個眼神明亮、頭髮蓬鬆的瑞典人又復活了。之前那樣虐待他，我實在很愧疚。今天稍早他臉上掛著微笑，對睡眠膠帶的神奇療癒力深信不疑，甚至一整個早上都沒拿掉嘴上的膠帶。

我跟歐爾森終於又能再度擁抱睡眠，還有生命。此刻我坐在床上，嘴上黏著郵票大小的白色膠帶，正翻到卡特林寫的《生命的呼吸》的最後一頁。那是他漫長的研究生涯中發表的最後一段文字。

「如果要我想一句人類語言所能傳達的金玉良言留給後代子孫，那就是三個字：閉上嘴……我會在每間托兒所，還有大學宿舍的每根床柱塗上或刻上這三個字，它的意思不會有人理解錯誤。」

「如果照著做，」他接著說：「這句話的重要性很快就會為人理解。」

# 4 吐氣

每天早上九點，我跟歐爾森做完各項檢測，分開去做各自的事之後，我就會把一張墊子攤開鋪在客廳地上，往金剛不壞之身的目標再接近一點。

通往這個遠大目標的路上有很多伸展動作：後彎、折頸、扭身，每個動作既神聖又古老，兩千五百年來從一位佛教僧侶再祕密傳給下一位僧侶。我跟歐爾森需要這些伸展練習，就算我們一天二十四小時都用鼻子呼吸，若是沒有足夠的肺活量留住呼吸也無濟於事。只要每天做幾分鐘的呼吸伸展，就能擴大肺活量。擴大肺活量就能延長壽命。

這套伸展動作名為「西藏五式」，最初是彼得・凱爾德（Peter Kelder）引進西方世界，我也是因此而得知。凱爾德是作家，出了名地熱愛「書本、圖書館、文字和詩」。[1]

一九三〇年代，凱爾德坐在南加州的公園長椅上，跟一個年長的陌生人攀談起來。

這位他稱為布萊福德上校（Colonel Bradford）的男人隨英國軍隊在印度待了數十年。上校年事已高，肩膀傾斜，頭髮灰白，步履蹣跚，但他相信有種回春祕方藏在喜馬拉雅山的僧院裡。那裡不乏病人重拾健康、窮人變富有、老人恢復年輕的神祕傳說。後來凱爾德和上校一直保持聯絡，也繼續往來。有一天，老人亟欲在嚥下最後一口氣之前找到他心中的香格里拉，於是遠走他鄉。

過了四年，凱爾德突然接到門房的電話，通知他上校在樓下等他。上校看上去年輕了二十歲。他站姿直挺，紅光滿面，原本的禿頭如今覆蓋著漆黑濃密的頭髮。他找到了那所僧院，在那裡研究古籍並跟著僧侶學習回春術。單單透過伸展和呼吸，他就成功逆轉了年齡。

一九三九年凱爾德出版了《啟示之眼》（*The Eye of Revelation*）這本小書，記錄了這套回春術。但肯花時間閱讀的人很少，相信的人更少。凱爾德的故事可能純屬杜撰，至少有誇大之嫌。然而，他記錄的擴胸伸展運動來自西元前五百年的真實訓練。[2]幾千年來，西藏人都利用這些運動維持身心健康和心血管功能，當然還有延長壽命。[3]

近年來，科學家開始評估古代西藏人視為理所當然的養生術。佛明罕心臟研究

（Framingham Study）是一個長達七十年、以心臟疾病為主題的研究計畫。一九八〇年代，該計畫的研究員試圖釐清肺臟大小是否跟長壽有關。他們收集了五千兩百名受試者二十年間的資料，分析數據之後發現，壽命長短的最大指標不是一般人以為的遺傳、飲食或每日運動量，而是肺活量。

肺愈小、效率愈低，受試者就愈容易生病和死亡。肺部退化的原因並不重要。肺愈小，生命愈短。相反地，肺愈大就等於壽命愈長。

根據這些研究員的看法，完整呼吸的能力「實際上就是存活能力的度量衡」。[4]二〇〇〇年時，水牛城大學做了類似的研究，將一千多名受試者橫跨三十年的肺活量數據相互比較。[5]結果還是一樣。[6]

然而，這些指標性研究並未說明，肺部退化的人如何恢復並強化肺部的健康。手術可以切除受損組織，藥物也能遏止感染，卻無人提出該如何一輩子維持肺部又大又健康的建議。一九八〇年代之前，西方醫學一般都認為，肺臟就跟其他內臟一樣永久不變。換句話說，我們出生時得到什麼樣的肺臟就擁有什麼樣的肺臟。當器官隨著年齡老化，我們也只能認命接受。

老化的過程大致如下：從三十歲左右開始，我們的記憶力、靈活度和肌肉就會逐年下降。此外，我們也會喪失正確呼吸的能力。胸腔的骨頭會變薄、變形，導致胸腔內塌。肺周圍的肌纖維變弱，阻礙空氣進出。這些都會降低肺活量。

三十到五十歲間，肺活量會減少一二%，年紀愈大退化的速度愈快，女性的狀況又比男性更差。如果活到八十歲，我們吸入的空氣會比二十幾歲時少三〇%，呼吸自然變得更快、更吃力。這種呼吸習慣導致高血壓、免疫失調和焦慮等慢性病。

然而，西藏人早就知道，但西方科學家現在才發現的是，老化不必然等於退化。內臟是可塑的，幾乎隨時都能改變。

自由潛水者比任何人都明白這個道理。幾年前我從他們身上學到這件事，當時我認識好幾個將肺活量不可思議地增加三〇%到四〇%的人。赫伯特・尼奇（Herbert Nitsch）是多項世界紀錄保持人，據說他擁有十四公升的肺活量，是一般男性的兩倍有餘。[7]無論是尼奇或其他自由潛水者，都並非天生如此，而是靠意志力將自己的肺部變大。他們訓練自己用大幅改變內臟的方式呼吸。

幸好，要增加肺活量不需要潛到海底幾百呎。只要經常做擴展肺部、讓肺保持彈性的運動，就能維持或增加肺活量。甚至走路或騎腳踏車這類中度運動，最多都能把肺變大一五%。[8]

這些發現對凱薩琳娜．施羅特（Katharina Schroth）應該是令人振奮的消息。[9]二十世紀初時她還是個少女，住在德國的德勒斯登。施羅特被診斷出脊椎側彎，即脊椎往一側彎曲。這種病無藥可醫，像她這樣的小孩多半要終生臥床或者坐輪椅。

但施羅特對人體的潛能有其他想法。她看過氣球扁掉或膨脹，把空氣排出來或吸進去。她覺得肺部也沒有什麼不同。如果她能把肺展開，說不定就能展開骨架，進而把脊椎變直，如此一來，她就可以改善生活品質並延長壽命。

十六歲那年，施羅特開始訓練自己「整骨呼吸」。她會站在鏡子前把身體扭向一邊，把空氣吸進一邊的肺裡並抑制另一邊的肺吸入空氣。之後她再跛行到桌前，靠在桌側、前前後後拱胸，將胸腔變得鬆弛，同時把空氣吸進胸腔裡。施羅特花了五年做這些訓練，最後她治好了「無藥可醫」的脊椎側彎。藉由呼吸，她把自己的脊椎重新變直。

她開始把呼吸的強大力量教給其他脊椎側彎的病患。一九四〇年代，她在德國西部的鄉下經營一間生意興隆的治療中心。裡頭沒有病房或標準的醫療設備，只有幾棟老舊的建築、一個院子、一道柵欄和幾張戶外桌。每次會有一百五十個脊椎側彎的病患聚集在這裡。他們罹患的是最嚴重的脊椎側彎，脊椎彎曲超過八十度。很多人都直不起身，由於背部嚴重扭曲，也無法行走，甚至往上看。肋骨和胸腔變形使得他們呼吸吃力，因此可能也有呼吸道疾病、倦怠和心臟問題。醫院已經放棄這些病患。他們來到這裡跟施羅特一起住六個星期。

德國醫學界瞧不起施羅特，說她既非專業訓練師也非醫生，沒有資格治療病患。這些批評她一概不理，仍然堅持自己的方式。她要女患者在山毛櫸叢的一塊空地上脫掉上衣裸胸伸展呼吸，藉此恢復健康。幾週內，駝背的人直起背，很多學員甚至長高幾吋。過去只能臥床、對人生絕望的女患者最後甚至開始走路。他們又能完整地呼吸了。

之後六十年，施羅特把她的技術引進德國各地，甚至國外的醫院。在她過世之前，醫學界的態度轉變了。德國政府還頒給她聯邦十字勛章，表揚她對醫學的貢獻。

「夫形之所恃者氣也，氣之所依者形也。」西元七百年的中國有句話說：「氣全即形全。」

施羅特持續擴展自己的肺，終其一生孜孜不倦地改善「氣」與「形」。她原本是脊椎側彎患者，少女時期被丟在床上自生自滅，最後卻活到一九八五年，才差三天就是她的九十一歲大壽。

• • •

這本書的研究做到一半時，我飛去紐約見一位當代呼吸專家，她提供我另一種擴展肺部和延長壽命的方法。她的公寓兼工作室離聯合國大樓只有幾條街，是一棟咖啡色的磚造建築，雨篷上有一群粉紅色眼睛的鴿子。我經過一個愛睏的管理員，坐上電梯，一分鐘後就站在四一八號房前舉手敲門。

琳恩．馬丁（Lynn Martin）迎接我進門。她瘦得像竹竿似的，身穿黑色連身褲，繫了一條超大的銅釦腰帶。「就跟你說這裡很小！」她指的是這間小套房。我們周圍散落著牛皮紙文件夾、人體解剖書，還有幾個人類肺臟的塑膠模型。書架旁的牆上掛著馬丁一九七〇年代初照的黑白照片。其中一張，她穿著黑色舞衣，從舞蹈教室的木頭地板滑過去，一頭金髮往後紮成鬆鬆的馬尾，跟演出電影《失嬰記》(*Rosemary's Baby*)的米亞．法羅（Mia Farrow）像得不可思議。

寒暄幾句之後，馬丁請我坐下來，娓娓道來我此行想打聽的故事。「他很健談，但是當你問他究竟做了什麼事，他永遠解釋不清楚。」她說：「在他之後，沒人能做到他做的事。」

我們說的人是卡爾．史托（Carl Stough）。他是一位合唱團指揮，也是從一九四〇年代開始嶄露頭角的醫學奇葩。這幾年來我認識的呼吸達人之中，史托是最難定義的一個。他在一九七〇年出版了一本書，很快就下架絕版。二十年後，CBS電視網的某個製作人為他從事的開創性工作錄製了一小時的節目，卻從未播出。史托沒有替自己的方法宣傳，也從未舉辦過巡迴演講。儘管如此，歌劇歌手、得過葛萊美獎的薩克斯風手、半身麻痺患者，還有肺氣腫患者紛紛找上他，前後多達數千人。史托打破所有的常規，幫助人擴展肺部和延長壽命。然而，現今大多數人對他一無所知。

馬丁跟史托合作長達二十幾年。她是這個世界與這位神祕男子和他掌握的失傳呼吸技法活生生的連結。馬丁從史托身上學到他對呼吸的創見，那就是：呼吸最重要的不只是從鼻子吸進空氣。吸氣很簡單。呼吸、擴展肺部和伴隨而來的健康長壽的關鍵，其實在呼吸的另一端。那就是完整吐氣的轉化力量。

史托一九四〇年代的照片英姿煥發，有點像美劇《吉利根島》（*Gilligan's Island*）裡的百萬富翁霍維爾三世。他喜歡唱歌和教人唱歌。他發現歌友通常放聲高唱幾小節，然後停下來喘口氣再繼續唱。每個人看起來都像喘不過氣，把氣高高憋在胸口又放得太快。我們都是在吐氣時發出聲音，唱歌、說話、打呼、嘆氣都包括在內。史托的學生之所以聲音又細又弱，他相信是因為他們的吐氣也太細太弱了。

史托在紐澤西的西敏合唱學院當合唱團指揮時，開始訓練團員用正確的方式吐氣，增強他們的呼吸肌，擴展他們的肺部。幾次下來，團員唱歌更清亮有力，聲音變化也更細膩。後來他搬到北卡羅來納當教會合唱團指揮。他帶領的合唱團贏得全國比賽，還上了自由廣播網每週一次的全國廣播節目。史托聲名大噪，後來他遷居紐約，到大都會歌劇院重新訓練歌手。[10]

一九五八年，位於紐澤西的東奧蘭治榮民醫院來電。「你對呼吸的理解一定比我們還多。」結核病管理部主任莫理斯·史莫（Maurice J. Small）醫生說。他想知道史托有沒有興趣來訓練一群新的學生。這群學生都不會唱歌，只有少數能說話或走路。他們是肺氣腫患者，而且亟需幫助。

幾週後，史托抵達東奧蘭治醫院時，驚愕不已。只見數十名病患躺在輪床上，每個人臉色蠟黃又蒼白，嘴巴像魚一樣大張，氧氣管有戴等於沒戴。醫護人員不知道拿他們怎麼辦，只能推著他們橫越打過蠟的磨石子地板，走進一間掛著泛黃面紙抽取機和星條旗時鐘的房間，讓這些病患一個靠著一個在這裡等死。這種作法已經延續了五十年。

「我傻傻地以為所有人都對生理學有基本的認知。」史托在自傳《呼吸醫生》（*Dr. Breath*）中寫道：「更傻的是，我以為全世界的人都知道呼吸的重要。事實卻相差十萬八千里。」

肺氣腫是肺部組織逐漸退化造成的，多半以慢性支氣管炎和咳嗽呈現。肺如果受損得太嚴重，患者再也無法有效地吸進氧氣，呼吸因此變得又快又短，次數也變多，往往吸進比實際所需更多的空氣，卻還是覺得喘不過氣。當時肺氣腫是不治之症。

出於善意，護士在病患背部底下放了靠墊，讓他們拱起胸，希望藉由墊高肺部，讓吸氣較不吃力。史托一看就知道這反而讓情況更糟。[11]

他發現肺氣腫是一種呼氣不全引起的疾病。這些病人不是因為無法把新鮮空氣吸進肺裡而痛苦，而是無法將老舊的空氣排出。[12]

通常，通過動脈和靜脈的血液每分鐘繞行人體一圈，[13]一天平均兩千加侖。[14]有規律而穩定的血流，才能輸送新鮮的充氧血給細胞並排出體內廢物。

血液循環的速度和強度受胸腔幫浦的影響很大，亦即我們呼吸時胸腔累積的壓力。吸氣時，負壓會把血液吸入心臟；吐氣時，血液又送回身體和肺部，然後重新循環。這就類似海浪打上岸又後退。

驅動胸腔幫浦的是橫膈膜，即肺底部下形狀像傘的肌肉。吐氣時，橫膈膜會上升，將肺部縮小，吸氣時，才又下降將肺部擴大。這種上上下下的動作一天要在我們體內重複大約五萬次。

一般成人呼吸時只用到一〇%的橫膈膜，這會讓心臟超過負荷、血壓上升，造成許多循環的問題。如果把呼吸延長，動用五〇%到七〇%的橫膈膜，就能降低心血管的壓力，幫助身體更有效地運作。因此，橫膈膜有時被稱為「第二心臟」，因為它不僅有自己的脈動節奏，也會影響心跳的速度和強度。[15]

史托發現，東奧蘭治的肺氣腫病患的橫膈膜都失去了作用。從X光可見他們橫膈膜的伸展程度只有健康人的一點點，每次呼吸也只吸進一小口空氣。因為病得太久，他們胸部周圍的許多肌肉和關節已經萎縮僵硬，早就喪失深層呼吸的肌肉記憶。接下來兩個月，史托的工作就是要幫他們找回記憶。

「我做的事乍看之下很笨，一開始在與我合作的人眼中看起來也很笨。」史托寫道。

治療時，他先讓患者平躺，用雙手滑過他們的軀幹，然後輕拍僵硬的肌肉和鼓脹的胸腔。他要患者閉住氣，連續從一數到五，重複數到不能數為止。接著，他開始按摩他們的脖子和喉嚨，要病人**非常緩慢地**吸氣、吐氣，輕輕幫胸腔暖身，試著喚醒沉睡已久的橫膈膜。每次練習都讓病患多吐出一點空氣，這樣才有更多空氣能進去。

經過幾次練習，有些病患多年來第一次一口氣把一句話說完，也有人開始走路。「有位老先生原本沒辦法走過房間，現在不但可以，還能爬上醫院的樓梯，這對一個肺氣腫末期的病患來說很了不起。」史托寫道。另一個人原本無法呼吸超過十五分鐘而不補充氧氣，現在可以自主呼吸八小時。有個五十五歲的男病患罹患末期肺氣腫已經八年，後來出院還開船去佛羅里達。

治療前後的X光顯示，史托的患者短短幾週內就將肺活量擴大許多。更驚人的是，他們還訓練一塊不受控制的肌肉（橫膈膜）抬得更高、降得更低。醫院主管告訴史托，這在醫學上是不可能的事，因為內臟和肌肉發育完之後就不會再改變。幾名醫師甚至一度要求醫院禁止史托繼續治療病患，並把他踢出醫療系統。畢竟史托是合唱團老師，不是醫生。但X光不會說謊。為了證明他的成果，史托利用「電影螢光攝影」這種新的X光錄影技術，破天荒拍下橫膈膜在動的畫面。所有人看了都目瞪口呆。

「我斬釘截鐵地告訴卡爾，說他可以影響橫膈膜在肋骨裡的升降有點異想天開。但後來我們在某個病患身上看到驚人的進步，證明他真的做到了。」尼姆斯醫師（Robert Nims）說，[16]他是康乃狄克州西海芬榮民醫院的胸腔科主任。「儘管所有專業人士都說不可能，我們發現他能〔藉由深層的吐氣〕減少肺容量。」

史托並沒有找到逆轉肺氣腫的方法，肺部一旦受損就無法挽回。他只是找到方法利用還能運作的其餘肺部，讓它們發揮更大的功能。史托聲稱的「療法」儘管受到質疑，但確實有效。

之後的十年，史托將他的療法帶到東岸最大的六所榮民醫院，有時一週七天都在治療病患。後來，他不只治療肺氣腫，還有氣喘、支氣管炎、肺炎等疾病。

史托發現，正確的呼吸以及掌握吐氣的方式，不只對慢性病患和歌手有幫助，對每個人都是。

• • •

回到琳恩．馬丁的公寓。我坐在客廳的蒲團上，重新喚醒體內沉睡中的橫膈膜。「這跟按摩不一樣。」馬丁說。為了清楚表達她的意思，她按住我的肋骨。我輕輕把空氣深吸進體內，馬丁則忙著鬆弛我的胸腔，試著鼓勵我的橫膈膜每次呼吸至少達到最大伸縮幅度的五〇%。

馬丁告訴我，我們不一定要這樣呼吸。就算短促呼吸長達數十年，身體也能存活，很多人也確實如此，但不表示這對人體有益。久而久之，短淺的呼吸會減少橫膈膜的伸縮幅度及肺活量，最後可能導致肩膀高聳、胸口突出、脖子伸長的體態，這在肺氣腫、氣喘和其他呼吸道疾病患者身上很常見。[17]她告訴我，要修正這樣的呼吸方式和姿勢，相對來說並不困難。[18]

深呼吸幾回合將胸腔打開之後，馬丁要我每次吐氣時重複從一數到十。「一二三四五六七八九十、一二三四五六七八九十，一再地重複。」她說。數到我沒氣、再也發不出聲音也要繼續數，只是換成在心裡數，讓聲音變得像「半耳語」。

我試了幾回合，一開始數得又大聲又快，然後變成默數，到最後我的胸腔像整個包在保鮮膜裡、腹肌像被狠狠操過一般。「繼續數！」馬丁說。

數數對肺部造成的壓力，就跟身體勞動對肺部造成的壓力一樣。這就是這些練習之所以對史托的臥床病患如此有效的原因。關鍵在於，讓橫膈膜習慣更大幅度地動起來，這麼一來，深層而輕鬆的呼吸就會變得毫不自覺、自然而然。「嘴巴繼續動！」馬丁激勵我：「把所有空氣都排出來！」

又數了幾分鐘之後（默數和出聲的都有），我停下來吸口氣，感覺自己的橫膈膜嘎嚓嘎嚓動了起來，像是慢動作飛出去的子彈，從身體中央發射出新鮮的血液。這就是史托稱為「呼吸調和」的感覺，即呼吸和循環系統進入一種平衡狀態，進入體內的空氣等於排出體外的空氣，我們的身體同時也以最不費力的方式執行所有的重要功能。

一九六八年，史托離開榮民醫院體系和紐約蒸蒸日上的私人診所，開始訓練另一群學生。這群人能說話也能走路，而且跑得很快。他們是耶魯大學田徑隊的選手，是當時全國一等一的好手。當史托抵達練習場的更衣室時，運動員還興奮地在外面的布告欄上貼出海報：**呼吸醫生今天大駕光臨！**

史托以為這些傑出運動員會有足為表率的運動習慣。相反地，他發現他們跟其他人一樣「呼吸道虛弱」，同樣會傷風、得流感和肺部感染。大多數人都呼吸過度，呼吸也很淺。短跑選手的情況最糟。他們跑步時呼吸短促而劇烈，對脆弱的組織和支氣管造成太大壓力，導致他們罹患氣喘和其他呼吸道疾病。衝刺到達終點時，這些選手就開始咳嗽，有時甚至會嘔吐，整個人虛脫，痛苦地喘著氣。

「根據我的觀察，運動員比賽完後為了恢復體力，常出現肺氣腫病患表現出的同一種呼吸特徵。」史托寫道。這些跑步選手所受的訓練就是要忍受痛苦堅持到底，他們也做到了。雖然贏得了比賽，卻傷害了自己的身體。

史托在耶魯的體育館擺出一張桌子，讓跑步選手躺上去，然後在眾目睽睽之下，舉起雙手在選手的胸前上下左右移動。他提醒他們，比賽開始前、在起跑點就定位時，千萬不能屏住呼吸，而是要平穩地深呼吸，槍響那一刻一定要吐氣。如此一來，他們吸進去的第一口氣就會充實飽滿，供給他們跑得更快、更久的能量。

經過短短幾次訓練，所有選手都表示感覺更輕鬆、呼吸更順。「我有生以來第一次覺得這麼放鬆。」一名短跑選手說。他們恢復體力的時間只需要平常的一半，而且很快就打破個人紀錄，朝著世界紀錄邁進。

緊接著耶魯的成功經驗之後，史托前往南太浩湖訓練奧運跑步選手，他們準備到墨西哥城參加一九六八年夏季奧運。同樣的治療，同樣的成功。一名十項全能選手在徑賽項目打破之前的個人紀錄。另一人則打破有生以來的紀錄。跑步選手瑞克．史隆（Rick Sloan）在三個項目中破了兩項個人紀錄。

「跟史托醫生合作，我學會了如何吐氣。」奧運短跑選手李．伊凡斯（Lee Evans）說：[19]「你知道，就是藉由吐氣保持體力，不會覺得累……但比賽完之後，我覺得那其實是在保護我的生命。」

你可能認得伊凡斯。在一張知名的照片裡，他站在奧運頒獎典禮的中央台子上，頭戴黑豹黨（譯註：當時的黑人民權團體）的貝雷帽，握拳舉向天空。他拿下四百公尺和四百公尺接力的金牌。一九六八年代表美國出賽的其他選手，在史托的訓練下總共拿下十二面奧運獎牌，金牌占最多，並創下五項世界紀錄。那是美國有史以來在奧運場上的最佳表現。[20]只有美國選手賽前或賽後都未使用氧氣，這在當時聞所未聞。

沒有使用氧氣是因為不需要。史托已經教會他們呼吸調和的技巧，以及完整吐氣的強大力量。[21]

「他一次做了好多件事。」馬丁跟我說。我們從蒲團上移回工作室中央的餐桌。「他的手敏感細膩，耳朵有絕對音感，天生又是教學的料，他擁有這一切的造詣。」這幾分鐘以來，馬丁都在跟我描述她跟史托共事的情形。一九七五年，她在另一名舞者的推薦下找到他，之後整個人彷彿脫胎換骨。幾週後，她又回到史托的診所，開始在那裡工作。儘管她跟史托共事超過二十年，是他最親近的同事之一，史托卻從未將祕訣告訴過她。「他覺得要化成文字太難了。」她說。

我可以想像。我看過史托一九九二年在亞斯本音樂節上的錄影。這是他的獨門絕學至今留下的唯一見證。影片一開始顯示「呼吸科學入門：二十一世紀的預防醫學」幾個字。史托站在一間會議室中央，面前擺了一張按摩桌，從敞開的窗戶可見外面有片松樹在夏日豔陽下閃著白光。史托曬得很黑，身穿有黃銅鈕釦的黑色西裝外套，胸前塞了手帕，彷彿剛坐協和式噴射機從蒙地卡羅飛過來。

一開始，他邀請男高音提摩西．瓊斯（Timothy Jones）躺在桌上，接著開始轉動瓊斯的下巴，戳他的腰，前前後後搖晃著他。「看到了沒，我必須一直敲打胸口。」史托說，黃色圓點領帶落在瓊斯的頭髮裡。這樣持續了幾分鐘，最後史托跟瓊斯面對面，距離三吋左右，開始跟他一起快速一致地從一數到十。「一切都在快速放鬆！」史托說。他大力轉動瓊斯的頸部和臀部，男高音都快要從桌上掉下去。

這畫面很詭異，又抓又推再加上來回摩挲，看上去簡直像在性騷擾。在馬丁的工作室親身體驗過一個小時不停數數和胸口被戳、被揉之後，我明白了史托的方法為何從未大受歡迎。即使薩克斯風手大衛．山朋（David Sanborn）、患有氣喘的歌劇歌手、奧運跑步選手，以及數百名肺氣腫患者都稱讚他的療法救了他們的命，也幫不上忙。史托畢竟不是醫生，他是自學成師的呼吸達人和合唱團指揮。他所做的事太過新穎，治療方法太過怪異。

「儘管呼吸的過程確實牽扯到解剖學和生理學，這兩門科學卻從未主動探究徹底。」史托說：「這是個鮮少人知道的領域，等待有人來發掘並在地圖上標出它的位置。」

經過半世紀不間斷的努力，史托畫出了自己的地圖。但他過世之後，這份地圖就遺失了。他一離開榮民醫院的病房，他引進的療法也隨之消失。

• • •

上完兩小時的「呼吸調和課」，我離開馬丁的公寓，跳上火車坐回紐華克自由國際機場。當火車隆隆橫越沼澤地和帕薩克河時，我忙著搜尋美國目前將近四百萬肺氣腫病患使用的治療方法。[22]除了支氣管擴張器、類固醇和抗生素，還有氧氣治療、手術，以及「肺部復健」，即幫助患者戒菸、規畫運動、營養諮詢和嘗試某些噘嘴呼吸法。

但沒人提到「史托」這個人，或有如「第二心臟」的橫膈膜，或是完整吐氣的重要性。也沒人提到擴展肺部和正確呼吸是如何有效逆轉這個疾病或延長壽命。肺氣腫仍然被列為不治之症。

# 5 放慢呼吸

「可以把血氧計拿給我嗎？」歐爾森坐在餐桌對面問我。這是復原階段的第五天。測酸鹼值、血液氣體、心率和其他生命徵象，已經用去我們三十分鐘。這是我們兩週以來第四十五次重複這些事。

儘管我跟歐爾森改成鼻呼吸之後都覺得脫胎換骨，千篇一律的生活還是讓人發瘋。我們跟十天前一樣在同一時間吃同樣的食物，在同一間健身房踩著同樣的健身腳踏車揮汗運動，很多對話也一模一樣。今天下午，我們在討論歐爾森最熱愛的話題，也是十年來讓他不可自拔的研究主題。我們再一次談到二氧化碳。

現在雖然很難承認，但一年多前我第一次採訪歐爾森時，他提供的資訊我很難完全採信。我們用 Skype 對話時，他喜歡一再強調放慢呼吸的重要性，還寄給我六份 PowerPoint簡報和許多關於定速呼吸如何舒緩身心的科學研究。這部分我完全能夠認同，但是當他說起有毒氣體的神奇復原力時，我就開始半信半疑。「我真的認為二氧化碳比氧氣還重要。」他告訴我。

歐爾森說，人體內的二氧化碳比氧氣多一百倍（確實如此），大多數人甚至需要更多的二氧化碳（這也沒錯）。[1]他還說，五億年前的寒武紀大爆發期間，促成生命大量出現的不只是氧氣，還有大量的二氧化碳。他告訴我，現今人類可以藉由增加體內這種有毒氣體，使腦袋更敏銳、燃燒脂肪，甚至治癒疾病。

過一陣子之後，我開始擔心歐爾森瘋了，至少有言過其實的傾向，而我跟他一個又一個小時的來回對話只是浪費時間。

二氧化碳畢竟是人體代謝的廢物，也是發電廠和腐爛水果排出的廢氣。我去上過拳擊課，教練要大家「深呼吸並把所有二氧化碳排出體外」。這聽起來是個好建議。我們常看到新聞頭條說地球的溫度愈來愈高，因為大氣中的二氧化碳太多。動物紛紛滅亡。二氧化碳就是元凶。

歐爾森認為事實剛好相反。他堅稱二氧化碳也有好處，並警告我體內太多氧氣對身體有害無益。他告訴我：「後來才我明白，用力、快速且盡可能地深呼吸是任何人能給你最糟糕的建議。」大口用力呼吸之所以不好，是因為這樣會消耗體內的——沒錯，就是二氧化碳。

幾個月這樣一來一往下來，我愈來愈好奇，或者說愈來愈困惑，但大概兩者都有。於是我決定飛去瑞典跟歐爾森相處幾天，看看他做的事，希望更進一步瞭解地球上最常被誤解的一種氣體。

•••

我在十一月中抵達斯德哥爾摩，再搭火車到郊區一個工業風的共享辦公室。陽光從幽深大廳的窗戶斜射進來，不祥的烏雲聚集過來，空氣中瀰漫著漫長冬天即將開始的沉重感覺。

歐爾森準時出現，在我對面坐下，把一杯水放在桌上。他穿著褪色的牛仔褲、白色網球鞋和燙過的白襯衫，身上散發一種你在僧侶、艾米許教徒（Amish），以及長時間待在內心世界的人身上會看到的沉靜氣質。他說話永遠輕聲細語，帶著所有北歐人似乎都習以為常的惱人習慣：說出口的英語無懈可擊，沒有**嗯哼、嗯哼**也不會中斷。他甚至連 whom 都用對了，在常漏掉 not 的地方也沒忘記加上。

「我本來下場會跟我的父親一模一樣。」歐爾森說，伸手去摸杯子上的水珠。他告訴我，他父親長期神經緊繃、呼吸過度，有嚴重的高血壓和肺病，六十八歲就插著呼吸管過世。「我知道很多人都會因為同樣的原因生病和死去。」歐爾森解釋。他想自我鍛鍊，以防哪天自己或家人出事。

白天他經營一家軟體公司，下班回家就埋頭鑽研醫學書籍，向內外科醫生、教練和科學家討教。最後他賣掉公司、名車跟豪宅，甚至離了婚，搬進集合住宅。後來又搬到更小的公寓，有六年的時間放棄任何薪水，幾乎完全獨自工作，一心想瞭解健康、醫學，特別是呼吸和二氧化碳在體內扮演何種角色等種種奧祕。「有討論般那的瑜伽書，也有鑽研病理學的醫學書，例如血液氣體、疾病和連續正壓呼吸器。」他說。

簡而言之，歐爾森發現了我發現的事，而且早了許多年，那就是：我們對呼吸的瞭解和它在人體扮演的角色，兩者之間存在著落差。他發現，我們雖能檢查出造成呼吸問題的原因，卻很少探討問題如何產生又該如何預防。

歐爾森並不孤單。幾十年來都有醫生抱怨同樣的事。「呼吸生理學的領域正在往四面八方擴展，但大多數生理學家一直以來關注的都是肺活量、換氣、循環、氣體交換、呼吸機制、呼吸的代謝成本和呼吸的控制作用，很少人關注實際進行呼吸的肌肉。」某醫師曾在一九五八年寫道。另一人表示：「一直到十七世紀，傑出的醫生和解剖學家多半會對負責呼吸的肌肉和呼吸的機制感興趣。之後，這些肌肉就日漸被忽視，躺在解剖學和生理學之間的無人地帶。」[2]

其中許多醫生的發現跟多年後歐爾森的發現一致。那就是：預防許多慢性疾病、提高運動表現和延年益壽的最佳方法，就是注意我們呼吸的方式，尤其是維持體內氧氣和二氧化碳濃度的平衡。要做到這一點，我們得學會慢慢吸氣和吐氣。

• • •

吸進較少的空氣並讓血液裡多一點二氧化碳，要如何提高人體組織和內臟的含氧量？做得少怎麼可能反而得到更多？

要瞭解這個看似矛盾的概念，我們得先看看鼻子和嘴巴後面的身體部位。畢竟這些結構是空氣進入人體展開漫長旅程的通道。我們每天進行兩萬五千次呼吸，其真正的目的藏在體內更深處。跟著空氣愈往深處走，這場旅程會變得更加奇妙驚人。

你的身體跟所有人的身體一樣，基本上就是由大量的管線組成，有像喉嚨和鼻竇這樣的大管線，也有毛細管這樣的微小管線。組成肺臟組織的管線很小，而且多不勝數。

如果把氣道裡的所有管線連起來，可以一路從紐約連到西礁島，總長超過一千五百哩。[3]

接下來發生的事既複雜又混亂，用比喻來說明或許會有幫助。

假設你要坐船去遊河。你在碼頭的等候室等船來，然後通過安檢，登船出發。這就類似氧分子抵達肺泡之後的路線。每個有如「停泊站」的小肺泡周圍都被血漿組成的河流包圍，血漿裡充滿了紅血球。當紅血球經過時，氧分子就會從肺泡的薄膜滲透出去，「坐上」紅血球。

這艘細胞遊艇上有很多「房間」。在紅血球裡，這些房間是名為血紅素的蛋白質。氧氣在血紅素裡坐下來，接著紅血球繼續往上游航行，深入體內。

當血液流過組織和肌肉時，氧氣就會下船，為飢餓的細胞提供燃料。氧氣一下船，其他乘客，也就是二氧化碳（人體代謝的「廢物」）就會擠上船，然後船再開回肺臟。[4]

氧氣離開後，血液的顏色就會加深。靜脈血之所以看起來偏藍（實際上是深紅色），是因為光穿透皮膚的方式。藍光的波長較其他顏色更短、更強，這也是天空和海洋遠看呈現藍色的原因。[5]

最後，這艘遊艇會繞行人體一圈，返回港口，回到肺部，二氧化碳就在這裡從肺泡排出人體，往上進入喉嚨，藉由吐氣從嘴巴和鼻子排出。下次呼吸就有更多的氧氣上船，同樣的過程再次重來。

體內的每個健康細胞都由氧氣供給燃料，而這就是血液輸送氧氣的方式。整趟航程約一分鐘，整體數目卻十分驚人。人體約有二十五兆紅血球，每個紅血球都有兩億七千萬個血紅素，每一個可容納四個氧分子。每艘紅血球遊艇內都有**十億個氧分子**不停在上船、下船。

以上的呼吸過程和二氧化碳在氣體交換中扮演的角色都毫無爭議。這是基本的生物化學。較少受到認可的是二氧化碳對減重的作用，還有每次吐氣呼出的二氧化碳都有重量，而吐出的重量甚至大於吸入的重量。此外，身體減輕體重的方式不是透過大量流汗或「燃燒熱量」，而是透過吐氣。[6]

人體每減少十磅的脂肪，就有八．五磅是從肺部排出去的，多半是二氧化碳混合少量的水蒸氣。其餘才是藉由排汗和排尿排出。大多醫生、營養學家和其他醫學專家一直以來都搞錯了。肺部其實是人體的體重調節系統。

「大家老是在談氧氣，」歐爾森在斯德哥爾摩接受我的訪談時說：「無論我們一分鐘呼吸三十次或五次，健康的身體隨時都有足夠的氧氣。」

我們的身體真正想要的，以及身體維持正常機能真正需要的，不是更快或更深的呼吸，也不是更多空氣。我們需要的是更多的二氧化碳。

• • •

一個多世紀前，眼袋深重的丹麥生理學家克里斯欽·波爾（Christian Bohr）在哥本哈根的實驗室裡發現了這件事。才三十出頭，波爾就拿到醫學和生理學學位，並在哥本哈根大學任職。[7]他對呼吸非常著迷。他知道氧氣是細胞的燃料且經由血紅素輸送。他也知道當氧氣進入細胞，二氧化碳就會離開。

但波爾不知道氣體交換過程**為什麼**會發生。為什麼有些細胞比其他細胞更容易得到氧氣？是什麼導引好幾十億的血紅素在正確的時間和正確的地點釋放氧氣？呼吸究竟如何運作？

波爾開始實驗。他找來雞、天竺鼠、草蛇、狗和馬，測量這些動物消耗多少氧氣並製造多少二氧化碳。[8]之後，他把從動物身上抽的血暴露在不同比例的混合氣體下。二氧化碳含量最高的血液（血液較酸）能將血紅素的氧氣釋放。某方面來說，二氧化碳就像某種離婚律師，居中說服氧氣擺脫束縛，恢復自由之身好尋找下一個伴侶。[9]

這項發現解釋了，比起較少使用的肌肉，運動時使用的肌肉為什麼能得到更多氧氣。[10]因為它們製造了更多二氧化碳，所以也吸引更多氧氣。這是分子層次的供需法則。二氧化碳對血管也有深遠的擴張效果，可打開通道以便輸送更多充氧血給飢餓的細胞。減少呼吸可讓動物更有效率地製造更多能量。

相反地，呼吸又快又亂會把二氧化碳趕出體外。超過代謝需求的沉重呼吸只要持續幾分鐘，就可能使流向肌肉、組織和器官的血液減少。這時人會頭昏眼花、抽筋、頭痛，甚至昏過去。如果一直缺乏穩定的血流，組織就會崩潰。

一九〇四年，波爾發表了〈論生物上的重要關係：血液中的二氧化碳對氧合作用的影響〉（Concerning a Biologically Important Relationship — The Influence of the Carbon Dioxide Content of Blood on Its Oxygen Binding）。[11]這篇論文在科學界轟動一時，許多新研究紛紛投入這種長久以來被誤解的氣體。過不久，耶魯的應用生理學實驗室主任楊德爾．韓德森（Yandell Henderson）也展開自己的實驗。[12]他近幾年都在研究新陳代謝，而且跟波爾一樣，相信二氧化碳跟任何一種維生素一樣，對人體不可或缺。

「雖然臨床醫師還是很難相信，但氧氣絕對不能刺激生命。」韓德森後來在《醫學百科全書》（*Cyclopedia of Medicine*）中如此寫道：「在火裡添加純氧而非空氣，它會突然燒得很旺。但人或動物如果呼吸氧氣或高濃度氧氣，不會比單純呼吸空氣消耗更多的氧氣，或製造更多的熱，或吐出更多的二氧化碳。」[13]

對健康的身體來說，過度呼吸或吸進純氧並無好處，無益於將氧氣輸送給組織和內臟，甚至可能導致缺氧，給人快要窒息之感。換句話說，四分衛休息時吸的純氧，或是受時差所苦的旅客掏五十美金到機場「氧氣吧」補充的氧氣，其實並無好處。[14]吸了之後或許能提高血氧濃度一到兩個百分比，但那些氧氣永遠不會送到飢餓的細胞那裡，最後只會再隨著呼氣排出。*

為了證明他的論點，韓德森花了幾年用狗做了幾項實驗，差不多跟哈佛德的獼猴實驗一樣慘不忍睹。[15]

他把一隻隻狗放在實驗室桌上，將一根管子插進牠們的喉嚨，在牠們臉上戴橡膠面具。管子的另一端由桌面下的手控制。這個裝置可讓韓德森控制每隻狗吸入的空氣多寡與快慢。他另外把管子連接到裝乙醚的瓶子裡，所以實驗時這些狗都被麻醉。有一套儀器記錄牠們的心率、二氧化碳和血氧濃度等數值。

當韓德森加快打氣速度時，他看著動物的心率從一分鐘四十快速增加到兩百、甚至更高。最後這些狗的動脈氧氣太多、二氧化碳太少，無法將氧氣卸載，以至於肌肉、組織和器官都開始失去功能。有些狗不由自主地抽搐或陷入昏迷。要是韓德森繼續送進更多空氣，牠們會因為氧氣太多、二氧化碳太少而喪命。

韓德森用呼吸害死了牠們。

至於那些存活下來的狗，他把打氣的速度變慢，看著牠們的心率快速減少到每分鐘四十下。這些狗的心率變快或變慢不是呼吸本身造成的，而是流經血液的二氧化碳量。

後來，韓德森強迫牠們比平常稍微用力一點呼吸，略微超出代謝需求，好讓牠們的心率稍微提高、二氧化碳量略微不足。這就是人類常見的「輕微過度換氣」現象。

這些狗變得激動、茫然、焦慮且眼神呆滯。輕微過度呼吸就引發了跟高山症或恐慌發作時一樣的混亂狀況。韓德森給狗打了嗎啡和其他藥物，把牠們的心率降到接近正常值。根據他的觀察，這些藥物之所以有效，部分原因是有助於提高二氧化碳的濃度。

但還有另一種方式能讓這些狗恢復健康：讓牠們慢慢呼吸。每當韓德森把狗的呼吸率降到符合正常的代謝速度（從一分鐘呼吸兩百次降到正常值），抽搐、麻木和焦慮都

---

＊一百多年前韓德森就發現，純氧只對高海拔地區（空氣中的氧氣濃度減少）或生病無法透過一般呼吸維持健康血氧飽和度（約九〇％以上）的人有用。但即使對病患來說，長期補充氧氣都可能損害肺臟及減少紅血球的數量，使身體日後更難透過呼吸獲得氧氣。

跟著消失。狗狗放鬆地伸展身體，肌肉鬆弛下來，一派寧靜。

「二氧化碳是全身的主要荷爾蒙，是唯一每種組織都會製造的氣體，說不定對所有器官都會發揮作用。」韓德森後來寫道：「實際上，比起氧氣，二氧化碳更是構成生物的基本元素。」

• • •

我在斯德哥爾摩與歐爾森相處了三天。我們研究各種圖表，並討論波爾、韓德森跟其他具傳奇性的呼吸達人。到了最後，我終於明白自己對呼吸的看法是多麼有限，而且竟然一錯就錯了那麼多年。我終於理解歐爾森是如何一頭栽進這個研究主題，又為何放棄軟體大亨的生涯，寧願由奢入儉，搬進小公寓，跟生物化學教科書、睡眠膠帶和二氧化碳瓶相伴。還有他為什麼花那麼多個月，記錄體內二氧化碳的濃度是如何隨著呼吸技巧改變而改變，這又如何影響他的血壓、精力和壓力程度。

我也明白為什麼二〇一〇年他第一次辦研討會時，只有一個人參加，還有為什麼經過一再磨練和建立研究基礎之後，如今他成了瑞典的媒體寵兒，演講經常座無虛席，而他咧著嘴笑、永遠黝黑、浪漫喜劇演員般的臉龐不時登上報紙、雜誌和夜間新聞節目。

在這些訪談中，他大力擁護鼻呼吸的治療效果，也向觀眾推銷放慢呼吸的好處。

回到舊金山之後，我跟歐爾森保持聯繫。每隔幾週，我都會接到他的電子郵件或Skype電話，跟我分享他在醫學圖書館裡找到被遺忘已久的科學發現。他也持續進行自我實驗，一直設法利用自己的身體證明呼吸的力量，以及人體的「代謝廢物」二氧化碳有多神奇。

因為如此，我們第一次見面後一年，歐爾森才會來到我舊金山的家，在我家客廳用魔鬼貼把口罩黏在頭上，耳朵夾著心電圖電極片。

•••

「可以把血氧計拿給我嗎？」歐爾森坐在我對面又問一次。

我們剛做完下午的檢測，歐爾森又綁上BreathIQ，一種可以測量呼出氣體的二氧化碳、阿摩尼亞及其他元素的簡易裝置。他在手指別上脈搏血氧計，開始倒數讀秒。

或許是因為鼻呼吸讓我們的二氧化碳和一氧化氮增加，今天我們的精力特別旺盛。除了砸了五千美金在史丹佛拍實驗前後的X光、做血液分析和呼吸功能檢查，我跟歐爾森還在家中實驗室添購了價值幾千美元的儀器。我們花了兩個禮拜做檢測，但還沒有好好玩過這些儀器。不過今天有了改變。

歐爾森在他的 A&F 運動衫上擦擦手，然後跑過來，這樣我才看得到機器上的數字。他的所有生命徵象都很正常：心率七十五上下，收縮壓一二六，血氧濃度九七%。

**三、二、一**，他開始呼吸。

但非常、非常慢。他吸氣和吐氣的速度比一般美國人慢三倍，把一分鐘十八次的呼吸減少到六次。當他從鼻子吸進空氣、從嘴巴吐氣時，我看見他的二氧化碳濃度從五%升到六%。數字持續上升中。一分鐘後，歐爾森的二氧化碳濃度比幾分鐘前高了二五%，從低碳酸血區堂堂邁向正常值。在此同時，他的血壓降了約五個單位，心率也降到六十五、六。

沒有改變的是他的血氧濃度。從開始到結束，他雖然只用正常速度的三分之一呼吸，血氧濃度也維持在九七%，但是並沒有上上下下。

前幾天我們去健身房踩腳踏車時，也看到同樣令人納悶的數字。剛開始，這項運動就像所有的運動一樣痛苦。我們感覺到肺部和呼吸系統迫切想要餵飽飢餓的組織和肌肉——身體的晚餐尖峰時間。平常我會張開嘴巴大口喘氣，努力滿足身體對氧氣的渴求。但這幾天下來，當我踩得更快、更用力的時候，我強迫自己把呼吸放輕、放慢。那感覺很悶，令人窒息，好像故意讓身體挨餓，但看到脈搏血氧計之後，我完全改觀了。無論我呼吸得多慢或踩得多用力，我的血氧濃度始終穩穩地維持在九七%。

當我們以正常的速度呼吸時，肺其實只吸收了空氣中可用氧氣的四分之一。這些氧氣大部分會再被吐出來。把呼吸延長，就能幫助肺臟減少呼吸次數卻吸進更多的氧氣。

「如果只要鍛鍊加上耐心，你就能進行同樣的練習，本來用傳統方法一分鐘呼吸四十七次，現在減少到十四次，有什麼理由不那麼做？」在一九九〇年代進行健身腳踏車實驗的運動教練杜亞爾寫道：「當你每天看見自己愈跑愈快，呼吸速率卻仍維持平穩……你會漸漸感受到健康二字的真正意義。」[16]

後來我體認到呼吸就像划船。急促又僵硬地划幾千幾萬次雖然能帶你到達目的地，但比起次數較少、動作更大的划法所展現的效率和速度，還是相形失色。

用鼻子慢慢呼吸的第二天，我比用嘴呼吸時多踩了〇．一三哩。[17]再下一次，我多踩了〇．三六哩，比用嘴呼吸時多了五%。第五次去踩腳踏車，我總共踩了七．七哩，即使所用的時間和體力維持不變，卻比前一週整整多了將近一哩。這對我來講是大豐收。就算還不到杜亞爾研究的自行車手的等級，但愈來愈接近了。

騎車時，我開始玩弄自己的呼吸。我試著把吸氣和吐氣放得愈來愈慢，從平常運動時每分鐘二十次調到只剩六次。我立刻有種快要沒氣和幽閉恐懼症要發作的感覺。一分鐘左右過後，我低頭看脈搏血氧計，看看我的氧氣掉了多少，身體到底餓到什麼程度。

但放慢呼吸並沒有降低我的血氧濃度，這跟我或任何一個人的預期背道而馳。我的血氧濃度竟然**上升**了。

• • •

容我最後再補充一件事。「慢呼吸」的另一個名字是：祈禱。

當佛教僧侶念誦最受歡迎的六字大明咒「唵嘛呢叭咪吽」時，一句延續六秒，之後吸氣六秒再複誦一遍。耆那教和其他傳統使用的咒語「嗡」號稱「宇宙神聖音」，要用六秒來唱，然後停下來吸氣六秒。

昆達里尼瑜伽最知名的技巧：四字真言「撒、榻、哪、瑪」也是用六秒念出來，再用六秒吸氣。此外，還有印度教古老的手部和舌頭動作「身印」(mudra)。其中有種技巧名為「舌印」(khechari)，藉由將舌頭抵住柔軟的上顎、指向鼻腔來促進身體和心靈的健康，克服疾病。進行「舌印」時的深緩呼吸，每次要持續六秒。日本、非洲、夏威夷、北美原住民、佛教徒、道教徒和基督教徒等文化和地區，都發展出同樣的祈禱技巧，使用同樣的呼吸模式。他們可能都得到同樣的靜心效果。[18]

二〇〇一年，義大利帕維亞大學的研究員找來二十幾名受試者，在他們身上裝上血流、心率和神經系統回饋的感測器，然後要他們複誦一段佛教咒語，以及拉丁原文版的《玫瑰經》、天主教的《聖母經》，其中一半由神職人員念誦，一半由一群人集體念誦。[19]他們驚訝地發現，每種經文念完一次的平均呼吸次數「幾乎完全」一模一樣，都是一分鐘五．五次呼吸，只比印度教、道教和北美原住民的祈禱文快一點點。

但更驚人的是這樣呼吸對受試者的影響。每次照著這種緩慢的呼吸方式念誦，流往受試者大腦的血流就會增加，體內系統進入彼此協調一致的狀態，[20]心臟、循環和神經系統都達到合作無間的最佳效率。[21]但只要一回復到自然的呼吸或說話，他們的心跳就會略微不穩，系統之間的合一狀態也會慢慢瓦解。只要慢慢地放鬆呼吸幾次，就能再次回到協調的狀態。

帕維亞大學的實驗過後十年，紐約的知名教授和醫生柏崔霞．葛巴（Patricia Gerbarg）和理察．布朗（Richard Brown），用同樣的呼吸方式來治療焦慮症和憂鬱症患者，只是少了祈禱。有些患者很難放慢呼吸，於是葛巴和布朗建議他們從更簡單的節奏開始：吸氣三秒，然後吐氣至少也要三秒。等患者習慣這樣的節奏之後，再加長吸氣和吐氣的時間。

後來發現，當呼吸的長度和每分鐘的呼吸次數剛好達成一種詭異的平衡時，呼吸節奏最有效率：即吸氣五．五秒再吐氣五．五秒，等於一分鐘大約呼吸五．五次。[22]跟《玫瑰經》的節奏一樣。

如此呼吸對身體有著深遠的影響，即使一天只練習五到十分鐘。[23]「我看到病患進行規律的呼吸練習而有了轉變。」布朗說。他跟葛巴甚至用這種慢呼吸法治療九一一的生還者。這些人因為吸入煙塵而長期咳嗽，這是名為「肺部毛玻璃病變」的可怕疾病產生的症狀。這種病至今無藥可醫，但是患者單是一天練習幾次慢呼吸，短短兩個月病情就大幅好轉。

之後，葛巴和布朗寫書並發表多篇論文，宣揚慢呼吸的復原能力，這就是後來大家所知的「共振呼吸法」(resonant breathing) 或「諧振式呼吸法」(Coherent Breathing)。這種呼吸法不需要特別花力氣、時間或心思，隨時隨地都能做。[24]「完全可以獨自進行，」葛巴寫道：「沒人知道你正在練習。」[25]

從許多方面來看，只要善用共振呼吸法，不想冥想的人也能達到跟冥想一樣的效果，懶得做瑜伽的人也能獲得跟做瑜伽一樣的好處，沒有宗教信仰的人也能藉此體會祈禱的療癒力。

每次呼氣或吸氣六秒、五秒或少個半秒，有關係嗎？沒關係，只要維持在五．五秒左右即可。[26]

「我們相信，《玫瑰經》會發展成目前的形式，部分原因是它跟我們內在的心血管節奏（又稱梅爾波）一致，所以才給人幸福的感覺，或許也讓人更容易被宗教啟示打動。」帕維亞的研究員指出。換句話說，幾千年來發展出的冥想、聖母經和各式各樣的祈禱文，並非毫無根據。

祈禱具有療癒力，尤其以一分鐘呼吸五．五次的速度。

# 6 減少呼吸

很少人會否認，我們的文化已經習慣「飲食過量」。從一八五〇到一九六〇年，美國人的身高體重指數（ＢＭＩ，用來測量脂肪相對於身高的量）介於二十到二十二，[1]相當於一個六呎高的人體重約一六〇磅。現今，美國人的平均ＢＭＩ是二十九，五十年來躍升了三八％。那個六呎高的人現在重達二一四磅。美國的人口有七成過重，每三個人就有一人肥胖。我們毫無疑問吃得比過去還多。

呼吸頻率比較難測量，因為相關研究較少，研究結果也缺乏一致性。儘管如此，回顧目前可得的研究，依然令人憂心。[2]

目前一般認為「正常」的呼吸頻率約為一分鐘十二到二十次，平均每次呼吸吸入約半公升空氣。就呼吸頻率偏高的族群來說，現在的數字約是以前的兩倍。*

這幾年我訪問的醫學界或單打獨鬥的呼吸達人都同意一件事，那就是我們習慣「過量飲食」的同時，也漸漸習慣「過度呼吸」。大多數人都呼吸過多，多達四分之一的現代人飽受長期呼吸過度所苦。[3]

改善的方法很簡單，只要減少呼吸就行了。聽起來很簡單，實際做起來卻不然。我們已經太習慣過度呼吸，就好比習慣飲食過量。然而，透過一些努力和訓練，就能把減少呼吸變成不自覺的習慣。

印度瑜伽士訓練自己減少而非增加靜止時的呼吸量。西藏佛教徒規定僧侶要按部就班地學習減少、緩和呼吸。兩千年前的中醫建議一天呼吸一萬三千五百次，[4]相當於一分鐘九．五次。[5]他們很可能呼吸次數少，呼吸量也較少。據傳日本武士測驗士兵敏捷度的方式，就是呼吸時在他的鼻孔下放一根羽毛；羽毛如果動了，士兵就會被淘汰。

這裡要釐清的是，減少呼吸不等同於放慢呼吸。一般成人的肺可容納四到六公升的空氣。這表示，即使練習一分鐘呼吸五．五次的慢呼吸，我們仍然可能輕易吸進超過身體所需一倍的空氣。

---

＊見本章註2。

理想的呼吸及伴隨而來的健康、耐力和長壽等優點，關鍵在於減少呼吸次數和呼吸量。要好好呼吸，就要能**減少呼吸**。

• • •

史丹佛的實驗眼看只剩下四天，我漸漸嚐到放慢呼吸的好處。我的血壓持續下降，心率變異性提高，精力多到不知要用在什麼地方。

從頭到尾，歐爾森一直慫恿我進一步降低呼吸率。他不斷推銷呼吸量**遠少於**正常值的神奇力量，就像呼吸的齋戒。但他不忘警告我，長時間缺乏呼吸可能對身體有害。一般來說，呼吸量應該盡可能貼近需求量。但他認為偶爾用意志力訓練身體減少呼吸，會有顯著的好處，就跟禁食一樣，有時甚至能讓你達到狂喜的境界。

「那比結婚的感覺更好，也比我第一個小孩出生的感覺好。」歐爾森說。

現在是早上，我們沿著一號公路往前開，掠過參差不齊的灰色海浪。我負責開車，歐爾森坐旁邊的副駕駛座，正笑咪咪地回味五年前他見到上帝的神聖時刻。

「我跑了一個多小時，大概有六哩遠吧，回到家往客廳椅子一坐。」他的聲音有點顫抖，幾乎笑出來。「頭隱隱作痛，但是那種**好的**頭痛，我感覺到極度的寧靜，世界合而為一……萬物……」

今天我們的目的地是金門公園。那裡有延續幾哩長的慢跑道，藍膠尤加利、軟樹蕨、柏樹、紅杉形成天然的遮篷。因為跑道是泥土，不是柏油，就算我們突然昏過去，也不會摔得頭破血流。歐爾森說，我們要嘗試的減量呼吸有個少見、但貨真價實的副作用，那就是突然昏迷。

歐爾森大力推薦我嘗試看看。他跟他的顧客經過幾週的訓練，耐力和健康都大幅提升。然而，我聽很多人說過程很痛苦，可能會引發劇烈頭痛，而非「好的」頭痛。那可不適合用來玩票。

我把車子從公路轉進單行道，停在金門釣魚俱樂部的空地旁邊。我跟歐爾森脫下外套，喝幾口水，鎖上車，便出發上路。有一群水牛從鐵絲網柵欄後面用無聊的眼神盯著我們瞧。

我討厭跑步。不同於其他運動，尤其是衝浪或游泳這類水上運動，跑步時我每分每秒都清楚感覺到跑步的痛苦和無聊。我從沒體驗過跑者那種飄飄然的暢快感，儘管多年前我每兩天就會去跑個四哩。跑步的好處明顯可見：每次我都覺得身心舒暢……跑完之後。跑的時候卻是一大折磨。

歐爾森試圖改變我的想法。他跑步已經數十年，也訓練過許多跑者。「關鍵是找到適合自己的節奏。」他告訴我。我們直直跑向灌木叢。「你應該挑戰自我，但又不能挑戰過火。」

跑道一分為二，我們選擇人跡較少的那一條。陽光從參天大樹上灑下來，空中飄送著一股發霉的綠薄荷味，我們嘎扎嘎扎踩在酥脆的落葉上。感覺真好。

「暖身的同時，我要你開始把吐氣延長。」他說。[6]之前他就先幫我上過課，所以我知道接下來的步驟。

我們每次吸氣大約三秒，吐氣大約四秒。接下來，吸氣保持三秒，但邊跑要邊把吐氣延長到五秒、六秒、七秒。

吐氣變慢、變長當然意謂二氧化碳濃度變高。多出來的二氧化碳能提高我們的有氧耐力。人體的「最大攝氧量」是測量心肺功能的最佳方式。訓練身體減量呼吸能提高最大攝氧量，不只可提高運動耐力，也能延年益壽和促進健康。[7]

•••

「少即是多」的教父，是一九二三年出生在基輔（在現今的烏克蘭首府）的呼吸達人，名叫康斯坦丁・菩提格（Konstantin Pavlovich Buteyko）。年少時，他熱中於探索周圍的世界，舉凡植物、昆蟲、玩具、汽車等，都是他的觀察對象。他把世界看成一種機械裝置，由各種零件組成，互相扣合成一個更大的整體。還是青少年時，菩提格就成為優秀的機械工，後來有四年在二戰前線為蘇聯軍隊修理汽車、坦克車和大砲。

「戰爭結束後，我決定開始研究最複雜的機器，那就是人。」他說：「我想如果我瞭解人，就能像找出機械故障一樣診斷出人類的疾病。」[8]

菩提格後來去讀莫斯科第一醫科大學，當時蘇聯最有聲望的醫學院，並在一九五二年以優等成績畢業。擔任住院醫師期間，他發現健康狀況最差的患者似乎都呼吸過量。呼吸愈多，他們的狀況愈差，尤其是高血壓患者。

菩提格自己也有嚴重高血壓，伴隨著這種病常見的頭痛、胃痛和心痛等惱人症狀。他服用了處方藥也不見成效。二十九歲那年，他的收縮壓飆到二一二，已經達到危險等級。醫生說他只剩下一年可活。[9]

「癌症可以切除，」後來菩提格說：「但高血壓逃也逃不掉。」他能為患者和自己做的事，就是舒緩症狀。

據說，十月的某個夜晚，菩提格獨自站在醫院房間裡，望著窗外的秋日夜空。他轉頭去看自己映在玻璃上的倒影，只見一張枯瘦憔悴的臉張著嘴沉重地呼吸。他的視線移往胸前的白袍，看到肩膀隨著每次吃力的呼吸上下起伏。他在末期病人身上也看到一樣快的呼吸速度。他呼吸的樣子好像剛健身完，但其實他並沒有運動。

他做一個實驗：減少呼吸，放鬆胸部和腹部，從鼻子小口呼吸。幾分鐘後，頭痛、胃痛和心痛消失了。菩提格又恢復幾分鐘前的沉重呼吸。吸氣才不過五次，痛的感覺又回來了。

**若是過度呼吸不是高血壓和頭痛的結果，而是原因呢？**菩提格心想。心臟病、潰瘍和慢性發炎都跟循環、血液酸鹼值和代謝失調有關。呼吸方式會影響所有這些功能。呼吸超過身體所需的二〇％，甚或一〇％的時候，身體系統就可能過度勞累，變得衰弱不振。難道過度呼吸會害人生病，而且難以恢復健康嗎？

菩提格去走了一圈。在氣喘病房內，他看見一個男人彎著腰猛喘氣，好像快要窒息。菩提格走上前，為他示範剛剛用在自己身上的呼吸方式。幾分鐘後，病人恢復了平靜，只見他用鼻子徐緩而平順地吸氣，然後平靜地吐氣。突然間，他臉上恢復了血色，氣喘緩和下來。

回到金門公園。我跟歐爾森一路跑進小徑。斑駁的陽光和有如《阿凡達》片中的大樹形成的牧歌景致，變成一台台缺了輪子的購物推車和一堆堆可疑衛生紙構成的城市景象。我們這才知道，人跡較少的路之所以人跡少是有原因的。一個左轉，我們又回到了岸邊的路。

• • •

我們跑步經過坐在樹樁上，一手抓著喇叭吹《危險邊緣》(*Jeopardy!*) 主題曲、一手翻著破爛平裝書的老嬉皮。他前方有個衣裝筆挺的男人，正趕著一隻老狗爬上破爛的賓士車。一個細長髮辮及腰、繫著吊褲帶的女人，騎著電動滑板車飛馳而過。典型的舊金山一景。我跟歐爾森立刻融入其中。

我們一直在練習菩提格用在自己和氣喘病患身上的方法，只是更為極端：減少吸氣，同時將吐氣延長到超過舒服、甚至安全的臨界點。我們汗流浹背，滿臉通紅，我感覺到頸部的血管快爆了。我不是真的喘不過氣，但也不覺得舒服。即使多吸進一點空氣，還是有種快要窒息的感覺。

這項練習的重點不在自找罪受，而是要讓身體習慣較高的二氧化碳濃度，這樣我們休息和下次運動時，才會不自覺地減少呼吸，久而久之就能釋放更多氧氣，提高耐力，增強身體的各種功能。

「試著把吐氣時間拉得更久。」歐爾森邊說邊從鼻子小口呼吸。「吐氣要拉到每次吸氣時間的兩倍長，甚至三倍長。」他鞭策我。有一刻我覺得自己快吐了。

「對！」他說：「吸再更慢，再更少！」

• • •

一九五〇年代晚期，菩提格離開莫斯科的醫院，前往西伯利亞中部的學院城，那裡聚集了三十五間用混凝土搭建成的研究機構。[10]位處偏遠是故意的。過去幾年，蘇聯政府派遣幾萬名頂尖的太空工程師、化學家、物理學家等專家，祕密進駐這些研究室，任務是研發可確保蘇聯領先地位的尖端科技。從很多方面來看，那裡就像蘇聯的矽谷，只是少了刷毛背心、康普茶、陽光、特斯拉和公民自由。

菩提格在蘇聯醫學科學院（相當於美國疾病管制與預防中心）的要求下搬到那裡。自從在氣喘病房頓悟之後，他讀了很多研究論文並分析了數百名病患。他愈來愈相信，過度呼吸是許多慢性病的元凶。菩提格跟波爾和韓德森一樣，對二氧化碳深深著迷。他也認為，藉由減少呼吸來增加二氧化碳量，不只能讓人保持健康，還能治癒疾病。

在學院城時，他展開科學史上最徹底的呼吸實驗。他邀集了功能醫學中心這間大型市區醫院的兩百多名研究員和助理。[11]受試者要躺在輪床上，夾在層層疊起的機器中間。抽血員會用插管穿刺他們的靜脈，其他研究員則把軟管插進他們的喉嚨，並在他們的心臟和頭部貼上電極片。當受試者吸氣、吐氣時，有部陽春電腦每小時會記錄十萬位元的資料。

超過一千名受試者參加這項實驗，老少、生病或健康的都有。結果發現氣喘、高血壓和其他患者的呼吸方式都一樣：呼吸過量。他們往往從嘴巴吸氣和吐氣，每分鐘呼吸十五公升或更多的空氣。有些人呼吸很大聲，幾呎外都聽得見。從電腦數字看來，他們的血液含氧量充足，但二氧化碳太少，只有四%左右。靜止心率每分鐘高達九十下。

健康狀況最佳的患者呼吸方式也很相似：呼吸較少。他們一分鐘呼吸約十次，總共呼吸五到六公升空氣。靜止脈搏達到四十八到五十五下不等，吐出空氣的二氧化碳濃度大約多五〇%。[12]

根據這些患者的呼吸習慣，菩提格發展出後來他名為「刻意減少深呼吸」（Voluntary Elimination of Deep Breathing）的呼吸技巧。[13]這套技巧多樣且多變，但目的都是要訓練病患呼吸時盡量貼近代謝的需求，這差不多等於隨時都要減少呼吸，吸進少一點空氣。對菩提格來說，每分鐘呼吸幾次並不是那麼重要，只要我們靜止時每分鐘呼吸的空氣不超過六公升左右。

練習這種技巧幾次之後，病患表示手掌和腳掌有刺刺熱熱的感覺，心跳變慢、變平穩，許多人的高血壓和偏頭痛也漸漸好轉。本來就健康良好的人，甚至狀況更好。運動員也表示自己的表現大有進步。

大約在這個時候，往西幾千哩處，在捷克斯洛伐克的工業城茲林（Zlín），高高瘦瘦、五呎八吋高的跑步選手扎托佩克（Emil Zátopek）正在實驗自己的限制呼吸技巧。

扎托佩克從沒想過要成為跑步選手。當他任職的鞋子工廠選他去參加地方賽跑時，他跟主管說他不適合也沒興趣，而且從沒參加過跑步比賽，想盡辦法拒絕。但最後他還是去了，而且還在一百名參賽者中排名第二。他看出自己往跑步發展會更有前途，於是開始認真看待這項運動。四年後，他打破了兩千、三千和五千公尺的全國紀錄。

扎托佩克發明一種讓自己更具優勢的訓練方法。[14]他會閉氣快速奔跑，然後呼吸幾口再閉氣。這是菩提格呼吸法的極端版，但扎托佩克不稱它為「刻意減少深呼吸法」。

沒有人這麼稱呼它。後人稱這種方法為「低換氣訓練」（hypoventilation training）。Hypo來自希臘文，意思是「低於、下方」（hypodermic needle 就是皮下注射針），相反詞是hyper，意思是「高於、上方」。低換氣訓練的中心概念就是減少呼吸。

多年來，扎托佩克的方法受盡鄙夷和嘲弄，但他一概不管。[15]他在一九五二年的奧運摘下五千和一萬公尺金牌。奪金之後，他決定參加馬拉松賽，雖然他從沒受過馬拉松訓練或跑過馬拉松，後來也拿下金牌。扎托佩克在運動生涯中締造了十八項世界紀錄，拿過四面奧運金牌和一面銀牌。後來《跑者世界》（*Runner's World*）雜誌將他封為「史上最偉大的跑者」。[16]當時俄亥俄州的徑賽教練賴瑞．史耐德（Larry Snyder）說：「他用的方法都錯了，卻贏了比賽。」

低換氣訓練並沒有在扎托佩克之後大受歡迎。他痛苦的臉、咬牙切齒的樣子，還有跟德國畫家格呂內華德（Matthias Grünewald）筆下的耶穌一樣眉頭緊皺的模樣，成了他衝向終點線的招牌表情，而他通常是第一個。他看上去痛苦不堪，實際上也是，因此大多數運動員都不敢輕易嘗試。

過了數十年，不屈不撓的美國游泳教練康西爾曼（James Counsilman）在一九七〇年代重新發現這個方法。康西爾曼以「痛上加痛」為基礎的訓練方式聞名，而低換氣訓練正是他要尋找的方式。[17]

游泳選手通常游個兩、三下才會把頭轉到一側吸氣。康西爾曼訓練他的隊伍閉氣游到九下。他相信，久而久之，選手會更有效率地利用氧氣，並且游得更快。[18]某方面來說，這就是菩提格的「刻意減少深呼吸」和扎托佩克的低換氣訓練，只是換成在水裡進行。康西爾曼用這種方法訓練參加蒙特婁奧運的美國男子游泳隊。[19]最後他們拿下十三面金牌、十四片銀牌和九面銅牌，並在十一個項目創下世界紀錄。這是美國游泳隊有史以來的最佳表現。[20]

一九八〇和九〇年代，有些研究認為低換氣訓練對運動表現和耐力的影響不大，於是低換氣訓練又沉寂一時。這些研究指出，這些運動員的優異表現應該是安慰劑效應。

二〇〇〇年初，巴黎第十三大學的生理學家薩維爾．伍隆（Xavier Woorons）博士發現這些研究有一個漏洞。批評這個方法的科學家用錯評估方法。他們看到的是運動員屏住呼吸，肺裡充滿空氣，而肺裡那麼多空氣使運動員很難進入深層的低換氣狀態。

於是，伍隆重複一次實驗，但這次他讓受試者練習半閉氣法，這也是菩提格訓練病患的方式，或許也是康西爾曼訓練游泳選手的方式。減少呼吸有很大的好處。運動員如果持續練習幾週，肌肉就會漸漸適應乳酸堆積，讓他們的身體在嚴重缺氧的壓力下汲取更多的能量，訓練時間就能拉長、強度也能提高。其他報告指出，低換氣訓練讓紅血球增加，有利氧氣輸送及製造更多能量。[21]如果更**進一步減少**呼吸，效果就像在六千五百呎的高度做高海拔訓練，但這個方法無論在海平面或任何地方都能使用。[22]

這些年來，這種限制呼吸的方法有過各式各樣的名稱，例如低換氣訓練法、低氧訓練法、菩提格呼吸法，還有「常壓低氧訓練」這種看似專業、但實無必要的叫法。結果其實都一樣：大幅提高運動表現。*不只對頂尖運動員如此，對所有人都是。

比起正常呼吸的訓練，短短幾週的低換氣訓練就能大幅提升耐力，減少更多「軀幹脂肪」，改善心血管功能，以及增加肌肉量。[23]好處還不只這些。[24]

重點是，低換氣訓練真的有用。它能訓練身體做得更少卻獲得更多。但這不表示那很輕鬆愜意。

---

* 較近期的例子是，牙買加裔的美國短跑女將理察－羅絲（Sanya Richards-Ross）用菩提格法贏得三面一千六百公尺接力的奧運金牌（二〇〇四、二〇〇八和二〇一二年）和二〇一二年的四百公尺金牌。有十年的時間，她穩坐四百公尺世界第一女將的寶座。她閉著嘴、一派平靜打敗其他張嘴大口呼吸的對手的照片，也傳遍大街小巷。

・・・

我跟歐爾森從金門公園的寧靜樹蔭下跑出來，停下腳步，跟強風吹拂的太平洋面對面。我們才跑了幾哩，一直在快速吸氣，延長吐氣到七秒，甚至更久，努力把肺部維持在大約半滿的狀態。[25]我很想相信這種訓練能幫到我，就像幫助過扎托佩克、康西爾曼的游泳選手、伍隆的跑步選手和所有人一樣，但前幾分鐘是一大挑戰。半小時之後，我開始痛恨自己的人生選項。我想不通是因為運氣差還是眼光短淺，我才會一再探索諸如自由潛水、刻意減少深呼吸、低換氣治療之類的研究，導致我一天得屏住呼吸、折磨我的肺好幾小時。

「關鍵在於找到適合你的節奏。」歐爾森不斷強調。節奏顯然**沒效**。我重新回到我能掌控的方式：吸氣兩步，吐氣五步，這是自行車選手使用的節奏。不算舒服，但勉強還能忍受。

我們跑過海邊停車場的龜裂柏油路，經過幾輛生鏽的露營車，跨過保險套包裝紙和壓扁的啤酒罐，然後回頭往公路的方向走。幾分鐘後，我們又重新回到寧靜的公園裡，踩著樹叢底下的泥土小徑，沿著滿池鴨子嘎嘎叫的黑池塘跑。

這時我才開始感受到那股衝擊力。我的後頸發燙，視線變模糊。我還繼續在跑，延長吐氣時間，但同時好像也一頭栽進溫暖而濃稠的液體裡。我跑快一點，呼吸少一點，感到一股濃稠如熱糖漿的熱氣往下滲入我的指尖、腳趾、手臂和大腿。那感覺很好。那股暖意爬上我的臉，蓋住我的頭頂。

這想必就是歐爾森所說的「好的頭痛」，這時二氧化碳增加，氧氣離開血紅素前往飢餓的細胞。我腦袋和身體的血管在膨脹，裡頭充滿新鮮的血液，因此它們傳送了「隱隱作痛」的訊號給我的神經系統。

正當我覺得自己就快達到某種「存在漸強」的狀態時，腳下的小徑變寬。無聊的水牛又出現了，站在鐵絲網柵欄後面窸窣覓食。十幾碼過去，就是金門釣魚俱樂部的空地。我的車子停在一旁，我們跑完了。

開車回家的路上，我沒有醍醐灌頂、人生豁然開朗的感覺。我不會說我感到狂喜，但也無所謂。這次跑步證明這種「少即是多」的方法好處多多。不過，這種極端訓練只對願意忍受長時間汗流浹背、滿面通紅的人有用。

健康的呼吸不應該那麼辛苦。菩提格知道這一點，也很少指定病患使用這麼嚴格的方法。畢竟他感興趣的不是訓練頂尖運動員贏得金牌，而是拯救人命。他想教的是人人適用的減量呼吸法，無論年齡大小、健康與否或健康程度為何，都能嘗試。

在從醫的過程中，菩提格飽受醫學界批評，不只曾經遭人襲擊，實驗室還一度被砸爛，但他仍然堅持不懈。到一九八〇年代為止，他發表了五十多篇科學論文。[26]後來蘇聯衛生部終於肯定他的方法具有療效。光是在蘇聯，就有大約二十萬人學習他的方法。據說他曾受邀到英國與查爾斯王子見面，查爾斯因為過敏引起呼吸問題，菩提格幫助他改善呼吸問題。菩提格治療的高血壓、關節炎和其他疾病的患者，也有八成以上因為他傳授的方法而恢復健康。

刻意減少深呼吸法對於治療呼吸道疾病尤其有效，用來治療氣喘的效果簡直有如奇蹟一般。

• • •

菩提格剛開始訓練病患減少呼吸的數十年間，氣喘逐漸成為全球流行病。現今將近有兩千五百萬美國人罹患氣喘，[27]約占人口的八%，從一九八〇年以來增加了四倍。[28]急診、住院和學童沒去上課的頭號原因，就是氣喘。氣喘被視為一種可控制卻無法治癒的疾病。

氣喘就是免疫系統敏感導致呼吸道收縮和抽搐。污染物、灰塵、病毒感染、冷空氣等都可能引發氣喘。[29]但過度呼吸也可能引發氣喘，[30]所以從事體力活動才那麼容易氣喘，這種情況稱為「運動誘發型氣喘」，約一五%的人口和多達四成的運動員有此困擾。[31]靜止或運動時，氣喘患者都有比無氣喘者呼吸更多的傾向，有時還多很多。一旦氣喘發作，情況又會更惡化。空氣困在肺裡，氣道一收縮，空氣就更難進出。結果是呼吸愈多愈覺得喘不過氣，氣道更緊，心裡更慌，壓力更大。

全球氣喘治療市場每年有兩百億美金的規模，藥物效果通常很好，使人產生痊癒的錯覺。[32]但藥物治療，尤其是口服類固醇，服用幾年後會產生可怕的副作用，包括肺功能下降、氣喘症狀惡化、失明，並提高死亡的風險。[33]數百萬的過敏患者已經知道這些事，也親身體驗到種種後遺症。許多患者訓練自己減少呼吸，有了驚人的改善。

進行史丹佛實驗之前幾個月，我訪問了菩提格呼吸法的實踐者，收集他們的經驗。

大衛．衛伯（David Wiebe），五十八歲，住在紐約州的胡士托鎮，專門製作大提琴和小提琴，我在《紐約時報》看到他的報導。[34]他從十歲開始就患有嚴重氣喘，一天最多需要使用二十次支氣管擴張器外加類固醇，避免氣喘突然發作。他的身體漸漸習慣了這些藥物，這表示他必須提高劑量。持續用藥數十年後，類固醇害衛伯視力退化，出現黃斑部病變。如果繼續用藥，他就會失明；如果停藥，他就無法呼吸，而且可能死於氣喘發作。

因此，衛伯開始學習如何減少呼吸，三個月內就把使用吸入器的次數降到一天一次，而且完全停用類固醇。他說他現在很少感覺到氣喘的症狀。五十年來，他第一次能夠輕鬆地呼吸。連他的胸腔科醫生都很驚訝，並且證實衛伯的氣喘和整體健康都有顯著的改善。[35]

還有更多的例子。比方伊利諾大學厄巴納－香檳分校的資訊長。成年之後，他飽受氣喘所苦，於是重新訓練自己減少呼吸，幾週之後，他跟衛伯一樣症狀減輕。「我煥然一新。」他寫道。另外是一名七十歲的老婦人。我在全食超市（Whole Foods）的咖啡廳跟她對談了一小時。六十年來，她患有嚴重氣喘，走幾條街就會氣喘發作。練習減少呼吸幾個月之後，她可以一連健走好幾個小時，目前正準備去墨西哥旅行。「這簡直是奇蹟。」她告訴我。此外，有個來自肯塔基州的母親，因為飽受呼吸問題的折磨想要自殺。還有一些運動員，例如奧運選手拉蒙．安德森（Ramon Andersson）、馬修．唐恩（Matthew Dunn）和桑婭．理察－羅絲，也都使用了減少呼吸的訓練法。[36]他們表示，光是減少肺裡的空氣、增加體內的二氧化碳，不只讓他們運動表現進步，也減輕了呼吸問題引起的症狀。

關於減少呼吸對治療氣喘的成效，艾莉希亞・莫瑞（Alicia Meuret）提供了最令人信服的科學證明。她是達拉斯的南衛理公會大學焦慮及憂鬱研究中心的主任。二〇一四年，莫瑞和研究團隊找來一百二十名隨機挑選的氣喘患者，幫他們測量肺功能、肺臟大小和血液中的氣體，然後發給他們輕巧型二氧化碳檢測器，追蹤他們呼出氣體中的二氧化碳濃度。

有四週的時間，這些氣喘患者會隨身帶著這台檢測器，練習減少呼吸，將二氧化碳濃度維持在五・五%的健康值。數字如果下降，他們就會減少呼吸，直到數字回升為止。一個月後，八成氣喘患者靜止時的二氧化碳濃度增加，氣喘發作次數也減少很多，肺部功能提升，氣道得以擴張。他們的呼吸狀況都好轉了。[37]氣喘症狀不是消失，就是顯著減少。

「人過度換氣時，會發生很奇怪的事。」莫瑞寫道：[38]「實際上他們吸進太多空氣，卻會感覺喘不過氣、快要窒息、渴望空氣，好像得不到足夠的空氣。這簡直就像生物層面的系統錯誤。」強迫身體減少呼吸，似乎能修正這個系統錯誤。

• • •

二〇〇三年，菩提格八十歲，生命和職業生涯將盡之際，他漸漸有了神祕主義傾向。他睡得很少，聲稱自己的呼吸法不只能治病，還能提高直覺和其他種超感官知覺。他相信心臟病、痔瘡、痛風、癌症等一百多種疾病，都是因為過度呼吸導致二氧化碳不足而造成的。他甚至認為氣喘與其說是一種病或「系統失常」，不如說是一種補償作用。氣道收縮、哮鳴和喘不過氣，都是身體試圖減少並減緩呼吸而產生的自然反射作用。

因為這些和其他種種原因，現今醫學界多半將菩提格和他的呼吸法斥為偽科學。然而近幾十年來，有數十名研究者試圖用科學方法證明減少呼吸對身體的修復力。澳洲布里斯班的馬特醫院就有研究發現，成年氣喘患者藉由菩提格呼吸法減少三分之一的呼吸量之後，喘不過氣的症狀減少了七成，使用緩解藥物的需求減少約九成。其他六項臨床試驗也得出類似的結果。[39]此外，英國某醫院一九六〇年代研發出的減少呼吸技巧「帕沃思法」(Papworth Method)，也證明能減少三分之一的氣喘症狀。*

儘管如此，似乎還是沒人知道，減少呼吸究竟**為什麼**對治療氣喘和其他呼吸道疾病那麼有效。沒有人切實瞭解箇中的原理，但有人提出一些理論。

「身體的缺陷引發了症狀。」內科醫生帕克曼（Ira Packman）說。他是賓州保險局前醫療專家，藉由減少呼吸戰勝了折磨人的氣喘。他告訴我：「只要把缺陷移除，患者就會好轉。」

帕克曼向我解釋，除了肺功能下降和氣道收縮之外，過度呼吸對身體還有其他更深遠的影響。當我們呼吸過量，會排出太多二氧化碳，血液酸鹼值便會上升並且偏鹼性；放慢呼吸並留住更多二氧化碳時，血液酸鹼值就會下降並偏酸性。人體大多數的細胞功能都在血液酸鹼值七．四時啟動，這是介於鹼性和酸性的最佳平衡點。

一旦偏離，身體會想盡辦法拉回平衡點。例如，腎臟對過度呼吸的反應就是「緩衝」†，也就是把重碳酸鹽這種鹼化劑釋放到尿液中的過程。血液中的重碳酸鹽減少，

---

＊主要的批評是，菩提格呼吸法的研究規模小、數量少，而且根據某些意見，其研究過程並未按照嚴謹的科學方法。儘管如此，二〇一四年，全球氣喘倡議組織（世界衛生組織的合作單位），以及國家心臟、肺和血液研究所和美國國家衛生研究院，三方給菩提格的「支持論據」評比都是A（後來改為B）。

†細胞也會「緩衝」。每當循環變差或氧氣下降時，細胞會在無氧系統下製造能量（三磷酸腺苷）。這個過程能製造出偏酸性的「微環境」，讓氧氣更容易脫離血紅素。如此一來，長期過度呼吸才不會造成「組織缺氧」，這是很多菩提格擁護者一直搞錯的事實。過度呼吸造成的真正傷害，來自於身體得一直消耗能量，讓更多細胞在無氧系統下運作，不斷緩衝二氧化碳不足的狀況。[40]

酸鹼值就會降回正常值，即使我們仍然喘不過氣。表面看起來好像什麼事都沒發生。

然而，「緩衝」畢竟只是應急，並非長久之計。幾週、幾個月或幾年過度呼吸下來，腎臟不斷啟用緩衝系統，會使體內不可或缺的礦物質減少。[41]這是因為，當重碳酸鹽離開身體時，會把鎂、磷、鉀等礦物質一併帶走。這些礦物質的存量低於健康值時，所有功能都會受到影響，包括神經失調，平滑肌痙攣，細胞也無法有效地製造能量。這時候，呼吸會更加吃力。[42]這就是氣喘和其他慢性呼吸道疾病患者要補充鎂，避免再度病發的原因之一。[43]

身體不斷緩衝也會破壞骨骼，因為骨骼會將自身的礦物質溶於血液中（沒錯，過度呼吸可能導致骨質疏鬆，提高骨折的風險）。失衡、補償、不足、壓力不斷惡性循環，最後身體就垮了。

帕克曼不忘指出，並非所有呼吸道或其他疾病患者都有二氧化碳不足的問題。比方肺氣腫患者的二氧化碳濃度高到危險的程度，可能是因為肺部積了太多老舊空氣。有人檢出的血液氣體和酸鹼值或許完全正常。但他說，執著於小地方會忽略更大的重點。

重點在於這些人都有**呼吸問題**。他們神經緊繃，身體發炎充血，奮力把空氣吸進和排出肺臟。而能夠有效改善這些呼吸問題的方法，就是減少、放慢和定速呼吸。

• • •

史丹佛實驗之前的幾個月，我去拜訪了幾位菩提格呼吸法的老師和減少呼吸的奉行者。他們告訴我的故事都大同小異：他們長期備受呼吸道疾病所苦，藥物、手術或治療都無效，後來只靠減少呼吸就「治好」自己。他們使用的方法各有不同，但是都圍繞著一樣的前提：延長吸氣和吐氣之間的時間。呼吸次數愈少，能得到更多呼吸效能帶來的好處，身體的耐力也會提高。

這樣的結果不該令人訝異。自然界就是照著數量級（orders of magnitude）來運作。靜止心率最低的哺乳動物活得最久，這類動物一向呼吸最慢，亦非巧合。而維持低靜止心率的唯一方法，就是放慢呼吸。狒狒和美洲野牛如此，藍鯨和我們人類也是。

「瑜伽士的生命不是用年歲來計算，而是呼吸的次數。」瑜伽士艾楊格（B. K. S. Iyengar）說。[44]他是印度瑜伽老師，從小體弱多病，臥床多年，後來學了瑜伽之後，才靠呼吸恢復健康。他在二〇一四年辭世，享壽九十五歲。

稍早我和歐爾森用 Skype 聊天時，一再聽他說起這類故事，史丹佛實驗期間也是。我在史托的研究中讀到類似的事蹟，而菩提格、天主教徒、佛教徒、印度教徒和九一一生還者，都清楚知道呼吸的力量。這些呼吸達人透過各種不同的途徑、以各種不同的方式、在人類歷史上的不同時代，發現了同樣的事。他們發現，靜止時，我們攝入體內的最佳空氣量是每分鐘五·五公升；最佳呼吸率則是一分鐘約五·五次，也就是吸氣五·五秒、吐氣五·五秒。這就是完美的呼吸。

氣喘患者、肺氣腫患者、奧運選手，以及幾乎每一個人，都能隨時隨地受益於這種呼吸方式，即使一天只有幾分鐘，更久當然更好。吸氣、吐氣時，以適量的空氣和適量的時間餵養我們的身體，讓身體發揮最高效能。

總之，繼續呼吸就對了，但**少一點**更好。

# 7 咀嚼

這是史丹佛實驗的第十九天。我跟歐爾森又並肩坐在家中實驗室正中央的餐桌前。這地方簡直是豬窩，但我們已經不在乎了，反而再過幾個小時，這一切就結束了。

我坐在位子上，嘴裡放著一樣的溫度計和一氧化氮感測器，二頭肌上綁著一樣的血壓計。歐爾森的頭上戴著一樣的口罩，耳朵上夾著一樣的心電圖感測器，連腳上的拖鞋都沒變。

過去三週，我們重複過六十次一樣的事。要不是從停止嘴呼吸的那一刻起，我們就活力充沛、頭腦清楚、整個人神清氣爽；要不是改變如此之大又如此突然，我們早就受不了了。

昨晚，歐爾森打呼打了三分鐘，我是六分鐘，比十天前少了四千%。從第一天改用鼻子呼吸開始，我們就不再出現睡眠呼吸中止的狀況。今天早上，我的血壓比實驗剛開始的最高血壓低了二十個單位，平均降了十個單位。我的二氧化碳濃度持續上升，最後跟菩提格最健康的受試者展現的「超級耐力」愈來愈接近。歐爾森也有類似的進步。這一切都是靠著用鼻子慢慢呼吸、減少呼吸和完整吐氣而達到的效果。

「我好了。」歐爾森說，臉上掛著一樣得意的笑。他最後一次穿過走廊，走出門過馬路。我最後一次獨自被留在一片凌亂之中，吃著跟十天前一樣的晚餐。

最後的晚餐：一碗義大利麵、吃剩的菠菜、幾塊軟掉的麵包丁。我在餐桌前坐下來，前面是同一堆還沒碰的星期天《紐約時報》。我在碗裡加了點橄欖油和鹽，然後吃了一口，食物在嘴裡嚼個幾下就沒了。

• • •

或許看似無關，但「輕輕咀嚼幾秒」這個平凡的動作，就是刺激我寫這本書的原因。調查十年前在那棟維多利亞老宅發生的事，原本只是我的業餘嗜好，但這個動作卻促使我把它變成一項全職的探索，最終目的就是要挖掘呼吸這門失傳的技術和知識。

在這本書的開頭，我開始拼湊人類之所以呼吸吃力的原因，以及將食物軟化和煮熟之後如何導致我們的氣道阻塞。但很久以前人類的頭部和氣道產生的變化，不過是我們變成今日模樣的一小部分原因。人類的起源還有更多不為人熟知的歷史，而且相當不可思議，完全超出我的預期。

所以，在史丹佛實驗的最後，似乎很適合再重新開始，重拾我們沒說完的故事。故事要從人類文明的開端說起。

•••

一萬兩千年前，住在西南亞和東地中海肥沃月灣的人類，不再像過去幾十萬年一樣，以採集野生植物和打獵維生。[1] 他們開始自己種植食物。這就是最早的農耕文化。牙齒歪斜和嘴巴變形這種現象，也是第一次在這些人類原始社群中普遍出現。[2]

一開始，狀況還不嚴重。某個農耕社群有臉部和嘴巴歪斜的問題，幾百哩外的另一個社群卻好像全無這種困擾。牙齒歪斜和伴隨而來的呼吸問題，似乎毫無規則可循。

然而三百年前左右，這些問題快速擴散開來。世界上絕大多數的人口，突然間開始有了這些困擾。他們的嘴巴縮小，臉變平，鼻竇塞住。

跟這個突然的轉變比起來，人類頭顱在那之前產生的形態變化（即喉頭變低，以致堵住喉嚨，以及頭顱擴大、將臉變長）都微不足道，因為人類祖先對這些漸進式的轉變都適應良好。

但農作物快速工業化引發的改變，卻是破壞力十足。食用這類食物短短幾代，現代人就成為人類歷史上、也是動物界最不擅長呼吸的一群。

幾年前第一次得知這件事情時，我很難理解。學校為什麼沒教這個？為什麼我訪問的許多睡眠專科醫生、牙醫師或胸腔科醫師，都不知道這段歷史？

後來我才發現，那是因為這類研究不在醫學殿堂進行，而是古老的墓地。在這些地方工作的人類學家告訴我，如果我想真正瞭解人類是如何發生這麼突然又劇烈的轉變，以及背後的原因，我就得走出實驗室，深入田野。我得去看看呼吸阻塞的現代人的「零號病人」，看看人類的臉因為食用農作物而大規模崩壞的轉捩點。我得去找一些頭骨來研究，而且是數量多到數不清的古老頭骨。

當時我還不認識瑪麗安娜·伊凡斯，所以還不知道有「莫頓收藏」。於是我打了幾通電話給朋友。其中一個朋友告訴我，想要找到大量珍貴的古老頭骨樣本，最有希望的作法就是飛去巴黎，在波拿巴路上的一排垃圾桶旁邊等候。我的嚮導會在星期二晚上七點在那裡等我。

「走這裡。」帶頭的人說。我們身後的生鏽鐵門咿呀一聲，銀色街燈愈來愈微弱，最後一點燈光也不剩，只有逐漸變弱的回音。前面的其中一位嚮導打開高功率頭燈，另外兩位拉緊背包，開始走下通往一片黑暗的螺旋石梯。

死者在樓下。[3]總共有六百萬，散落在迷宮般的大廳、隔間、大教堂、納骨室、漆黑河流及富豪娛樂室中。裡頭有〈睡美人〉和〈灰姑娘〉的作者夏爾．佩羅（Charles Perrault）的頭骨。更裡面是近代化學之父拉瓦謝（Antoine Lavoisier）的大腿骨，還有遭人暗殺的法國大革命領袖尚．保羅．馬拉（Jean-Paul Marat）的肋骨，法國畫家雅克．路易．大衛（Jacques-Louis David）那幅陰鬱無比的作品所畫的人就是他。這裡數以百萬計的白骨，有些已經有上千年的歷史，靜靜地躺在巴黎左岸中心的盧森堡公園地底下生灰塵。

帶領我們的是一名三十出頭的女性，一頭紫紅色的濃密長髮披在褪色的迷彩外套上。她後面是另一個身穿紅色長褲套裝的女性，再後面那位穿著螢光藍外套。她們都穿著防水長靴，背著塞地滿滿的背包，看起來就像女生版《魔鬼剋星》（*Ghostbusters*）的卡司陣容。我不知道她們的真實姓名，也被囑咐不要多問。後來我才知道，這些嚮導寧可隱姓埋名。

樓梯的盡頭是一條石灰岩壁的隧道。愈往裡頭走，牆壁愈變愈窄，最後形成六角形，下窄、中寬、上面又再收窄。當初這樣蓋是為了講求效率，以便古代的石灰岩礦工排成一列前進，盡量節省空間，沒想到卻造成一個意想不到的結果。那就是長廊本身呈現棺材的形狀。或許也挺適合的，畢竟我們剛走進地球上數一數二大的墓地。[4]

有一千年的時間，巴黎人都將死者埋葬在城市中央，多半集中在後來名為「聖英諾森公墓」的地方。經過幾百年，聖英諾森變得擁擠不堪，死者被堆疊在倉庫裡。倉庫後來也擠不下，最後牆壁倒塌，腐爛的屍體散落到街上。因為無處安放，巴黎當局指示石灰岩礦工用馬車將屍骨載運到巴黎的採石場。後來一座座石灰岩場被挖去建造凱旋門、羅浮宮和其他雄偉的建築，更多屍骨於是移往地底。到了二十世紀初，已經有一百七十多哩長的採石場隧道塞滿上百萬具白骨。

巴黎市提供需經審核的採石場導覽，名為「巴黎地下墓穴之旅」，但只涵蓋地下墓穴的一小部分。我來這裡，是為了看另外九九%沒有遊客、解說牌、繩子、燈光或規則的部分。也沒有「禁止進入」的標誌。

一九五五年擅入採石場成為非法行為之後，就有一群名為「地底探險家」(cataphile)的人開始探索這個地下世界。他們從下水道、人孔蓋和波拿巴路沿途的祕密通道摸進來。有些在石灰岩牆內蓋了私人俱樂部，有些每週舉辦地下舞會。傳言有名法國富豪在這裡開鑿出自己的豪華公寓，舉辦私人派對，做些不為人知的勾當。地底探險家永遠都有新發現。

我的嚮導是紅紫色頭髮的女人，我叫她「小紅」。她已經花了十五年繪製這些污穢隧道的地圖。她對這地方的故事和歷史深深著迷。之前她告訴我，她在一個洞穴的低矮處發現一個新的納骨室，從這裡走路要一個小時。裡頭是一八三二年巴黎霍亂大流行時病逝的幾千人。從那時候開始，嘴巴小、牙齒歪斜和氣道阻塞就成為工業時期大半個歐洲的新常態。那些就是我要找的頭骨。

我們穿過廊道，越過靜止的水窪，一個接著一個有如蜈蚣一般，爬進很像齧齒動物住的超大洞穴，最後來到一堆酒瓶、菸盒和壓扁的啤酒罐前。牆壁上有一層又一層年代久遠的塗鴉：一對戀人的名字縮寫、卡通老二，還有魔鬼數字 666。幾呎前，有一堆看似木柴的東西。

結果不是木柴，甚至不是木頭，而是一堆脛骨、肱骨、胸骨、肋骨，還有腓骨。全部是人骨。這就是通往神祕納骨室的路。

•••

西元一千五百年左右，一萬年前始於西南亞和肥沃月灣的農耕方式席捲全世界。世界人口增至五億，是農耕時代剛開始的一百倍。當時的人類生活悲慘，至少住在城市裡的人是如此。人的排泄物形成小河，在城市街上流淌。空氣中瀰漫煤煙，附近的河流和湖泊裡漂著血水、脂肪、頭髮，以及工廠廢水夾帶的酸液。傳染病、疾病和瘟疫經常對人類造成威脅。

這個時期，人類史上第一次得以一輩子都吃加工食品過活，完全不碰新鮮食物、生食或天然的食物。好幾百萬人都是如此。之後幾百年，食物變得愈來愈精緻。碾磨技術進步，可以將稻穀的胚芽和米糠去除，只剩下白色澱粉質。滾輪磨坊（和後來的蒸汽磨坊）將小麥的胚芽和麥麩碾掉，只剩下又白又軟的麵粉。肉品、水果和蔬菜製成罐頭。這些製法能延長食物的保存期限，更容易為大眾取得，但同時也把食物變得又糊又軟。此外，糖曾是有錢人才吃得起的奢侈品，也愈來愈普遍和平價。

這種高度加工的新飲食缺少纖維質，以及完整的礦物質、維生素、氨基酸和其他營養素。因此，城市人口愈變愈弱小且愈容易得病。一七三〇年代，工業化開始之前，一般英國人身高約五呎七吋。不到一世紀就縮了兩吋，不到五呎五吋。[5]

人類的臉部也開始快速惡化。嘴巴縮小，臉骨變短。牙齒疾病愈加嚴重，牙齒和顎骨歪斜的情況在工業時代增加了十倍。我們的嘴巴變得太擠，情況嚴重到很多人乾脆把牙齒拔到一顆不剩。[6]

狄更斯筆下的流浪兒歪著嘴笑，但這其實不是少數身世可憐的孤兒的煩惱，上流階級也有同樣的煩惱。「學校愈好，牙齒愈差。」維多利亞時代的一名牙醫觀察道。呼吸問題快速飆升。[7]

• • •

回到採石場。小紅帶我穿過納骨室的狹小入口，越過岩石、骨頭和碎酒瓶。她告訴我，十九世紀初霍亂大流行，奪走了將近兩萬條人命。當局無處安葬死者，只好在蒙帕納斯公墓挖一個大洞，把人跟生石灰一起埋進去，加速屍體分解。納骨室就位在那個大洞的底部。

大約再爬十分鐘，我們來到一個四周堆滿骨頭和頭骨的房間。我原本預期這裡會像恐怖片一樣陰森森，實際上卻沒有那種感覺。相反地，走進這個被古代生命殘骸圍繞的空間，我只感到深沉的寂靜，就像石頭掉進井裡、回音淡去的聲音。

小紅和其他探險家把蠟燭放在頭骨上，然後從背包拿出啤酒和食物。我轉身鑽進縫隙，沿著地板把身體往前拉，直到感覺胸口好像卡在兩塊大岩石之間。有一瞬間，我擔心我們之中會不會有人突然被困在這裡，假如有人摔斷腿、驚慌失措或迷了路，我們很可能從此再也出不去。我們的頭骨會變成無以數計沿牆排列的頭骨的其中一個，成為未來世界的地底探險家的燭台。

向前再向內，又扭又扯之後，我終於深入其中——數以百計的頭骨堆疊在四面八方。這些人曾經是城市居民，很可能也依賴同樣高度加工的工業化食品。在我看來，他們的頭骨看起來都斜斜短短，牙弓呈V形，某方面有點發育不良。我駐足片刻融入其中，觀察它們、感受它們、比較它們的不同。

坦白說，觀察骨骼這件事，我還算是新手，何況這裡有些顎骨和其他骨頭可能不是一組的。儘管如此，比起我來這裡之前、在書上和網站上看過的採獵者和其他古代原住民，這些骨頭的形狀和對稱性有著明顯的差異。他們就是現代工業社會裡嘴巴變形的「零號病人」。

「想吃點東西嗎？」小紅用法語問我，聲音在光禿禿的牆壁間迴盪。我從低矮處鑽出去，加入大家。他們正在抽菸，互傳小酒瓶分享茴香酒，並在閃爍的燭光下傳送零食。小紅拿出一塊柔軟的白麵包和包在保鮮膜裡的起司遞給我。在古老眼窩的睽睽注視下，我咬了一口，用我的歪斜牙齒嚼個兩下就將麵包磨碎。

•••

研究員懷疑，從我們改變飲食方式以來，工業化食物除了把我們的嘴巴變小，也破壞了我們的呼吸。十九世紀初，有幾位科學家推測問題跟缺乏維生素D有關。少了維生素D，臉部、氣道和身體的骨頭都無法發育。也有人認為，缺乏維生素C才是問題根源。[8]一九三〇年代，國家牙科協會研究所的創辦人偉斯頓．普萊斯（Weston Price）認為，癥結不在於缺乏某種維生素，而是所有的維生素。普萊斯設法證明他的論點，但跟前人不同的是，他對於導致我們嘴巴縮小、臉部變形的原因並不感興趣，他感興趣的是找到解決方法。

「既然從很久以前，我們就知道野蠻人有一口好牙，文明人有著滿口爛牙，我認為把所有心力都拿來研究我們的牙齒為何如此之爛，卻從不去發掘野蠻人的牙齒為何如此之好，實在愚蠢至極。」哈佛的人類學家恩斯特．胡頓（Earnest Hooton）寫道。[9]他也支持普萊斯的研究。

從一九三〇年代開始橫跨十年，普萊斯比較了世界各地人類的牙齒、氣道和整體健康。他調查仍在食用傳統食物的原住民社群，拿他們跟同個社群，甚至同個家族、但已經接受現代工業化飲食的成員比較。他走訪十二個國家，多半由在《國家地理頻道》擔任研究員和探險家的姪子陪同，收集了一萬五千多張照片、四千張幻燈片、數千筆牙科病歷、唾液和食物樣本、影片，還有大量的詳細筆記。

無論去到何處，同樣的故事一再重複。用現代加工食品取代傳統飲食的社會，蛀牙、暴牙、氣道阻塞和整體健康下降的比例多了十倍。現代飲食都大同小異：白麵粉、白米、果醬、加糖果汁、罐頭蔬菜和加工肉品。傳統食物則截然不同。

普萊斯在阿拉斯加找到以海豹、魚、地衣為主食的聚落。[10]在索羅門群島深處，他找到三餐吃南瓜、泡泡果、椰子蟹，有時還吃「長豬」（人肉）的部落。他飛去非洲研究游牧民族馬賽人，他們主要靠牛血、一些牛奶、少許植物和牛肉維生。之後，他又前往加拿大中部，研究在冰天雪地裡生活的原住民部落。根據普萊斯的紀錄，那裡的氣溫最低可降到攝氏零下五十幾度，唯一的食物來源就是野生動物。[11]

有些社會只吃肉，有些多半只吃蔬果。有些以自製起司為主食，有些完全不吃乳製品。他們的牙齒幾乎都很完美，嘴巴格外寬大，梨狀孔寬闊。他們很少、甚至沒有蛀牙，也很少有牙齒疾病。根據普萊斯的說法，氣喘、甚至肺結核之類的呼吸道疾病幾乎不存在。

儘管這些社群的飲食各異，但維生素和礦物質含量都很高，比現代飲食高一點五到五十倍都有，而且無一例外。普萊斯逐漸相信，我們的嘴巴縮小和氣道阻塞，原因不在於缺乏維生素D或C，而是缺乏**所有**重要的維生素。他發現維生素和礦物質需要互助合作，才能發揮效能。這就是保養品要跟其他保養品一起吃才有用的原因。我們需要所有這些營養素，全身上下才能長出強健的骨骼，尤其是嘴巴和臉部。

一九三九年，普萊斯將他收集的龐雜資料集結成書，出版厚達五百頁的《體質大崩壞》(*Nutrition and Physical Degeneration*)。《加拿大醫學協會期刊》盛讚這是一本「研究傑作」，胡頓稱之為「劃時代的研究」。但也有人討厭這本書，強烈反對普萊斯的結論。

惹毛這些人的，不是普萊斯拿出的事實和數字，也不是他提出的飲食建議。他對現代飲食的發現，多半幾年前已由營養學家證實。但有些人不滿他矯枉過正，提出的觀察缺乏根據，取樣也太少。[12]

這些都不重要。在一九四〇年代，一天花好幾個小時準備魚眼、駝鹿腺體、植物根莖、牛血、椰子蟹和豬腎的作法，顯得怪異而過時，也太費力。很多人遷居城市，就是為了遠離這些食物及其伴隨而來的污穢的生活方式。

後來證明，普萊斯也只對了一半。沒錯，缺乏維生素或許能解釋吃工業化食物的人為什麼很多都體弱多病，以及為什麼有這麼多人蛀牙，還有現代人為什麼骨骼愈來愈脆弱，卻無法完整解釋現代人類突然嘴巴大幅縮小、氣道阻塞的原因。就算人類祖先每天攝取完整的維生素和礦物質，嘴巴還是可能長得太小，牙齒還是可能歪斜，氣道還是可能阻塞。真正的問題不在於我們吃了什麼，而在於我們怎麼吃。

**咀嚼。**

我們的飲食中缺乏的不是維生素A、B、C或D，而是不斷咀嚼形成的壓力。現代加工食品有百分之九十五都軟爛好嚼。即使是今日認為的健康食品，例如綠果昔、堅果醬、燕麥片、酪梨、全麥麵包、蔬菜湯等，也一樣軟爛。

我們的祖先一天要咀嚼好幾個鐘頭，而且是每一天。由於咀嚼次數多，他們的嘴巴、牙齒、喉嚨和臉長得寬大又強健。反之，工業社會的食物經過高度加工，根本不太需要咀嚼。

這就是為什麼我在巴黎納骨室看到的頭骨都有狹小的臉和歪斜的牙齒。這也是現代人很多都會打呼、鼻塞、氣道阻塞，需要噴藥、吃藥，甚至手術才能呼吸順暢的原因。

・・・

地底探險家收好背包、瓶子和菸屁股，準備離開納骨室。我跟著他們從低矮處爬出去，越過散發惡臭的河流，爬上石階，從暗門回到波拿巴路。他們催促我快速經過警察局，走進地鐵。我只覺得有一陣人骨粉塵像麵包屑般跟著我，從雨果地鐵站一路回到朋友的公寓。

離開巴黎時，我感到有點難以釋懷。不是因為在擁擠的地下世界看到成堆的白骨，而是人類竟然如此愚蠢。碾磨、大量配給、食物保存等技術看似進步，實則造成了可怕的後果。

於是我發現，除非我們能把空氣吸進鼻子，再從喉嚨送進肺臟，不然放慢呼吸、減少呼吸和深深吐氣根本沒什麼用。問題是，我們內凹的臉和縮小的嘴巴已經成了這條管道的阻礙。

有幾天的時間，我為人類感到難過，但之後我很快開始研究解決方法。一定有什麼作法、療法和運動，能夠逆轉幾百年來食用軟爛工業化食品對我們造成的傷害。一定有什麼方式能幫助我改善氣道阻塞，還有我常遇到的哮鳴、呼吸道問題和鼻塞。

我開始走訪現代的醫學辦公室，向專家請益，從鼻子最頂端一路往下研究。

---

史丹佛醫學院的鼻外科醫師納雅克和我第一次見面時，告訴我，他所做的鼻腔疏通工作，主要是把「一線道公路變成雙線道」。如果水槽阻塞，我們會想辦法安全、快速地將它疏通。小阻塞，我們有時會用通樂，如果沒效再叫水電工。鼻子也一樣。噴劑、洗劑和過敏藥都能快速疏通輕微的鼻塞，若是更嚴重的慢性阻塞，就需要由外科醫生來疏通管道。這種比喻我常聽到。

如果我或任何人在未來任一時刻，不幸有了輕微慢性鼻塞的問題，納雅克先是建議用「通樂」，亦即用生理食鹽水沖洗鼻子，有時外加輕劑量的類固醇噴劑，這不但價錢便宜，也能自己完成。至於嚴重到要考慮做鼻重建手術的人，他也建議局部沖洗鼻子加上較高劑量的類固醇。他發現這麼做之後，有五%到一〇%的病患不需要再進一步治療。

要是鼻塞演變成較棘手的鼻竇炎，納雅克可能會用「氣球」來治療。這個方法是將一個小氣球塞進鼻竇，然後小心地為氣球充氣，一般稱之為「氣球鼻竇擴張術」，可製造更多的空間，讓黏液和感染原排出，也讓空氣和黏液進入。[13]納雅克在一項未發表的病例對照研究中發現，在二十八名接受此種療程的鼻竇炎患者當中，有二十三人不須再做其他治療。

但有時問題不在鼻竇，而是鼻孔。鼻孔太小或吸氣時太容易凹陷，可能阻礙空氣流入，造成呼吸困難。這種情況很常見，甚至有個正式名稱叫「鼻閥塌陷」，以及名為「卡托法」（Cottle's maneuver）的正式測量方法。[14]亦即把食指放在一個或兩個鼻孔裡面，然後把兩邊臉頰輕輕往外拉，將鼻孔輕輕撐開。如果這麼做讓鼻子吸氣更輕鬆，鼻孔就可能太小或太薄。有這種狀況的人很多會接受最輕微的侵入式手術，或運用名為鼻舒樂（Breathe Right）的鼻腔擴張貼片或擴鼻器來改善。

若這些簡單的方法沒效，就得搬出更厲害的傢伙。現代人約有四分之三有肉眼明顯可見的鼻中膈彎曲，意思是分隔左右鼻孔的軟骨和硬骨偏離中央。[15]此外，五〇%的人鼻甲長期發炎，也就是鼻竇上的勃起組織腫脹，阻礙空氣通過鼻腔。[16]

這兩種問題都可能導致慢性呼吸疾病，增加感染的風險。用手術來矯正或移除問題儘管很有效，但納雅克也說過程必須小心而保守。畢竟鼻子是一種神奇巧妙的器官，裡頭結構的運作方式就像一個精密控制的系統。

納雅克告訴我，絕大多數的鼻手術都會成功。患者醒過來，拆掉夾板和繃帶。從此告別鼻塞，告別鼻竇性頭痛，不再需要用嘴呼吸，迎向新生活，呼吸比過去任何時候都來得暢通。

但不是所有人都那麼幸運。如果醫生鑽除或切除太多組織，尤其是鼻甲，鼻子就無法有效過濾、加濕、淨化，甚至感覺到吸入的空氣。對這些少數的不幸患者而言，每口呼吸都太快進入體內，這種可怕的狀況稱為「空鼻症候群」。

我採訪了幾名空鼻症候群的受害者，想瞭解他們的狀況。我跟彼得陸續交談了幾個月，他是雷射技術員，在西雅圖的航空業工作。為了改善輕微鼻塞的問題，他安排了手術，醫生卻未經他許可在兩次手術中移除了七五%的鼻甲。[17]第一次手術完才過幾天，他就有要窒息的感覺，而且無法入睡。醫生說服彼得，說他切除的鼻甲不夠多，於是他再次進了手術室，第二次手術卻讓情況更加惡化。幾年後，彼得每次呼吸，頭就會抽痛，好像用打氣機把空氣打進去一樣。醫生跟他說沒什麼問題，只開了抗憂鬱藥給他並建議他多運動。他曾經動過輕生的念頭。[18]

我還飛去拉脫維亞兩天，拜訪空鼻症候群協會當時的會長。她名叫雅拉，三十出頭。八年前拿到雙碩士學位之後，她進入企業工作，閒暇時就去唱歌跳舞。她身體健康，從未患過重大疾病。一次健檢時，醫生發現她有鼻竇囊腫並建議她動一般手術將之切除。開刀時，醫生為她切除了大半鼻竇和鼻甲，卻忘了切除囊腫，造成慘重的後果。「那種感覺就像一直在空氣裡溺水。」雅拉告訴我。她被迫辭掉工作並放棄大部分的活動。「每一天、每一次呼吸都是一種掙扎。」她說。[19]

數百名患有空鼻症的人告訴我類似的故事：夜不成眠、恐慌發作、焦慮、失去胃口、長期憂鬱。他們愈是呼吸就愈覺得喘不過氣。醫生、家人、朋友都難以理解。他們會問，更快吸入更多空氣不是很好嗎？現在我們已經知道事實往往剛好相反。

過去六年來，納雅克的患者有五%（來自二十五州、七個國家，將近兩百人）來到史丹佛，想瞭解空鼻症是否對他們造成影響、如何影響，有什麼方法或許能幫助他們恢復正常的呼吸。如果通過嚴格的篩檢，納雅克就會深入他們的鼻腔，將之前切除的柔軟組織和軟骨**補回去**。

根據估計，切除下鼻甲的患者多達二〇%可能罹患某種程度的空鼻症，但納雅克認為這個數字太過誇大。[20]動過更多小手術的患者抱怨呼吸困難的比例肯定低很多，但就算他們只代表少數中的少數，空鼻症的故事還是嚇得我不敢為了治好鼻塞就輕易動刀。

於是我去研究手術以外的其他選擇。

我往更深一點、更低一點的地方挖掘。那就是嘴巴。

• • •

睡眠呼吸中止症、打呼、氣喘和過動症都跟口腔受阻有關。[21]而在口腔上花最多時間的專業人員莫過於牙醫。我請教了六名專門移除口腔障礙的牙醫。以下是他們告訴我要找的目標。

如果你站在鏡子前張開嘴巴，看自己的喉嚨後面，你會看到有個肉肉的小穗，有如蝙蝠般倒掛在柔軟的組織上。那就是小舌。在空氣暢通的口腔裡，小舌看起來很高，從頭到尾都清楚可見。小舌在喉嚨裡看起來愈深，氣道受阻的風險就愈高。[22]在空氣最容易受阻的口腔裡，小舌可能完全看不到。這種測量方法名為「費里曼舌位等級」（Friedman tongue position scale），可用來快速評估呼吸能力。[23]

再來是舌頭。假如舌頭跟臼齒重疊，或旁邊有「扇貝形齒痕」，那表示舌頭太大，當你躺下來睡覺，舌頭就更容易堵住喉嚨。[24]

再下來是脖子。粗大的脖子會壓住氣道。男性脖圍超過十七吋，女性脖圍超過十六吋，氣道阻塞的風險會大幅提高。[25]體重愈重，打呼和睡眠呼吸中止的風險愈高，雖然身高體重指數只是眾多因素之一。舉重選手常有睡眠呼吸中止和慢性呼吸疾病，因為肌肉（而非層層脂肪）擋住了氣道。不少瘦巴巴的中長跑選手，甚至嬰兒也有這個問題。

這是因為呼吸阻塞不是從脖子、小舌或舌頭開始，而是嘴巴，但嘴巴大小毫無規則可循。氣道阻塞有百分之九十發生在舌頭、軟顎、口腔周圍的組織附近。[26]口腔愈小，舌頭、小舌和其他組織愈可能擋住空氣。

改善氣道阻塞的方法很多。蓋爾伯（Michael Gelb）醫生是紐約的知名牙醫，專長是治療打呼、睡眠呼吸中止、焦慮和其他呼吸相關的問題。我到他位於紐約麥迪遜大道的診所拜訪時，他告訴我：「這樣的患者我每天都會看到。」他說他的許多患者都不符合我們傳統的印象。三十五、六歲，身體健康，事業成功，從小到大沒有健康問題，近幾年卻經常覺得疲倦、頭痛和腸胃不適，咀嚼時耳朵會痛。家庭醫生誤診他們的狀況，只開給他們抗憂鬱藥，但藥物根本沒效。於是他們嘗試連續正壓呼吸器（CPAP），強迫空氣通過受阻的氣道進入肺臟。

對患有中度到重度睡眠呼吸中止症的人來說，CPAP救了他們的命。數百萬人藉由這個裝置，終於能一夜好眠。但蓋爾伯說，他的患者經常戴不住。此外，很多人其實並未診斷出睡眠呼吸中止症，從睡眠研究數據看來，他們睡眠時呼吸並無問題。但這些人卻持續感到疲憊、健忘和身體不適。蓋爾伯告訴我，他們或許沒有出現睡眠呼吸中止的症狀，但都有嚴重的呼吸問題。「他們來找我的時候，根本已經像行屍走肉。」他說。

蓋爾伯和同事有時會替患者切除扁桃腺和腺樣體。這類手術對兒童特別有效。[27]過動症兒童切除扁桃腺和腺樣體之後，有一半不再出現症狀。[28]但這種效果可能只是一時的。兒童切除扁桃腺之後幾年，氣道還是可能阻塞並伴隨其他問題出現。[29]這是因為切除扁桃腺或腺樣體、戴連續正壓呼吸器或其他方法，都只是治標不治本，沒有解決核心問題：嘴巴對於臉來說太小了。

蓋爾伯也替患者矯正頭頸姿勢，利用各種道具將顎骨和氣道拉開。大多方法都有效。他給我看了一系列病患治療後宛如新生的照片。但我還沒到行屍走肉的程度——至少現在還沒。我的氣道阻塞問題還沒有那麼嚴重。

蓋爾伯表示，對我和大多數人來說，最好的治療是預防性治療，包括逆轉氣道的退化現象，避免隨著年紀增長而出現睡眠呼吸中止、焦慮和所有的慢性呼吸道疾病。這就表示要把過小的嘴巴擴大。

•••

最早的牙齒矯正工具不是為了把牙齒拉直，而是為了擴展口腔及打開氣道。一八〇〇年代中，很多兒童有天生顎裂和V形牙弓狹窄的問題。因為嘴巴太小，所以他們吃飯、說話和呼吸都有困難。牙醫師兼雕刻家金斯利（Norman Kingsley）想幫助這些人，就在一八五九年製作一種能將顎骨往前推、在口腔後方空出更多空間以打開喉嚨的器具，而且效果頗佳。[30] 一九〇〇年代，法國外科醫師皮爾．羅賓（Pierre Robin）也自己設計了一款矯正器。[31]

羅賓命名為Monobloc的矯正器，就是一個強迫上顎往外長的塑膠固定器，以雙頭螺絲固定。才戴幾個禮拜，他的病人的口腔就變大，呼吸也顯著改善。

Monobloc掀起了擴嘴器的熱潮，不過是為了另一個目的：矯正牙齒。只要有足夠的空間，牙齒自然會長得整齊。擴嘴器將嘴巴回復成它原本的大小，讓牙齒有更大的「遊樂場」。往後二十年，這都是矯正牙齒的標準作法，此後歐洲各地也沿用數十年。

但擴嘴過程需要專業技術和事後保養，成果因牙醫師技術好壞而異。更麻煩的是，這些器具粗糙又難戴。碰到過度咬合的患者（最普遍的口腔問題），很少有牙醫師知道怎麼把下顎往前推，於是轉而設法將上顎往後移。

到了一九四〇年代，先拔牙再用牙套、鐵絲和其他矯正器把剩下的上排牙齒往後拉，成了標準的矯正方法。牙齒少較容易操作，成果也較一致。一九五〇年代，拔牙（一次兩顆、四顆，甚至六顆）和後拉矯正在美國成了固定的作法。[32]

這個方法有個無法忽略的問題。拔掉牙齒和把剩下的牙齒往後拉，只會把原本就太小的嘴巴變得更小。嘴巴變小或許讓牙醫更容易操作，卻會縮小呼吸空間。

嘴巴被牙套和鐵絲壓縮幾個月或幾年下來，有些患者會抱怨諸如打呼、睡眠呼吸中止、花粉熱和氣喘等之前不存在的呼吸問題。咀嚼時，他們發現顎骨後方、沿著顳顎關節有喀喀聲。有些人的長相漸漸改變，臉變得更長、更平、較不立體。

這些患者可能只代表一小部分的人，但出現同樣的呼吸問題、咀嚼問題和臉往下長的人愈來愈多，因此一九五〇年代晚期，英國臉外科及牙醫師苗約翰（John Mew）才會注意到這件事。[33]他曾是雙翼機飛行員和半職業一級方程式賽車手。

苗醫師開始測量拔過牙的年輕患者的臉及口腔，並跟做過擴嘴治療的患者相比較。[34]另外，他也拿兄弟姊妹，甚至同卵雙胞胎的口腔互相比較。[35]他一再發現，拔過牙和做過牙齒後拉矯正的兒童有同樣嘴變小、臉變形的問題。他們長大之後，身體其他部分和頭變大，嘴卻被迫保持同樣大小。這種不協調會在臉中央造成一個問題：眼睛下垂、臉頰鼓起、下巴後縮。他們拔掉的牙齒愈多，戴牙套和矯正器的時間愈長，氣道似乎愈容易阻塞。苗醫師稱這種現象為「矯正治療之後常見的不幸後果」。

出人意外的是，他發現這個針對嘴巴太小、引起齒列不正的治療器具，反而讓嘴巴變得更小、呼吸更不順暢。

不只是他，其他牙醫師也得出相同的結論並發表了相關論文。[36]苗醫師自己也做了研究，除了測量，還拍攝患者治療前後的照片。他甚至做了嘴唇細胞結構的生物化學分析。他聲稱所有結果都清楚證明，拔牙加上後拉牙齒的矯正方式阻礙了臉往前長和呼吸。後來他擔任英國牙醫協會南方郡分會的會長，並利用他的影響力請求當局做一次徹底的調查。

但沒人採取行動，也沒人真的在乎。相反地，苗醫師後來成為英國牙醫學界最受爭議的人物之一，被譏為「庸醫」、「騙徒」和「江湖郎中」。[37]他一再被告而暫停替人矯正牙齒，最後還丟了執照。邁入人生第十個十年時，他似乎將步上史托、普萊斯和其他許多呼吸達人的後塵：沒沒無名地死去，跟著研究一起被埋沒。

但這幾年有了意外的發展。數百名世界頂尖的牙醫師和牙齒矯正師紛紛挺身支持苗醫師的看法，也認為傳統的牙齒矯正法反而使他們的半數患者呼吸變差。其中最有力的支持出現在二〇一八年四月。當時史丹佛大學出版社出了一本兩百一十六頁的專著，作者是著名的演化生物學家保羅．埃力克（Paul R. Ehrlich）和牙齒矯正醫師姍德拉．坎恩（Sandra Kahn），兩人整理了數百筆支持苗醫師看法的科學文獻。[38]沒過多久，苗醫師的異端理論進入了主流世界。

「再過十年，傳統的牙齒矯正法就再也沒人使用了。」蓋爾伯告訴我：「回顧之前自己做過的事，我們都會感到駭然。」這就是苗醫師疾呼了半個世紀的事。這場牙齒矯正學界的反叛事件，最後促成一個專業機構的成立，那就是顏面口腔肌功能治療學會。

我發現，這個團體更感興趣的是解決嘴巴過小的問題，而非指責誰錯誰對。他們認為這其中變數太多，有錯的人也太多。苗醫師跟其他人發現，移除氣道阻塞、重建口腔功能所需的工具，其實早就有觀察力敏銳的科學家發明出來，只是過去備受肯定的研究，後來卻因為某些原因遭人遺忘。類似的遭遇，我已經看過太多。

• • •

巴黎採石場之旅過後兩週，我去拜訪了苗醫師。我來到東薩塞克斯郡空蕩蕩的火車站，一個小時後就坐上一輛雷諾休旅車的副駕駛座。苗醫師負責開車，用速限兩倍的速度在樹木蔽天的鄉間道路上奔馳。這裡是大橡樹村的美麗郊區，在倫敦以東約九十分鐘車程的地點。

「一路上我遭遇了不可思議的巨大阻力。」他告訴我。車子在單行道上咻咻飛馳，副駕駛座的車門掃過高大的灌木叢。「但科學研究很清楚，事實很清楚，證據到處都是。他們想繼續擋也擋不了。」

這是星期天的下午，苗醫師唯一的計畫就是跟我見面以及請兒女來家裡喝茶，但他還是穿上千鳥格紋西裝和白襯衫，還有他七十五年前的中學斜紋領帶。車子開上一條碎石車道，過了一座小橋，最後停在砌石塔樓的陰影下。我一直聽說苗醫師住在「城堡」裡，所以早有準備看到用彩色混凝土牆和塑膠護牆板砌成的「城堡味」建築。但這地方的每個細節都真實無比，從覆蓋苔蘚的屋頂到深水護城河都是。苗醫師熄火，抓起枴杖，帶我穿過陰暗的走廊，走進擺置了木頭櫥櫃和大小銅鍋的廚房。

我們在烈火熊熊的壁爐旁坐了好幾個鐘頭。我聽著苗醫師述說他如何建造這座城堡，他是七十好幾的時候才開始，用了十年的時間，而且多半靠自己的力量完成。[39]當然，我也聽他提到各種擴大嘴巴的器具。

他最有名的發明是 Biobloc，羅賓的 Monobloc 的改良版。苗醫師曾在幾百名患者身上用過，目前也有數百名牙齒矯正師仍在使用。二〇〇六年的一篇同行審查論文調查了五十名兒童，發現 Biobloc 用六個月的時間將他們的氣道擴大了三〇%。[40]

我來這裡，是因為我也想擴大自己過小的嘴巴並打開我過窄的氣道。但苗醫師告訴我，這個器具對五到九歲的兒童效果最好，因為他們的骨骼和臉還在發育，可塑性較高。對我來說，那彷彿已經是上上輩子的事。

苗醫師的兒子麥克也是牙醫師，他也加入我們的對話。麥克皮膚黝黑，高高瘦瘦，有雙銳利的棕眼，穿著時髦的牛仔褲和合身的毛衣。他跟我解釋，改善氣道阻塞的第一步不是矯正牙齒，而是保持正確的「口腔姿勢」。誰都能做到，而且完全免費。

你只要閉上嘴巴，上下牙齒輕輕碰觸，將舌頭往上顎頂。抬起頭跟身體呈直角，脖子不要歪掉。坐或站的時候，脊椎應該成J形，上半身挺直，到腰背的地方才自然向外彎。保持這個姿勢的同時，還要一直從鼻子慢慢把空氣吸進腹部。

我們的身體和氣道原本就是在這種姿勢下運作得最好，兩位苗醫師都表示認同。看看隨便一座希臘雕像、達文西的畫作或任何一幅古代肖像，就會發現每個人都呈這種J形姿勢。但如果我們環顧公共場所一圈，就會看到大多數人的肩膀都往前彎，脖子向外伸，脊椎呈S形。[41]「我們成了一群愣頭愣腦的鄉巴佬。」麥克大聲說道。[42]接著，他擺出這種「愣頭愣腦」的姿勢，張開嘴巴，短促又大聲地吸了幾口空氣，然後呆呆看看四周。「這種姿勢害死我們了！」

很多人呈現這種姿勢，不是因為懶，而是嘴巴太小，舌頭在裡頭無法安放。因為無處可去，舌頭就掉回喉嚨，造成輕微的窒息感。晚上睡覺時我們會嗆到和咳嗽，試圖把空氣推進、推出受阻的氣道。這當然就是睡眠呼吸中止的症狀，四分之一的美國人都有此困擾。

白天時，我們不知不覺垂下肩膀、拉長脖子、抬起頭，試圖打開受阻的氣道。「想像有個人陷入昏迷，正要接受心肺復甦術。」麥克說。醫護人員做的第一件事就是把他的頭往後仰，打開喉嚨。現在我們隨時隨地都呈現這種要被實施心肺復甦術的姿勢。

但身體討厭這種姿勢。抬起頭的重量會壓迫背後的肌肉，導致背痛；脖子扭曲也會增加腦幹的壓力，引發頭痛和其他神經問題；臉把皮膚從眼睛往下拉扯的角度會使上唇變薄，把鼻骨上的肉往下拉。因為「愣頭愣腦的鄉巴佬」姿勢聽起來不太科學，於是麥克稱之為「頭骨萎縮」（cranial dystrophy）姿勢。[43]他聲稱這種姿勢影響了約一半的現代人口，包括臉書創辦人祖克伯。

二〇一八年一月，麥克在 YouTube 上傳一支影片，警告祖克伯要是不糾正自己的頭骨萎縮姿勢，就會提早十年告別人世。這支影片累積了九千次點閱後即遭刪除。

除了維持正確的口腔姿勢，麥克還建議我做一系列的「甩舌」運動，他說這訓練我們擺脫「死亡姿勢」，讓呼吸更順暢。舌頭是一塊很強大的肌肉，如果將它的力量導向牙齒，有可能把牙齒弄亂；如果導向上顎，麥克相信或許有助於擴大上顎並打開氣道。

麥克的社群媒體粉絲稱這種運動為「喵」運動（mewing，譯註：「苗」與「喵」同音），這種運動甚至成為「健康新風潮」。[44]練習幾個月後，「喵人」聲稱自己的口腔擴大，顎骨變明顯，睡眠呼吸中止改善，呼吸也更順暢。麥克自己的喵運動教學影片至今已有百萬人次的點閱率。[45]

沒有親眼看到，很難描述喵運動是什麼樣的運動，但重點就是將舌根抵住上顎後方，然後把舌頭其他部分像海浪一樣往前移，直到舌尖碰到門牙後方。我試了幾次，覺得很怪，很像在忍住嘔吐。麥克為我做了示範，他看起來也像在忍住嘔吐。

跟一個大男人在自造城堡裡一起做喵運動，人骨粉塵仍然卡在我靴子的鞋孔裡。在這一刻我才意識到，重新挖掘呼吸這項失傳技術的過程，終究要跌跌撞撞。

但我堅持不懈，一路「喵」出門，穿過拱形長廊，回到無月的夜晚，心裡想著，要是我知道這個方法為什麼有用，應該就能更樂在其中。

•
•
•

這是我來到最後一站的原因。這裡是紐約大中央總站以南幾條街外的一間牙醫診所。我坐在診療椅上。貝爾弗（Theodore Belfor）醫師穿著短袖襯衫、灰色長褲和雕花皮鞋伏在我身上，光頭在檢查燈下閃閃發亮。他剛才在水槽前清洗齒模，一邊跟我解釋人類的演化已經不再以「優勝劣敗」為基礎，跟我從伊凡斯口中聽到的論調不謀而合。46 他也跟我說明，我的口腔因為這個緣故而一團糟。

貝爾弗是另一個對人類為何喪失呼吸能力有一番理論的牙醫師。他跟苗醫師和蓋爾伯一樣，對於如何改善這個問題有獨到的見解。

「不要動。」他用濃重的布朗克斯腔說，把一雙大手伸進我的嘴巴。「牙弓狹窄擁擠，下顎內縮，你全部都有。非常典型。」

一九六〇年代，貝爾弗從紐約大學牙醫學院畢業後，被派往越南，擔任一九六輕步兵團四千名士兵的唯一一位牙醫師及口腔外科醫生。期間他從沒出過紕漏，碰到往往很嚴重的狀況也能隨機應變，想出創新的解決辦法。「那段經驗真的讓我學會怎麼把臉恢復原狀。」他咯咯笑著說。

回到紐約後，他的服務對象換成一群表演藝術家。這些歌手、演員和模特兒需要有一口整齊的牙齒，但牙套又不能被看見。有個同事把一種類似Monobloc的古老矯正器介紹給他。用了幾個月之後，歌劇歌手的歌聲更高亢，長期打呼的人多年來第一次能睡個好覺。每個人的牙齒都變整齊，也表示呼吸更順暢。有些五、六十歲的人發現矯正器戴得愈久，嘴部和臉部的骨頭就變得愈寬、愈立體。

這個結果讓貝爾弗大感訝異。他跟所有人一樣，根據所學認為年過三十骨質只會減少（肺臟大小也是）。此外，女性喪失的骨質遠比男性多，尤其是過了更年期。[47]女性六十歲之後，骨質就會減少逾三分之一，若活到八十歲，骨質會退回跟十五歲時差不多。飲食和運動雖然有助於延緩退化，但終究無法避免。

這在我們的臉上最清楚可見。[48]皮膚下垂、眼睛凹陷並長出眼袋、臉色灰黃，全都源自於骨質流失，肉無處可去只能往下垂。骨質退化若延伸到腦內，喉嚨後方的柔軟組織能附著的骨頭變少，同樣也會下垂，可能因此導致氣道阻塞。[49]人愈老，打呼和睡眠呼吸中止往往愈嚴重，骨質流失也是一個原因。

經過數十年的實驗、收集個案研究，看著患者的嘴和臉沒有因為年齡增長而變老，反而變年輕，貝爾弗認定，骨質流失的傳統科學「完全是胡扯」（借用他的話）。

「咬住牙齒。」他指示。我乖乖照做，感覺顎骨的壓力一路延伸到頭顱。我感受到的就是咀嚼肌的力量，即耳朵下方用來咀嚼的肌肉。[50]這是相對於其重量來說，人體最強壯的一塊肌肉，在牙齒後方可以施加重達兩百磅的壓力。

接著，貝爾弗要我舉手摸自己頭骨上的接縫和突起組成的網絡，稱之為骨縫。骨縫在人的一生中會延展開來，這種延展作用使頭骨得以伸縮，從嬰兒到成年擴展至兩倍大。人體會在這些骨縫裡製造幹細胞，這種未定形的空白細胞能變換形體，依照身體所需變成組織和骨頭。身體各處都會用到幹細胞，它也是將骨縫黏在一起，以及讓嘴和臉長出新骨頭的黏合劑。

跟身體其他骨頭不同的是，臉中央的上頜骨是一種彈性很高的膜骨。到我們七十歲、甚至更老都可能重塑上頜骨，增加其密度。[51]「你、我，任何人，不管幾歲都長得出骨頭。」貝爾弗告訴我。只需要有幹細胞。而製造幹細胞並指示它們增建上頜骨的方法，就是動用咀嚼肌——重複咬合上下臼齒。

**咀嚼**。咀嚼愈多，能釋放愈多的幹細胞，骨質和骨質密度就會增加，人因此看起來更年輕，呼吸也更順暢。[52]

這個過程從嬰兒時期就開始了。由於吸母奶需要咀嚼和吸吮，形成的壓力能鍛鍊咀嚼肌和臉部其他肌肉，刺激更多幹細胞生長，使得骨骼更強壯、氣道更開闊。直到幾百年前為止，母親都會親自哺乳，直到孩子兩歲至四歲，甚至到青春期。[53]嬰兒花愈多時間咀嚼和吸吮，臉部和氣道就會發育得更好，日後呼吸也更順暢。過去十年有許多研究支持這個論點，證明親餵較久的嬰兒比瓶餵的小孩較少有牙齒歪斜、打呼及睡眠呼吸中止的問題。[54]

「現在移過去，把頭放下來。」貝爾弗說，拿著齒模牙托對著我張開的嘴巴。他會用這個齒模來做Homeoblock，亦即他在一九九〇年代發明的擴大器。其實就是一個粉紅色的壓克力，上面包著閃亮的金屬絲，看起來跟其他固定器沒兩樣。只不過Homeoblock不是用來矯正牙齒。它就跟金斯利和羅賓最初設計的矯正器一樣，目的是要擴大口腔，使呼吸更順暢。同時，戴的人每次咬合都會加重咀嚼的壓力，這樣就不用像人類祖先一樣花三、四個小時啃骨頭和樹皮。[55]

貝爾弗的患者都感受到明顯的改變，包括李察．吉爾的替身、來自鳳凰城的中年婦女、七十九歲的紐約社會名流，還有其他好幾百人。我第一次到他的辦公室找他時，貝爾弗向我展示這些人治療前後的電腦斷層掃描。治療前的照片可看出這些人喉嚨阻塞，六個月後，他們的氣道變得暢通，也長出了新骨頭。看著這些照片，如同看著牙醫版的

《格雷的畫像》(*Dorian Gray*，譯註：英國作家王爾德的小說，畫中的格雷代替真實的格雷變老、變醜)。

「現在張大嘴巴說：『啊——』」貝爾弗說。

• • •

跟許多呼吸相關的研究一樣，咀嚼和氣道的關係已經不是新聞。有幾個月的時間，我都在挖掘一世紀以來這方面的研究論文，覺得自己很像困在呼吸研究的無限循環裡。不同的科學家，不同的時代，相同的結論，相同的集體失憶。

詹姆斯．瓦勒斯（James Sim Wallace）是蘇格蘭知名的牙醫師。他出了幾本書，探討軟質食物對口腔和呼吸的負面影響。「太早吃軟質食物，有礙舌頭肌纖維的發育。」一個多世紀前，他就指出：「導致舌頭無力，無法將乳牙齒列推開並幫助牙弓完全發育，最後使得恆牙變得更擠。」[56]

瓦勒斯的同儕開始測量患者的嘴巴，與工業革命前的頭骨比較。古老頭骨的上顎平均有二．三七吋，到了十九世紀晚期縮減到二．一六吋。[57]這項觀察並未遭到任何質疑。「人類的顎骨逐漸變小是公認的事實。」瓦勒斯指出。[58]儘管如此，往後數百年，這個研究仍然遭人漠視。

然而，一九七四年，一名在美國國立自然史博物館工作的人類學家重拾了這項研究。這位不修邊幅的二十六歲年輕人名叫科魯奇尼（Robert Corruccini），他以此為主題寫了兩百五十篇論文和十二本書。此外，他還走訪世界各地，調查各種飲食方式和口腔構造，從皮馬族印第安人、住在都市的中國移民、鄉村的肯塔基州人到澳洲原住民都有。連動物都是他的研究對象。他餵一群豬吃硬質丸狀飼料，另一群換成用水軟化過的同一種飼料。[59]同樣的食物，同樣的維生素，只是改變了質地。

無論是豬、人類或其他動物，只要把硬質食物改成軟的，臉就會變窄、牙齒變擁擠、下巴歪掉，呼吸問題往往即隨之而來。

改吃軟質加工食品的第一代現代人，有五〇％的人會出現「咬合不正」的問題，第二代增加到七〇％，第三代八五％。[60]

到了第四代，看看四周，那就是我們。我們之中有九〇％的人有某種程度的咬合不正問題。

科魯奇尼到美國各地舉辦的牙醫研討會發表這項突破性的發現，並稱牙齒歪斜為一種「文明病」，一開始引來許多矚目。「那是非常客氣的反應，」他說：「但其實並未帶來任何改變。」

現今，美國國家衛生院的官方網站將牙齒歪斜與其他氣道阻塞問題歸因於「多半是遺傳」，其他原因則包括吸拇指、受傷或「口腔和下顎的腫瘤」。

沒提到咀嚼，也完全沒提到飲食。

• • •

貝爾弗在二十多年間收集了大量的資料。他用個案研究和各種圖表證明他的患者重新長出骨頭、打開了氣道，但他也同樣遭到全世界的忽視，甚至嘲弄。有一次在母校演講過後，幾位同事指控他捏造資料並竄改X光。「年過三十就不可能再長出骨頭。」他們一再反駁。

貝爾弗和科魯奇尼仍在等待翻身之際，牙醫界逐漸改變了立場。我也一樣。

戴上貝爾弗的固定器整整一年後的那一週，我去了舊金山市區一家私人診所照X光，重新掃描我的氣道、鼻竇和口腔。貝爾弗把X光寄給梅奧醫院的分析室，看看我的臉部和氣道有何變化。

結果令人吃驚。我的臉頰和右眼窩多了一六五八立方毫米的新骨頭，相當於五個一分硬幣的體積。我的鼻子周邊也多了一一八立方毫米的骨頭，上顎則多了一七八立方毫米。此外，我的下巴變得更直、更平衡，氣道變得更寬、更牢固。我的上頜竇累積的膿和肉芽可能是長期輕微阻塞造成的，如今也完全消失。

沒錯，我花了好幾個禮拜，才適應嘴巴戴著塑膠套睡覺。那害得我分泌口水，喉嚨緊縮，牙齒疼痛，但就像生活中的許多不便，愈久愈習慣，也不再那麼難受。

在此執筆之際，拜咀嚼和上顎擴大之賜，這是我記憶中呼吸最輕鬆舒暢的一段時間。除了史丹佛實驗期間把鼻子塞住的那一週半，今年我只有過一次鼻塞，而且還是因為感冒。即使已經中年，口腔和臉形一塌糊塗，我還是有了進步。*

「大自然會尋求體內平衡，找回平衡。」貝爾弗在電話中跟我說。從認識以來，我們已經進行過無數次對話。「之前你失去了平衡。看看這些掃描。藉由大量增加臉部的骨骼，大自然幫你拉回平衡。體驗過就知道了。」

這就是我這段漫長而奇特的氣道阻塞探索之旅最後的收穫：我們的鼻子和口腔並不是一出生、從小或長大之後就定形。藉由意志力、正確的姿勢、認真咀嚼，或許再加點「喵運動」，我們就可能逆轉人類幾百年來呼吸退化造成的傷害。

障礙移除之後，我們終於能回來談談呼吸了。

＊我們不需要戴Homeoblock或固定器，也能獲得咀嚼的種種好處，比如長出骨頭和擴大氣道。天然的硬質食物和口香糖可能一樣有效。伊凡斯建議患者一天嚼兩小時口香糖。我也聽從這項建議，有時還會嚼一種特別硬的土耳其口香糖，叫Falim，有碳酸鹽和薄荷草之類的口味。雖然口感有點粗糙，但是能鍛鍊咀嚼肌並發揮功效。

第三部

# 呼吸加法

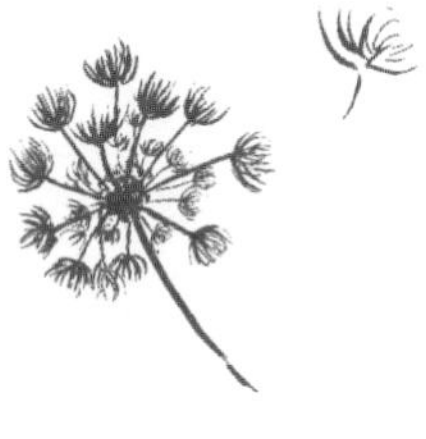

# 8 有時多一點

開心吃完「最後晚餐」之後的那個早上，我開著我的車跟歐爾森一同前往史丹佛，找納雅克醫師做最後一次檢查。我們重新接受掃描、驗這個測那個，以及回答各式各樣的問題。全都是我們十天和二十天前做過的檢驗。聽說兩階段的結果會在這個月出來。現在我們恢復了自由之身，可以隨心所欲地呼吸了。

對歐爾森來說，這代表示返回瑞典；對我來說，這代表更進一步探索呼吸的界限。

• • •

從現在開始，我要探索的技術不會再保持緩慢平穩的步調。這些技術並非任何人、任何地方都能使用。你無法一邊翻頁，一邊練習。有些要花很久的時間才能上手，需要有人跟你一起合作，而且可能不太舒服。

這些極端技術對身心造成的影響，在胸腔醫學有許多可怕的名字，例如呼吸性酸中毒、鹼中毒、低碳酸血症、交感神經超載、極端呼吸中止。在正常情況下，這些都被視為有害身體的症狀，必須接受治療。

但如果自願練習這些技巧，**有意識地**將身體推向這些狀態幾分鐘、幾小時或一天，結果就會有所不同。有些時候甚至能讓人脫胎換骨。

我將這些強大的技巧統稱為「呼吸加法」，因為它們都建立在前面提過的呼吸技巧上，而且很多都需要更專注地投入，收穫也更多。有些需要在很短的時間內快速呼吸，有些需要把呼吸放慢並拉得更長，少數甚至要暫停呼吸幾分鐘。這些方法同樣源自幾千年前，後來被人遺忘，之後又在不同時空、不同文化中重新被發現，並得到全新的名字和運用方法。

在理想狀況下，呼吸加法能讓我們深入探索人體基本生理功能的奧祕。不幸的話，用這類方法呼吸可能使人盜汗、嘔吐或虛脫。後來我知道這些都是必經的過程。我們必須先通過這些呼吸的嚴酷考驗，才能抵達彼岸。

・・・

聽起來或許不可思議，但呼吸加法最早是在南北戰爭的戰場上出現。

一八六二年，達科斯塔（Jacob Mendez Da Costa）抵達費城的特納斯連醫院。聯邦軍在維吉尼亞州的菲德烈克堡慘敗，一千兩百人陣亡，九千多人受傷。[1]傷兵橫陳在走廊的一排排小床上，有的鼻青臉腫，有的鮮血直流，缺手缺腳、缺耳朵或手指的都有。

即使是還沒親眼目睹軍事行動的人都快要崩潰。他們大群湧入醫院，說自己焦慮、多疑、頭痛、腹瀉、頭暈，還有胸口刺痛。這些人動不動就嘆氣，大口喘氣，卻又覺得老是喘不過氣。他們的身體並無外傷，儘管花了幾週或幾個月備戰，還沒真正上過戰場。換句話說，他們什麼事也沒**發生**，但每個人都虛弱無力，在醫院的白牆下蹣跚而行，經過一排排痛苦哀號的截肢病人，試圖找到達科斯塔醫生。

達科斯塔外型憂鬱，禿頭，留著整齊的鬢角，有一雙帶有葡萄牙血統的疲憊雙眼。他出生於聖托馬斯島，後來到歐洲跟當時頂尖的外科醫生學醫，成為心臟名醫，治療過各式各樣的病患。但他從未看過跟特納斯連醫院的士兵同樣的狀況。

他掀起士兵的衣服，用聽診器聽他們的胸腔。這些士兵心跳快得不得了，一分鐘多達兩百下，即使坐在椅子上不動。有些人一分鐘呼吸三十次，甚至更多次，是一般速度的兩倍。[2]

有個典型病人名叫威廉，是名二十一歲的農夫，從軍後嚴重腹瀉，手發青，還說自己喘不過氣。亨利也有同樣的症狀，他跟威廉一樣瘦，胸腔窄小，脊椎彎曲。他入伍時也健康良好，之後就沒來由地動彈不得。「此人看起來不像是生病。」達科斯塔寫道，但他的心率「節奏紊亂，一拍接著一拍跳得很快」。

之後幾年，多達數百名士兵來找達科斯塔，都表達同樣的不適，背景故事也很相似。日後，達科斯塔稱這種症狀為焦躁性心臟症候群。

這種症候群還有一點令人困惑。症狀忽然出現又忽然消失。經過幾天、幾週或幾個月的休息放鬆之後，士兵的心跳就會慢下來，消化問題也會緩和，整個人又恢復正常，呼吸也是。多數人會被送回戰場，少數未痊癒的人則被放進「傷兵團」或遣送回家，用餘生來治療此種病症。

達科斯塔為這些士兵留下了大量紀錄，並在一八七一年發表正式的臨床研究，日後成為心血管疾病史上的一個里程碑。

但焦躁性心臟症候群不只發生在南北戰爭。半世紀後，一次世界大戰爆發，同樣的症狀[3]在二〇%的士兵身上出現。[4]此外，二次世界大戰有一百萬士兵，越戰、伊拉克戰爭和阿富汗戰爭也有數十萬士兵，出現了這種症狀。不同時代的醫生為這些症狀想出新的名稱，相信自己發現了一種新的疾病。他們跟士兵說他們得了砲彈恐懼症、士兵心臟病、越戰後症候群，或是創傷後壓力症候群。這種病被視為一種心理疾病，是打仗引起的心神不寧。士兵往往將之歸咎於接觸到化學藥物或疫苗，但沒人知道真正的原因。

達科斯塔有一套自己的理論。在醫院工作時，他懷疑自己面對的是「一種交感神經失調」（用他的話來說）的問題。

這正是我此時此刻的感受。

• • •

現在是早上，我在內華達山腳下一座路邊的公園。我展開身體躺在瑜伽墊上，右邊是一張野餐桌，周圍坐滿正在吃午餐的急救人員。左邊的長椅上坐著一個老先生，手抓著一大罐用牛皮紙袋包住的啤酒。頭上的秋日太陽清澈耀眼，就算瞇著眼看都會頭暈目眩。我鼓起胸膛，把一大口氣吸進心窩再吐出來，已經重複這個動作好幾分鐘，額頭和臉上不斷冒汗。還剩下半個小時。

「再二十次！」站在我前面的大塊頭喊道。後方公路上的大卡車轟轟飛馳，我幾乎聽不到他的聲音。他名叫查克．馬基三世（Chuck McGee III），頂著黃棕色的西瓜頭，戴著流線型彩虹鏡片，下半身是休閒短褲，搭配白襪與運動鞋，鞋子上的泥巴已經結塊。我請他白天來幫我練習過度呼吸，藉此把我的交感神經系統逼到極限。

到目前為止還算有用。我的心臟猛烈跳動，彷彿有隻齧齒動物在我的胸腔內橫衝直撞。我覺得焦慮、多疑、汗流浹背，幽閉恐懼症就快發作。

這一定就是交感神經超載的感覺。這一定就是焦躁性心臟症候群的症狀。

呼吸不只是一種生物化學作用或身體動作。不只是把橫膈膜往下移，吸入空氣以供給細胞燃料和排出廢物。我們藉由每次呼吸帶入體內的幾十億、幾百億分子，還有一個更微妙、但同樣重要的角色。它們影響了幾乎每一個內臟，指示內臟開啟或關閉，舉凡心率、消化、心情、態度，無不受其影響，包括我們感覺性興奮或噁心時都是。而呼吸，就是控制自律神經系統這個巨大網路的電源開關。

這個系統分兩個部分，各自負責的功能剛好相反，但兩者對人體健康都不可或缺。

第一個名為副交感神經系統，能促使身體放鬆和復原。深度按摩時的酥麻感或吃飽想睡覺的感覺，都是因為副交感神經系統傳送信號要腸胃開始消化食物，或是要大腦傳送血清素和催產素之類令人感覺良好的荷爾蒙到血液中。副交感神經產生的刺激打開我們眼睛的水閘，使我們在婚禮上淚流滿面，也使我們在飯前分泌唾液、放鬆腸胃排出廢物，以及在性交前刺激生殖器。因此，它又名為「進食及繁殖」系統。

肺部有許多神經延伸到自律神經系統的兩邊，連結副交感神經系統的神經很多位於下肺葉，這就是放慢並延長呼吸會如此放鬆的一個原因。[5]透過呼吸進入人體的分子往下沉時，會打開副交感神經，釋放更多訊號要內臟放鬆休息和消化。當空氣經由吐氣從肺部往上排出時，分子會激起更強大的副交感神經反應。當吸氣愈輕愈深，吐氣拉得愈長、心跳愈慢，我們就愈平靜。人類演化成醒著的時候大多處於這種復原、放鬆的狀態，睡著時也是。因為學會冷靜放鬆，人才得以成為人。

自律神經系統的另一部分是交感神經，它扮演的角色剛好相反。[6]交感神經傳送訊號刺激我們的器官準備行動。這個系統有大量神經散布在上肺葉。當我們短促地呼吸時，空氣分子會打開交感神經。這些神經就像一一九緊急電話一樣地運作。系統收到愈多信號，狀況就愈緊急。

在路上被超車或工作受委屈而出現的負面感受，就是交感神經系統正在增強。在這種情況下，身體會把血液從胃和膀胱這類非維持生命必須的器官，導向肌肉和大腦，導致心跳加速，[7]腎上腺素開始分泌，血管收縮，瞳孔放大，[8]手心冒汗，腦袋變得警覺。我們受傷時，交感神經啟動有助於緩和疼痛及避免流血過多。我們會變得更加敏捷俐落，遇到危險時，戰鬥力更強，也跑得更快。

但我們的身體只能短時間停留在交感神經啟動時的高度警戒狀態，而且只有在必要的時候。[9]交感神經系統雖然能立刻啟動，要將它關閉並回復放鬆狀態，卻可能要一個小時或更久。[10]這就是為什麼意外事故發生後人會吃不下東西，或是憤怒時男人很難勃起、女人往往也難有高潮的原因。*

基於以上種種原因，自願處於交感神經激烈作用的延長高壓下，似乎很奇怪也違反直覺，而且還是每天。為什麼要讓自己頭昏眼花、焦慮不安、全身無力?然而，幾百年來一直有人發明並修煉把身體推向此種狀態的呼吸法。

• • •

為了學會這種自虐的呼吸方式，我來到了這座路邊的公園。這種呼吸法叫拙火冥想(Inner Fire Meditation)，源於十世紀，在西藏佛教徒之間已經流傳千年。最初是因為一名二十八歲、名叫那洛巴（Naropa）的印度男子厭倦了家庭生活，於是跟妻子離婚，收起行囊往東北方走，最後來到一個石塔、涼亭、廟宇和藍色忘憂樹圍繞之地。[11]這個教人目眩神迷的地方就是那爛陀佛教大學，遠從東方各地來的數千名學者來到這裡研習天文學、占星學和全人醫療。也有少數人來這裡求道。

那洛巴的學業表現優異，不只熟讀佛經，也精通上師傳承逾千年的怛特羅密教密法。後來他前往喜馬拉雅山實踐所學，住在巴格馬提河岸邊的洞穴裡（位於今日尼泊爾的加德滿都）。洞穴裡很冷，那洛巴便運用呼吸的力量免於凍死。這就是後來名為Tummo的呼吸法，亦即西藏文的「拙火」之意。

拙火很危險，使用不慎可能耗損能量，導致心智嚴重受損。因此，只有高僧才能接觸，往後千年也都深藏在喜馬拉雅山的西藏僧院內。

時間快轉至二十世紀初。一名比利時裔的法國無政府主義者暨前歌劇歌手，跋山涉水前往西藏，臉上塗抹煤灰，頭髮編入犛牛毛，頭上綁著紅皮帶。她名叫亞歷珊卓・大

＊性衝動由副交感神經系統控制，通常伴隨輕柔的呼吸，也可能由輕柔的呼吸引發。相反地，高潮即為一種交感神經反應，往往發生在短促激烈的呼吸之後。我們受到瞳孔大的對象吸引，部分也是因為高潮時瞳孔會放大（交感神經作用）。

衛－尼爾（Alexandra David-Néel），四十五、六歲，獨自一人踏上橫越印度之旅，是當時西方女性的第一人。

大衛－尼爾大半生都在探索不同的哲學和宗教。少女時代，她就常跟神祕主義者混在一起，還故意挨餓、打自己，跟苦行僧侶吃一樣的東西。她對共濟會、女性主義和自由戀愛很感興趣，但真正令她著迷的是佛教。她自學梵文，後來更遠赴印度和西藏心靈朝聖，一去就是十四載。途中，她碰巧來到喜馬拉雅山上的一處洞穴，跟那洛巴當年一樣。在那裡，一名西藏高人將引出身體熱能的拙火神力傳授給她。

「拙火其實就是西藏隱士發明出來、在高山上存活並保持健康的一種方法。」她寫道：「它跟宗教無關，所以用在日常所需也不會不敬。」[12] 後來，大衛－尼爾在海拔一萬八千呎的高山上，頂著刺骨寒風一天跋涉十九小時，一再使用這個方法以維持健康、體溫和心情愉快。

「再兩次，好好做。」馬基說。我看不見他，因為還瞇著眼睛，但我聽得見他在我旁邊大口喘氣，替我加油。我又吸了一大口氣，把空氣送進胸腔之後再吐氣，就像潮來潮退。我重複這個動作感覺已經有五分鐘，只覺得雙手刺痛，腸子彷彿慢慢舒展開來。

我不由自主發出呻吟。

「對了！」馬基鼓勵我：「表達（expression）就是沮喪（depression）的相反！繼續加油！」

我呻吟得更大聲，扭動著身體，呼吸得更用力。有一瞬間，我想起了旁邊的急救人員和那個臉紅通通的酒鬼，突然覺得很難為情。他們想必都在看著這奇怪的一幕：兩個中年都會男子躺在一張不含雙酚的紫色瑜伽墊上猛烈呼吸，兩個人聽起來都像不折不扣的變態。

開始之前，馬基就告訴過我，自我表達是拙火很重要的一部分。那提醒我，我正在製造的壓力跟一般的壓力不同，比方趕不上重要會議的壓力。這是我刻意造成的壓力。「這是你自己對自己做的事，不是你遭遇到的事。」馬基不斷大聲強調。

達科斯塔治療的士兵承受的壓力是不自覺的。他們從小在鄉村長大，遠離吵鬧擁擠的城市。看到的殺戮愈多，他們的交感神經不自覺地累積愈多的壓力，卻無處可釋放，最後神經系統超過負荷而短路，終至崩潰。

我不想要神經短路。我想要自我鍛鍊，好在壓力永無止境的現代生活中保有彈性。

「堅持下去，」馬基說：「全部釋放出來！」

專業衝浪手、綜合武術家、海豹部隊成員在比賽或執行祕密行動之前，都會用拙火呼吸法來自我訓練。[13]這對承受競爭壓力、痠痛、代謝不良的中年人尤其有用。對他們（或者對我）來說，拙火可能是一種預防療法，一種讓緊繃的神經恢復正常及保持平靜的方法。

也有其他更簡單且較不激烈的方法能緩解壓力和重建平衡。那就是用鼻子慢慢地、少量地呼吸，然後長長地吐氣。這些方法有可能翻轉人生，我也看過許多人的人生因此改變。但改變可能需要花上一段時間，尤其是與慢性病長期為伍的人。

有時候，想要校正身體，光是輕推它一下還不足夠，需要大力地推。這就是拙火所做的事。

• • •

在少數密切留意這種現象的科學家眼中，拙火呼吸法仍令人費解。他們問：刻意地激烈呼吸，究竟是如何左右自律神經系統？

史蒂芬．普吉斯（Stephen Porges）是北卡羅來納大學的精神病學教授，研究神經系統及其對壓力的反應已經長達三十年。他的研究主題是迷走神經，亦即神經系統內連結到各大內臟的曲折網路。[14] 迷走神經就相當於一個動力控制桿，在面對壓力時能將器官打開或關閉。

偵測到壓力太高時，迷走神經會把心跳、循環和器官功能變慢。因此，我們的爬蟲類和哺乳類祖先才會在幾億年前演化出「裝死」的能力，受到掠食者攻擊時，就能保留體力並分散注意力。爬蟲類至今仍保有這種能力，很多哺乳動物也是（想想軟趴趴掛在家貓嘴上的老鼠）。

人類也會「裝死」，因為我們腦幹的原始部位也有同樣的機制。我們稱之為「昏倒」。[15] 容不容易昏倒是由迷走神經所控制，具體來說，就是我們對危險有多敏感。有些人容易緊張又極度敏感，遇到一點狀況，迷走神經就會讓他們昏倒，像是看到蜘蛛、聽到噩耗或看見血。

大多數人都沒那麼敏感。一般人從沒經歷過性命交關的極端壓力，但也從未徹底放鬆，尤其是在現代社會。我們白天沒真正清醒，晚上也未真正熟睡，在半焦慮、半放鬆的灰色地帶無精打彩地過活。察覺到危險時，我們的迷走神經會處於半啟動的狀態。

這種時候，全身上下的器官不會「關閉」，而會在「假死狀態」中維持一半的運作：血流減少，器官和大腦之間的交流斷斷續續，就像電話通訊不良。身體可以維持這樣一下子；這能讓我們活下來，卻對健康無益。

普吉斯發現，出現手指刺痛、長期腹瀉、心跳加速、糖尿病和勃起障礙等達科斯塔症候群（即焦躁性心臟症候群）的患者，受到的治療往往只針對個別症狀和個別器官。但他們的腸胃、心臟或生殖器都沒問題。真正的問題多半是長期壓力導致迷走神經和自律神經跟體內器官之間的交流失調。對一些研究者來說，無怪乎十大癌症當中，有八種是壓力延長狀態下被阻斷正常血流的器官產生的病變。[16]

修復自律神經系統能有效治癒或改善這些症狀。[17]過去十年，醫生為患者植入發電器，充當人工迷走神經重啟血流，恢復器官之間的交流。這個方法稱為「迷走神經刺激」，對治療焦慮症、憂鬱症和自體免疫疾病很有效。

但普吉斯還發現另一個刺激迷走神經的非侵入性方法，那就是呼吸。[18]

呼吸是我們能刻意控制的自主功能。雖然我們不能隨心所欲地加快或放慢心跳或消化的速度，[19]或是控制血往哪個器官流，但我們可以選擇如何呼吸及何時呼吸。[20]刻意放慢呼吸，能促進迷走神經系統跟器官的交流，讓身體放鬆，交由副交感神經負責。[21]

故意快速而猛烈地呼吸則會把迷走神經切換到另一邊，把我們推向緊張的狀態。這能教我們有意識地利用並掌控自律神經系統，[22]先故意打開高壓狀態以便之後再關上，其他時間就用來放鬆、修復，以及進食繁殖。[23]

「你不是乘客，」馬基繼續激勵我：「你是領航員！」

照理說，這在生物學上是不可能的事。[24]依照其定義，自律或自主神經就是一種自動調節系統，好比自動裝置，並非我們所能控制。過去百餘年來人們都如此相信，至今醫學界多半也認為如此。

大衛－尼爾後來終於返回巴黎，並在一九二七年出版《拉薩之旅》（*My Journey to Lhasa*）一書，寫下拙火和其他佛教呼吸法及各種冥想方式。但當時相信這些事的醫生和醫學研究者並不多。很少人認為光靠呼吸就能在嚴寒氣候下維持體溫，更少人相信它可以控制免疫功能和治癒疾病。

二十世紀以來，拙火引起愈來愈多注意，許多人類學家、研究者和追尋者前往喜馬拉雅山，歸來後也說目睹了大衛－尼爾所說的絕技神功。他們提到僧侶一整個冬天只穿一層衣物保暖，白天在冰冷的石頭僧院中提高體溫，晚上則赤身裸體，用體溫把周圍的冰雪融化。最後，哈佛醫學院研究員赫伯·班森（Herbert Benson）認為，或許該去檢驗拙火的真實效力了。

班森在一九八一年飛往喜馬拉雅山，找來三名僧侶，為他們接上測量手腳體溫的感測器，然後請他們示範拙火呼吸法。示範時，僧侶的四肢溫度提高多達攝氏九．五度左右且未下降。[25]檢驗結果隔年發表於權威科學期刊《自然》。[26]

實驗期間拍攝的影片和照片中，可見幾名小個子男人鬆弛的腰部綁著包包，身上覆蓋一層閃亮的汗水，眼睛半閉，眼神迷離。這個實驗讓大衛－尼爾和那洛巴的故事更加可信。但班森找來的僧侶，甚至比信仰無政府主義的歌劇歌手或古代的神祕主義者更怪異。這一切都讓西方人難以親近。

到了二十一世紀初，這才有了改變。當時有個名叫文恩．霍夫（Wim Hof）的荷蘭人光身赤腳到北極圈跑半程馬拉松。[27]他是西方人，頂著一頭日漸稀疏的鉛色頭髮，長得像荷蘭畫家布勒哲爾筆下的人物。簡單地說，他長得就像一般北歐中年男性。霍夫並非從小在印度的洞穴裡長大，也未罹患肺結核、終日躺在小鎮醫院裡。他是郵差，也是四個孩子的父親。

幾年前，霍夫的妻子因為長年憂鬱症而自殺。藉由修持瑜伽、冥想和呼吸法，他找到了寄託並逃離痛苦，也因此發現了古老的拙火呼吸法。[28]他精進自己的技術，將之簡化並重新包裝，以利大眾接受，同時開始用一連串不怕死的驚人之舉，宣傳拙火呼吸法的強大力量。若非有媒體在現場作證，一定很快遭受質疑。

他泡進冰水長達一小時又五十二分，沒有失溫也沒生凍瘡。他到攝氏四十度的納米比沙漠跑全馬，一滴汗都沒流。

「冰人」霍夫在十年間破了二十六項世界紀錄，一個比一個更不可思議。這些輝煌的紀錄讓他聞名全球，他覆蓋霜雪的笑臉登上各大雜誌、媒體的特別報導，還有好幾本書也介紹他的事蹟。

「文恩徹底打破了醫學教科書中的規則，科學家想不注意到他都難。」史丹佛大學的神經生物學家安德魯．哈伯曼（Andrew Huberman）說。[29]科學家確實注意到他了。

二〇一一年，荷蘭拉德堡大學醫學中心的研究員將他帶進實驗室，對他進行各種檢測，想知道他究竟是怎麼辦到的。他們甚至幫他注射內毒素，即大腸桿菌的成分。接觸這種細菌，通常會引發嘔吐、頭痛、發燒和其他流感症狀。大腸桿菌進入霍夫的血管之後，他做了數十次拙火呼吸，促使身體將細菌擊退。他沒有發燒或嘔吐的跡象，幾分鐘後便從椅子上站起來，走去拿咖啡。

霍夫堅稱他並不特別，大衛–尼爾或西藏僧侶也是。幾乎所有人都能做到他們做到的事。按照霍夫的說法，我們只要「他媽的呼吸就對了！」。

三年後，他的論點獲得證實。拉德堡大學的研究員找來二十四名健康的男性志願者，將他們隨機分成兩組。[30]一組接下來十天要學習霍夫的拙火呼吸法，同時在低溫下光著身子從事踢足球之類的活動。另一組沒有接受訓練。最後兩組都被帶回實驗室接上監測器，然後注射大腸桿菌內毒素。

受過訓練的這一組，能夠控制自己的心率、體溫和免疫反應，刺激交感神經系統。後來研究員發現，猛烈呼吸加上時常暴露在低溫下，可促使身體釋放腎上腺素、皮質醇和正腎上腺素這些壓力荷爾蒙。猛烈呼吸時，腎上腺素快速分泌，能提供能量，釋放一連串負責癒合傷口、擊退病原和感染的免疫細胞。[31]皮質醇激增，有助於緩和短期的發炎免疫反應，而正腎上腺素急速分泌，能把血液從皮膚、腸胃和生殖器導向肌肉、大腦和其他因應高壓狀況的器官。

拙火呼吸法提高體溫，打開大腦的藥局，在血液中注入自體合成的鴉片、多巴胺和血清素。[32]這一切，只要藉由幾百次急促猛烈的呼吸，即可達成。

• • •

「再一次，」馬基說：「然後全部吐出來，再閉氣。」

我照著他的指示做，同時聽著呼呼灌進肺裡的氣流突然停住，被純然的寂靜取代，有如跳傘員在降落傘打開那一刻感受到的那種震耳的寂靜。但此刻的寂靜來自於內在。閉氣閉得愈久，我感受到一股舒服的熱氣在身上和臉上擴散開來。我把注意力集中在心臟，跟著它的節奏脈動。每個咚咚聲都像黑色安息日樂團唱的〈鋼鐵人〉（Iron Man）裡的大鼓。

「盡量把心跳跟心跳之間的寂靜延長。」馬基用安撫的聲音說。一分鐘或更久之後，馬基帶我深吸一口氣，但不吐氣，而是再次閉氣十五秒，輕輕讓空氣在胸腔裡移動。他叫我吐氣，我才吐氣，然後整個過程重來一遍。「再三個回合。」馬基高聲喊：「當你自己的超強馬力！」

再次深呼吸時，我把注意力轉向馬基，我的啦啦隊隊長。之前他告訴過我，六年前他三十三歲，突然被診斷出第一型糖尿病。他的胰臟罷工，再也無法分泌胰島素。之後他還得了慢性背痛，整個人焦躁又消沉，血壓也飆高。

他開始注射胰島素以穩定血糖，服用降血壓藥和止痛藥。「我每天還得吃四、五顆布洛芬。」他說。但其實都沒什麼效，反而狀況更糟。

馬基就跟美國一五％的人口一樣（超過五千萬人），得了自體免疫疾病。[33]簡單地說，這些病都是免疫系統失常，開始攻擊健康組織而產生的結果。關節開始發炎，肌肉和神經纖維流失，皮膚冒出疹子。這些病痛有各種名稱：類風濕性關節炎、多發性硬化症、橋本氏甲狀腺炎、第一型糖尿病等。[34]

治療的藥物多半用來舒緩症狀，減輕患者的不適，例如免疫抑制劑，卻無法治本。自體免疫疾病目前仍無藥可治，連發病原因都眾說紛紜。愈來愈多研究證明，其中許多都跟自律神經失調有關。

馬基當初會接觸這種另類療法，是因為聽朋友提到新聞和文化頻道 Vice TV 播出「冰人」的特別報導。那天晚上，馬基就嘗試了霍夫的猛烈呼吸法。「長久以來，我第一次睡得那麼好。」他告訴我。於是，他報名了霍夫的十週影片課程；幾個禮拜後，他的胰島素濃度恢復正常，疼痛減輕，血壓下降很多。他停掉血壓藥，注射的胰島素也減少約八成。他還是會吃布洛芬，但一週只吃一、兩顆。

馬基迷上這種療法。他飛去波蘭參加霍夫的靜修營，跟其他十二名學員用兩週的時間到下雪的山上健行和結冰的河裡游泳。馬基告訴我，他們拚命呼吸，卻完全沒有在比賽或進行極端養生法的感覺。他說：「奮戰到底。先苦後甘。那全是胡扯。身體就是這樣受傷的。」重點在於重新找回身體的平衡，讓它做到它原本自然而然就能做到的事。

這類故事我已經聽過太多。[35]多半是二十幾歲的年輕人突然被診斷出關節炎、牛皮癬或憂鬱症，練習幾週猛烈呼吸之後，從此擺脫這些症狀。霍夫的社群裡有兩萬人在網路上分享血液檢查資料和其他的轉變。練習前後的結果證實他們所言不假。其中有些人的發炎指數（C反應蛋白）短短幾週就降了四十倍。[36]

「醫生說這是偽科學，不是真科學，絕不可能有這種事。」馬基告訴我。然而，馬基和其他幾千人都透過猛烈呼吸大幅改善自己的病痛。他們持續擺脫依賴多年的藥物，持續提高身體的溫度和自我治療。

「呼吸又沒有正版或盜版，你也不能怪誰學的方法不對。」馬基說：「你只能提供他們資訊。」

•••

以下就是我提供的資訊。要練習冰人呼吸法，首先找到一處安靜的地方平躺下來，頭底下放一顆枕頭。肩膀、胸部和雙腿放鬆。深深吸一口氣到心窩，然後用一樣的速度吐出。持續這樣呼吸三十次。盡可能用鼻子呼吸；如果覺得鼻子塞住，就噘嘴呼吸。每次呼吸都應該像海浪一般，讓吸進的空氣充滿腹部，再來是胸部。然後，按照同樣的順序吐出所有的空氣。

最後一次，吐氣自然而然結束時，在肺部留下約四分之一的空氣，然後閉氣，愈久愈好。閉到極限時，大口吸一口氣然後憋十五秒。輕輕把吸入的新鮮空氣送到胸腔再到肩膀，然後吐氣。接著再從頭開始。重複整個步驟三到四輪，然後一週之內讓身體暴露在低溫下幾次（冷水澡、泡冰水、脫光光躺在雪地裡）。

這樣互相交替，即大口呼吸，然後完全不呼吸，突然很冷又突然變熱，就是拙火魔法的關鍵。它強迫身體前一分鐘處於高壓，下一分鐘徹底放鬆。血液中的二氧化碳濃度急降又回升。組織一下缺氧，一下又充飽氧。身體於是變得更有彈性，適應力更強，並發現這些生理反應都可以由自己控制。馬基告訴我，有意識地猛烈呼吸讓我們變得伸縮自如，不會輕易垮掉。

•••

回到公園草皮上。沒有氣喘吁吁，心臟也沒有焦躁亂跳。這場虐待交感神經的旅程已經結束。外頭，世界似乎在迪士尼般的剪接畫面中逐漸甦醒：松針在松鼠的踩踏下劈啪細響，微風拂過枝葉，遠方有老鷹嘎叫，一切都栩栩如生，以高解析度傳送而來。

走到這一步很不容易。而且如果不是躺在公園裡的墊子上，猛烈呼吸這麼久可能會有危險。馬基一再叮嚀我和他的學生，千萬別在開車、走路或「任何昏倒可能受傷的環境中」，練習拙火呼吸法。如果有心臟問題或已經懷孕，也絕對不能嘗試。

沒人知道身體承受這麼大的壓力，長期下來會對免疫和神經系統造成什麼影響。有些呼吸達人認為，這種刻意的過度呼吸實際上可能弊大於利，「尤其是在步調緊張的現代社會裡。」歐爾森告訴我。歐爾森和其他支持放慢呼吸和減少呼吸的呼吸達人，都這麼認為。

我沒有那麼確定。大衛－尼爾直到一九六九年以百歲之齡辭世之前，都持續使用拙火呼吸法和其他古老的呼吸冥想法。[37]她的追隨者莫理斯．道巴（Maurice Daubard）至今健在。[38]道巴年少時因為得了肺結核、慢性肺部發炎和其他病痛，都在小鎮醫院的病床上度過。二十幾歲時，醫生已經放棄了他。道巴決定自己治療自己。他博覽群書，練習瑜伽，自學拙火呼吸法，後來不僅治癒了自己，還獲得超人般的體力。

他平常是理髮師，業餘時則會脫到只剩下內褲，赤腳穿越冰雪覆蓋的森林。他把自己從脖子以下泡在冰水裡，靜坐五十五分鐘，比冰人早了好幾十年。後來，他到撒哈拉沙漠的炙陽下跑步一百五十哩。七十一歲那年，他到喜馬拉雅山區騎自行車，騎上海拔一萬六千五百呎。

但道巴說，他最大的成就是幫助千千萬萬生病的人學會用拙火的力量治癒自己，就像他當年一樣。

「人體不只是一個有機體……還有心智。只要聰明地運用心智的力量，就能在身體不穩定時修復它。」道巴寫道。目前他剛過八十九歲生日，還在彈豎琴，看書仍不需戴眼鏡，並在義大利奧斯塔的阿爾卑斯山上帶領拙火靜修營，跟學員一起光著身子坐在雪地裡一小時，然後裸著上身爬山健行，最後在高山湖中泡澡作結。

「拙火是用來重建人類的免疫系統。」道巴聲稱：「那對人類未來的健康具有神效。」

---

拙火呼吸法並非最近在西方重新翻紅的唯一一種猛烈呼吸法。

幾年前剛投入呼吸研究時，我就聽說過「整體自療呼吸法」（Holotropic Breathwork）。創始人是捷克精神科醫師史坦尼斯拉弗・葛羅夫（Stanislav Grof）。[39]這種呼吸法的主要目的不在於重置自律神經系統或治療病痛，而是重建心智。估計有一百萬人嘗試過，現今有超過一千名受過訓練的講師在世界各地開班授課。

我去拜訪了葛羅夫。他家位於馬林郡，就在我的住處以北開車半小時之處。我沿著一條樹木林立的街道駕駛，只見跟人類大腿一樣粗的橡樹根把狹窄的人行道擠壓得凹凸不平。我開上車道駛向一棟世紀中現代風格的住宅，抓起我的包包走向前門。

葛羅夫身著藍色牛津襯衫、卡其褲和懶人鞋來幫我開門。他帶我走進客廳，經過一尊尊佛像、印度神像、印尼面具，還有他這些年累積的二十本著作。兩扇玻璃拉門之外，就是一片西班牙紅磚屋頂點綴的山景。我們在一張紅杉木戶外桌前坐下，葛羅夫開始話說從頭。

時間是一九五六年的十一月。[40]葛羅夫還是布拉格捷克科學院的學生。學校的心理系收到瑞士藥廠山德士（Sandoz）寄來的新藥試用品。這種藥本來用來治療經痛和頭痛，但山德士發現副作用太嚴重（包括出現幻覺），很難賣出去。山德士藥廠認為，精神科醫師或許能用它來進一步理解精神分裂症患者並和他們溝通。

葛羅夫自願參與試用。一名助理將他綁在椅子上，為他注射了一百微克。「我看見過去從未看過的光，無法相信它真的存在。」後來葛羅夫回想：「我第一個想法是我正在看著廣島。後來我看見自己漂浮在診所、布拉格和整個地球之上。意識失去了邊界，我到了地球之外。我得到了宇宙意識。」

葛羅夫是麥角酸二乙醯胺的第一批試用者，也就是一般所知的LSD。這次經驗，將指引葛羅夫在捷克科學院的研究，[41]以及後來他在約翰霍普金斯大學跟患者進行心理治療的研究。一九六八年，美國政府禁用LSD，[42]於是葛羅夫和妻子克莉絲蒂娜便另尋他種也能產生幻覺和療效，但不會害他們入獄的治療方式。他們因此發現了猛烈呼吸法（heavy breathing）。

葛羅夫的呼吸法基本上就是把拙火呼吸法調到最高。首先躺在一個陰暗房間的地板上，大聲播放音樂，盡可能大力又快速地呼吸長達三小時。他們發現，強迫自己呼吸到沒力，能讓患者進入一種壓力狀態，由此進入潛意識和無意識的意念。這種療法基本上是幫人把腦中的一條保險絲燒斷，好讓他們重返平靜安寧的狀態。

葛羅夫稱之為Holotropic Breathwork（整體自療呼吸法），希臘文的holos意指「整體」，trepein翻譯成「往某事物前進」。Holotropic Breathwork即是先將心智瓦解，再把它移向整體。

這需要費點功夫。通常要歷經穿過「靈魂黑夜」的旅程，過程中患者必須跟自己「痛苦對峙」，有時甚至可能嘔吐或精神崩潰。如果通過了神祕幻象、精神覺醒、心理突破、靈魂出竅這些階段，葛羅夫所謂的「迷你死後重生」有時就會出現。那種感覺如此之強烈，患者甚至聲稱看見自己的一生從眼前掠過。這種療法很快在精神科醫生之間風行起來。

「我們接收了精神病患、沒人想碰的人、藥石罔效的人。」精神科醫師詹姆斯・艾爾曼（James Eyerman）醫師說。他採用這個療法已有三十年。

從一九八九到二〇〇一年，艾爾曼帶領聖路易斯的聖安東尼醫學中心一萬一千多名的患者進行整體自療呼吸法。[43]他記錄了四百八十二名躁鬱症、精神分裂症和其他患者的經驗，發現這種療法有著顯著且持久的功效。一名企圖割喉的十四歲患者試了幾次整體自療呼吸法，就進入「純意識」的狀態。一名對多種藥物上癮的三十一歲女性，有了靈魂出竅的經驗，醒來之後加入戒毒的課程。艾爾曼看到無數類似的轉變，而且沒有不良反應或副作用。「患者在過程中會很失控，但那對他們發揮了效用，」他告訴我：「效果好得不得了。醫院人員怎麼也想不通。」[44]

後來出現幾個小型研究，證明這種療法對焦慮、自尊低落、氣喘和有「人際問題」的人都具有正面效果。[45]但五十年來，相關研究寥寥無幾，就算有也以評估主觀經驗為主，也就是受試者嘗試前後的感受。

我想親身體驗看看，所以就去報名了課程。

•••

在一個秋高氣爽的日子，我駕車前往籠罩在古老紅杉下的一處溫泉勝地，地點就在葛羅夫家以北幾小時的車程。放眼望去只見灰撲撲的圓頂帳篷、穿分趾鞋的大鬍子男人、配戴綠松石綁辮子的女人、放在玻璃罐裡的自製穀麥片。跟我想像的景象一模一樣。我沒想到的是，我竟在這裡看到大公司的法務、穿著平整馬球衫的建築師，還有頂著軍人平頭的肌肉男。

包括我在內的十二個人走進宿舍的活動室。一半的人躺在地上準備呼吸，另一半坐在地上照看他們。我自願幫一個名叫凱瑞的男人看。他戴著亞曼尼眼鏡，特別請我在過程中別碰他，因為他擔心一點碰觸都可能燙到他的皮膚。

音樂開始播放，是我預期中那種節奏強勁的電子音樂，融合了悠揚的魯特琴和阿拉伯的傳統旋律。接下來的發展也在預期之內。那些商業人士呼吸沉重，在墊子上扭來扭去，但大多數人都很平靜低調。這個時候，團體中的敏感體質者開始失控。

才呼吸幾分鐘，一個名叫班的大塊頭就坐起來。他不住這裡，而是幾哩外沒水沒電的山中小木屋。只見他盯著自己的手心，彷彿手中握著哈比人的魔法石。又幾次呼吸之後，班開始打呼、抓胯下。他像狼一樣嗥叫，然後四肢著地在房間裡跑來跑去。這堂課的治療師從背後偷偷接近他，將他搏倒在地。他們坐在他身上，直到他變回人類為止。

班的後方，一個名叫瑪麗的女人用指節戳眼睛，高聲叫媽媽。「我要媽咪。我討厭妳，媽咪。我要媽咪。我討厭妳，媽咪。」她哭喊著，聲音在惡魔和寶寶之間變換。她縮到角落裡，像受虐狗一般整個人蜷起，就這樣持續了兩個鐘頭。

我不由地發現，無論是瑪麗或班，都沒有比其他人呼吸更快或更深，也沒有比我快。而我，就只是靜靜坐在地上，看著這一幕在我面前展開。

到了下午，大家交換位置，換我穿越靈魂的黑夜了。我必須承認，到這一刻為止我都心存懷疑。但我豁出去了，盡可能地用力呼吸，能撐多久是多久。我覺得好熱，滿身大汗，之後又覺得好冷，但同樣滿身大汗。我的腿都麻了，手指不由自主捲成爪子狀，這是過度換氣造成的肌肉收縮，是常見的副作用，稱為抽搐。我的腦袋飄來飄去，我相信自己進入某種白日夢狀態，周圍的聲響、音樂和感受跟潛意識的念頭和畫面自由地結合在一起。

過了一會兒，空空的電子鼓、假假的電子鈸和鍵盤琴聲又重回我的意識之中，課程結束了。老師邀大家圍著桌子坐下來，用蠟筆畫曼陀羅，表達剛剛的經驗。我走出去呼吸夜晚的芬芳空氣，獨自坐在車上的副駕駛座喝溫啤酒。

一方面，整體自療呼吸法讓班和瑪麗及成千上萬體驗過的人脫胎換骨；另一方面，那裡發生的事顯然在身心層次產生了一些效應。我忍不住想，這裡頭的治療效果有多少是環境（「內在心態和外在環境」）的影響，有多少可能是身體長時間猛烈呼吸所產生的可測量反應。

葛羅夫認為，其中至少有一些視覺和內觀自省的經驗，是大腦缺氧所引發的結果。[46]

人靜止時，每分鐘約有七百五十毫升的血液（可裝滿一個葡萄酒瓶）流過大腦。[47] 運動時，大腦的血流會略微增加，身體其他部分也是，但通常改變不大。[48]

猛烈呼吸時，這就會產生變化。當身體被迫吸入超過所需的空氣，我們會呼出太多的二氧化碳，導致血管收縮、循環下降，尤其是腦部。過度呼吸只要幾分鐘、甚至幾秒，大腦的血流就會減少多達四成，非常驚人。[49]

影響最大的區域是海馬迴，以及額葉、枕葉和頂葉皮質，這些部分一同控制視覺處理、訊息感知、記憶、時間感和自我感覺之類的功能。[50]若是受到干擾就會引發強烈幻覺，包括靈魂出竅和做白日夢等。這時要是繼續加快、加深呼吸，大腦會流失更多的血液，幻聽和幻視就會變得更嚴重。

此外，血液酸鹼值若持續失衡，全身都會收到痛苦訊號，尤其是控制情緒、衝動和其他直覺的大腦邊緣系統。[51]有意識地維持這些壓力訊號夠久的話，可能會讓更原始的邊緣系統以為身體處於瀕死狀態。這足以說明，嘗試整體自療呼吸法的人為什麼有那麼多有死後重生的經驗。他們故意把身體逼到自以為可能致命的狀態，再利用呼吸讓身體恢復平靜。

葛羅夫坦承，科學家離真正理解這個過程的全貌還有一段很長的距離。他覺得無所謂。他只知道整體自療呼吸法具有強大的力量，正是許多患者需要卻無法經由其他療法獲得的效果。單單藉由猛烈的呼吸，他們就達到其他方法無法達到的境界。

# 9 閉氣

一九六八年，亞瑟·克林（Arthur Kling）醫生離開伊利諾大學醫學院的辦公室，搭機飛往聖地亞哥島，那是一個位在波多黎各東南岸的無人島。他利用陷阱抓了一群野生猴子，把牠們帶回實驗室做一種怪異又殘酷的實驗。首先，他剖開猴子的頭顱，切除左右兩邊的一小塊組織。猴子復原之後，他就把牠們放回叢林裡。

除了頭上有幾道疤以外，這些猴子看起來很正常，但牠們的腦部卻非如此。牠們無法在這世界上生存，有些活活餓死，有些溺水而死，少數很快就被其他動物吃掉。兩週之內，所有猴子全部死去。

兩年後，克林前往尚比亞的維多利亞瀑布上游，重複一次同樣的實驗。他把動過手術的猴子放生不到七小時，猴子就全都消失無蹤。[1]

這些猴子都死了，因為無法辨別哪些動物是獵物、哪些是掠食者，也感受不到涉入湍急河流、蕩過細小樹枝或接近敵軍的危險。牠們沒有恐懼的感受，因為克林從牠們的腦袋移除了恐懼。

確切來說，克林切除了這些猴子的杏仁核，即顳葉中央兩個杏仁大小的圓突。杏仁核主宰猴子、人類和高等脊椎動物的記憶、決策和處理情緒等功能，據信也是恐懼的警報電路，能發出訊號警告威脅逼近，並啟動戰鬥或逃跑的反應。[2]克林指出，少了杏仁核，所有猴子「預見和避免危險衝突的能力都明顯退化」。沒有恐懼就無法存活，至少存活會變得危險重重。

回到美國。有個心理學家稱為S.M.的女孩約在此時出生，生下來就患有名為皮膚黏膜類脂沉積症（Urbach-Wiethe disease）的罕見遺傳疾病。這種病造成細胞突變，脂肪在全身上下沉積，皮膚顯得腫脹，聲音變得沙啞。十歲時，沉積的脂肪蔓延到她的大腦。令人百思不解的是，她的腦袋多半完整無傷，只有杏仁核受損。

S.M.的視覺、聽覺、觸覺、味覺和思考能力都跟一般人無異，智商、記憶力和感知力也是。但到了青少年時期的後期，她的恐懼感愈來愈弱。她會走到陌生人面前，說出她最私人的性祕密，完全不怕難為情或遭拒。或是在大雷雨時走出去跟鄰居聊天，從不擔心會被飛砂走石打到。四周如果有食物她會吃，但因為不怕餓肚子，就算櫃子裡沒有存糧，她也不會想要補貨。

她甚至無法辨識周圍人臉上的恐懼表情。她可以輕易看出親友臉上是開心、困惑或悲傷，卻完全看不出他人的恐懼或害怕。擔憂、壓力和焦慮全都隨著杏仁核離她而去。

四十幾歲的某一天，有個開著小貨車的男性停下車，問她要不要去約會。她上了車，對方把她載到一座廢棄穀倉，把她推倒在地，撕開她的衣服。突然間，有隻狗跑進穀倉，男人擔心有人追上來，便趕緊拉起褲子的拉鍊，拍拍身上的灰塵。S.M.若無其事地站起來，跟著歹徒走回車上，請他載她回家。

賈斯汀．范斯坦（Justin Feinstein）醫生在二〇〇六年認識了S.M.。當時他還在愛荷華大學攻讀臨床神經心理學博士，專攻焦慮，尤其是如何克服焦慮。他知道恐懼是所有焦慮的核心：恐懼發胖導致厭食症，恐懼人潮導致廣場恐懼症，恐懼失控導致恐慌症。焦慮就是對感受到的恐懼過度敏感，無論是蜘蛛、異性，還是密閉空間等等。從神經元層面來說，焦慮和恐懼症都是杏仁核過度反應所引起的。

科學家花了二十年研究S.M.，試圖瞭解她的狀況並引起她的恐懼。他們讓她觀看人吃糞便的影片，帶她去逛主題樂園的鬼屋，在她的手臂上放滑溜溜的蛇。但是什麼都嚇不到她。

范斯坦不肯死心。他繼續挖掘並發現一項二氧化碳的研究。患者只是吸了一小口二氧化碳就有快要窒息的感覺，彷彿被迫憋氣好幾分鐘。即使他們的氧氣濃度並未改變，也知道自己並未陷入危險，很多人仍然恐慌發作了好幾分鐘。這不是感覺到恐懼或外在威脅而有的反應，也不是心理作用，而是二氧化碳觸動他們腦中和體內的其他機制。

范斯坦和一群神經外科醫生、心理學家和研究助理，在愛荷華大學的醫院實驗室進行了一項實驗。他們把S.M.帶來，讓她坐在桌子前，幫她戴上呼吸器。呼吸器連著一個吸入袋，裡頭是三五%的二氧化碳混合室內空氣，可供她吸好幾口。他們事先向S.M.說明，二氧化碳不會傷害她的身體，她的組織和大腦都有充足的氧氣，她絕不會有任何危險。聽到這裡，S.M.露出一貫無聊的表情。

「我們不期待會有什麼事發生。」范斯坦告訴我：「大家都一樣。」幾分鐘後，范斯坦把二氧化碳混合氣體送入吸嘴，S.M.吸了一口。

她下垂的眼睛立刻睜大，肩膀肌肉繃緊，呼吸變得吃力。她抓住桌子。「救命啊！」

她含著吸嘴喊道，舉起一隻手揮舞，彷彿快要溺水。「我沒辦法！」她放聲大叫：「我沒辦法呼吸！」有位研究員拔掉呼吸器，但還是沒用。S.M.全身抽搐，氣喘吁吁。一分鐘左右過後，她才放下手，呼吸恢復平穩。

只是吸一口二氧化碳，就對S.M.做到蛇、恐怖片或大雷雨都做不到的事。三十年來，她第一次感受到恐懼，徹底感受到恐慌發作的感覺。她的杏仁核並沒有長回來，大腦也跟之前一樣，但某個沉睡已久的開關突然打了開來。

S.M.拒絕再吸一次二氧化碳。幾年後，光想到這件事，她就會感到焦慮。於是，范斯坦跟他的研究員只好找來一對同樣患有皮膚黏膜類脂沉積症的德國雙胞胎，加以證明。這對雙胞胎失去了杏仁核，兩人已經十年未感受過恐懼。才吸一口二氧化碳，雙胞胎立刻感覺到跟S.M.一樣的焦慮、恐慌和排山倒海而來的恐懼。

教科書錯了。杏仁核不是唯一的「恐懼警報電路」。我們體內更深處還有另一種電路，它引發的恐懼感或許比杏仁核本身更加強大。不只S.M.、德國雙胞胎和其他患有皮膚黏膜類脂沉積症的人如此，每個人、甚至每種生物都一樣，無論是人類、動物，甚至昆蟲和細菌也不例外。

那就是感覺無法呼吸而引起的深沉恐懼和強烈焦慮。

從鼻子或嘴巴輕吸一口氣，這裡用鼻或嘴都無所謂，然後憋住。不到幾分鐘，你就會微微感受到想多吸點空氣的渴望。當這股渴望加深時，腦袋會開始急轉，肺部開始發痛。你會變得緊張、多疑、易怒，接著開始恐慌。所有感官都集中在這個痛苦、令人窒息的感覺，你唯一的渴望就是再吸一口氣。

•
•
•

這種擾人的呼吸需求是由一叢名為「中樞化學受器」的神經元所啟動的，位於腦幹底部。[3]當你呼吸太慢、二氧化碳濃度上升時，中樞化學受器就會偵測到變化，傳送警告信號給大腦，要肺部加快、加深呼吸。相反地，如果呼吸太快，這些化學受器就會指示身體放慢呼吸，以增加二氧化碳濃度。這就是身體決定呼吸速度及頻率的方法，不是藉由氧氣量，而是二氧化碳的濃度。

化學受器是生命最基本的功能之一。當第一個好氧生命形式在二十五億年前開始演化時，它們必須感測到二氧化碳，才能避開這種氣體。它們身上發展出的化學受器，從細菌過渡到更複雜的生命。因為有它，閉氣時你才會覺得快要窒息。

人類演化的過程中，化學受器變得更有彈性，意思是它可以隨著環境變化而伸縮改變。[4]就是這種能適應不同二氧化碳和氧氣濃度的能力，人類才能殖民海平面以下八百呎和海拔一萬六千呎的土地。[5]

現今，化學受器的靈活度是區別好運動員和傑出運動員的一項指標。這就是為什麼有些登山高手登上聖母峰不用帶氧氣瓶，或者有些自由潛水者能憋氣潛入水底長達十分鐘。[6]這些人都訓練自己的化學受器能禁得住二氧化碳劇烈波動而不會恐慌。

體能極限只是其中一個層面。我們的心理健康也跟化學受器的靈活度有關。S.M.和德國雙胞胎都不是因為心理疾病而恐慌或焦慮，而是因為化學受器與大腦的其餘部分斷了聯繫。

這聽起來或許很像基本常識：無法呼吸或以為自己快要無法呼吸時，我們會恐慌是生理的自然反應。但恐慌背後的科學原理卻很耐人尋味——引發恐慌的可能不是杏仁核偵測到外在威脅而產生的心理反應，而是呼吸和化學受器。

這些在在表示，這一百年來心理學家治療恐懼症和伴隨而來的焦慮，可能都用錯了方法。恐懼不只是心理問題，患者無法改變想法就痊癒。恐懼和焦慮也是一種身體的呈現，可能從杏仁核以外的地方產生，來自爬蟲動物大腦內更古老的一種機制。

一八%的美國人有某種焦慮或恐慌症，而且數字逐年增加。[7]或許治療這些人和全世界幾億人的最佳方法，首先就是讓中樞化學受器和大腦其餘部分對二氧化碳濃度的變化更有彈性。換句話說，就是教這些緊張焦慮的人閉氣的方法。

早在西元前一世紀，住在今日印度的居民就曾提過刻意暫停呼吸的方法。他們說這種方法可以恢復健康並延年益壽。《薄伽梵歌》(*The Bhagavad Gita*) 這部成書於約兩千年前的印度經典，將調息呼吸法解釋為「藉由停止呼吸引發的出神狀態」。幾世紀之後，中國學者在多本著作中詳述閉氣的技術。例如《嵩山太無先生氣經》就建議：[8]

每日常外，攝心絕想，閉氣握固，鼻引口吐，無令耳聞，唯是細微，滿即閉，閉使足心汗出，一至二數至百已上，閉極微吐之，引少氣還閉。熱即呵之，冷即吹之，能至千數，即不須糧食，亦不須藥……

今日，閉氣幾乎全跟疾病脫離不了關係。常言道：「屏息以待，嘆息以終。」長時間缺氧有害身體，這種說法也常聽見。大多時候，這都是明智的建議。

現在一般人已經知道，睡眠呼吸中止(長期無意識閉氣)有害健康，會導致高血壓、神經失調、自體免疫疾病等疾病。[9]清醒時閉氣也對健康有害，甚至更加普遍。

根據研究，高達八成的上班族有「持續局部關注」（continuous partial attention）的問題。[10]我們查看電子郵件、寫東西、看看推特，然後全部重複一遍，從未真正專注在一件事情上。在長期分心的狀態下，呼吸變得淺而亂，有時半分鐘、甚至更久都不呼吸。這個問題嚴重到難以忽視，因此美國國家衛生院召集多位研究員，調查此種現象在這數十年來造成的影響，包括大衛·安德森（David Anderson）和瑪格麗特·切斯利（Margaret Chesney）兩位醫師。切斯利告訴我，這種稱為「電郵呼吸中止」的習慣，也可能導致睡眠呼吸中止症之類的疾病。

現代科學和古代養生法怎麼會如此不一致？

關鍵同樣在於意願。睡眠和不斷分心時的閉氣是**不自覺的**，不在我們的控制範圍內，身體自然而然就做此反應。[11]古人或奉行古代養生法的人則是有意識地閉氣，是刻意為之的修習。

如果方法正確，據說能達到神奇的效果。

• • •

一個悶熱的星期三早晨，我坐在范斯坦的辦公室一張皺巴巴的沙發上。這裡位於奧克拉荷馬州土爾沙市中心的腦科桂冠研究所。我對著一扇窗，窗外是一片灰黃色的天空，還有紅色橘色樹葉組成的繽紛景致。范斯坦就坐在窗戶底下，翻閱著超大桌子上的一疊科學論文，桌上毫無一絲空隙。他穿著扣領襯衫，沒紮進去，袖口捲起，下半身是夾腳拖和寬鬆的卡其褲，褲子上還有三歲女兒留下的蠟筆痕跡。他看起來就像你想像中神經心理學家的樣子：聰明又有點古怪。

范斯坦剛拿到國家衛生院的五年補助，研究用二氧化碳治療恐慌症和焦慮症患者的效果。他實驗過罹患皮膚黏膜類脂沉積症的S.M.和德國雙胞胎之後，愈來愈相信二氧化碳不只能引發恐慌和焦慮，也可能有助於治癒這兩種疾病。他認為吸入高劑量的二氧化碳，或許跟流傳千年的閉氣養生法一樣，對身心有同樣的好處。

但他的療法不需要患者真的閉氣或是堵住喉嚨，或是跟古代中國人一樣握拳數到一百。他的病患也沒有耐心進行如此高強度的訓練。二氧化碳會替他們達成目標。患者只要走進他的診療室，任由思緒遨遊，吸幾口二氧化碳，讓體內的化學受器恢復靈活度就行了。對於無法靜下心來閉氣的人，這就是練習古代閉氣法的最佳方式。

閉氣練習或范斯坦所謂的「二氧化碳療法」已經存在數千年。古羅馬人藉由泡溫泉（含有高濃度的二氧化碳，能經由皮膚吸收）來療傷治病，從痛風到戰傷都有。[12]幾世紀後，「美好年代」（Belle Époque，譯註：指十九世紀末到一戰爆發）的法國人會到阿爾卑斯山的羅亞（Royat）泡溫泉，一連泡在噗噗冒泡的溫泉裡好幾天。

「研究羅亞四礦泉的化學成分將會證明，我們體內有好幾個強大的媒介，可用來治療許多疾病，儘管平常使用的藥物對這些疾病都不見效。」一八七〇年代來到羅亞溫泉的英國醫師喬治・布蘭特（George Henry Brandt）寫道。[13]布蘭特指的是濕疹和牛皮癬這類皮膚病，以及氣喘和支氣管炎等呼吸道疾病，經過幾次的治療之後，「幾乎百分之百治癒。」*[14]

羅亞溫泉的醫師最後將二氧化碳裝罐當作吸入劑。這種治療效果極佳，甚至在二十世紀初傳入美國。耶魯大學的生理學家韓德森將五%的二氧化碳混合氧氣，成功治療了中風、肺炎、氣喘和新生兒窒息。紐約、芝加哥和其他大城的消防隊也在消防車上安裝二氧化碳瓶，很多人因此得救。

此外，三成的二氧化碳混合七成的氧氣，成了焦慮、癲癇，甚至精神分裂的最佳療法。只要吸個幾口，長達幾個月、甚至幾年意識不清的患者就會清醒過來，睜開眼睛環顧四周，開始平靜地跟醫生和其他病患交談。

「那是種很美妙的感覺。棒極了。我覺得身體好輕，不知道自己身在何處。」一個患者說：「我知道自己發生了變化，但不確定是什麼。」

患者會維持這種腦袋清醒的狀態大約三十分鐘，直到二氧化碳消失。之後，他們講話講到一半，會無預警地停住或身體僵硬，眼神變得茫然，姿勢有如雕像或是倒下去。他們又變回了病人，要到下次吸入二氧化碳才會改變。

然而，到了一九五〇年代，一整個世紀的科學研究憑空消失，沒人知道原因。[15]皮膚病患者重拾藥物和藥膏；[16]氣喘患者用類固醇和支氣管擴張器來舒緩症狀；精神疾病患者則服用鎮靜劑。

這些藥物從未真正治癒精神分裂症或其他精神疾病，但是也無法引發靈魂出竅或狂

---

＊布蘭特的報告之後，有數千名研究者檢驗了二氧化碳治療對心血管健康、減重和免疫功能的效用。只要在PubMed上搜尋「transdermal carbon dioxide therapy」（皮膚滲透二氧化碳治療），就會跳出兩千五百多筆文獻。其中大多研究都證實了一百年前研究員對羅亞礦泉的發現，以及幾千年前希臘人的發現，亦即無論經由水、注射或吸入，讓身體暴露在二氧化碳下，都有助體內的氧氣輸送到肌肉、器官、大腦等，也能擴大血管增加血流，分解更多脂肪，對許多病痛都有強大療效。二氧化碳研究的長遠歷史及更多相關資源，可見www.mrjamesnestor.com/breath。

喜的經驗，只會麻木患者的感受，而且一連持續幾個星期、幾個月、幾年，直到停止服藥為止。

「有趣的是，沒人否定它的功效。」范斯坦指的是二氧化碳療法，「所有的資料和科學，至今仍舊成立。」

他告訴我，他偶然發現了約瑟夫．沃爾普（Joseph Wolpe）鮮少人知的研究。沃爾普是知名精神科醫師，他重新發現了二氧化碳對治療焦慮的療效，並在一九八〇年代發表一篇很有影響力的論文。他的患者才吸幾口二氧化碳，病情就有驚人且長久的改善。幾年後，另一名知名精神科醫生及治療恐慌和焦慮的專家唐諾．克萊恩（Donald Klein）更進一步指出，二氧化碳有助於重設腦中的化學受器，讓患者正常呼吸，進而正常思考。[17]此後，就很少人研究這個療法（范斯坦估計目前有五組人在做相關研究）。他一直很好奇早期的研究是否正確，古人發現的氣體是否能治療現代疾病。

「身為心理學家，我會想我有哪些選擇？什麼才是對病人最好的治療？」范斯坦說。

他告訴我，藥物給病人虛假的希望，對他們幫助並不大。焦慮症和憂鬱症是美國最普遍的心理疾病，約有一半的人一生當中會得到其中一種。[18]十二歲以上的人有一三%

會服用抗憂鬱藥，最常見的藥物是選擇性血清素再吸收抑制劑，又稱SSRI。[19]這些藥救了好幾百萬人的命，尤其是重度憂鬱和病情嚴重的人。但服用之後有效果的人卻不到一半。*「我不斷問自己，」范斯坦說：「我們最多只能做到這樣嗎？」

范斯坦探索了各式各樣的非藥物療法。他花了十年學習並教授正念冥想。大量的科學研究證明，冥想能改變大腦重要區域的結構和功能，有助於減輕焦慮、提升專注力和同情心。它能創造奇蹟，但是享受到成果的人卻很少，因為絕大多數嘗試冥想的人最後都會放棄。長期焦慮的人成功的機率更低。「正念冥想雖然普遍，對我們目前生活的新世界卻不再具有傳導力。」范斯坦說。

另一個選擇是暴露療法，亦即讓患者反覆暴露於恐懼之中，藉此克服恐懼。[21]這個方法很有效，卻頗花時間，療程通常長達幾週或幾個月。要找到有時間從事這種治療的心理學家和擁有所需資源的患者，可能都是一大挑戰。

但是大家都會呼吸，只是擅長呼吸的人很少。重度焦慮的人一向呼吸習慣不佳，也

---

*二〇一九年發表在《刺胳針》上的一篇英國研究發現，服用SSRI的一組病人，六週後憂鬱症狀少了五%，以作者的話來說，「並無可信證據」證明其效果。十二週後，症狀減少了一三%，研究者認為此一發現太過「薄弱」。[20]

為此付出代價。

厭食症、焦慮症或強迫症患者都有二氧化碳濃度過低的問題，[22]也特別害怕閉氣。[23]為了避免病發，他們往往呼吸過量，久而久之對二氧化碳變得太過敏感，一察覺二氧化碳濃度提高就會恐慌。[24]他們因為過度呼吸而焦慮，又因為焦慮而過度呼吸。

范斯坦找到了艾莉希亞．莫瑞近年來令人振奮的研究。[25]莫瑞是南衛理公會大學的心理學家。她藉由放慢患者的呼吸速度、提高二氧化碳濃度，幫助患者緩和氣喘。這個方法對恐慌症也有效。

在一次隨機挑選的對照實驗中，她和研究員發給二十名恐慌症患者二氧化碳檢測器，記錄他們一整天呼吸的二氧化碳濃度。[26]分析過數據之後，她發現恐慌症跟氣喘一樣，發作前通常呼吸量和速率都會上升，二氧化碳則會下降。只要患者放慢並減少呼吸、提高二氧化碳的濃度，就能避免發作。這個輕鬆簡易的方法，能中止頭暈、喘不過氣和窒息的感覺，有效阻止恐慌症發作。莫瑞指出，教人「深呼吸」並無益處。閉氣才是更好的選擇。

我們離開范斯坦的辦公室，經過迷宮似的電梯和樓梯，穿過一道隔音雙扇門。這是范斯坦的祕密基地。右邊那扇門進去，就是他和團隊做漂浮研究的地方（在一個無聲的漆黑房間裡，讓患者躺在鹹水池內進行治療）。[27]左邊門進去是一間二氧化碳治療實驗室，是他最新的一項研究計畫。裡頭是個無窗的小房間，看起來好像一度安裝過空調設備。我們擠進房間，就像擠進電話亭的小丑。一張折疊桌上放著慣見的監測器、電腦、電線、心電圖、二氧化碳檢測器，還有這幾年來我已經戴習慣的其他裝置。角落裡放了一個破舊的黃色圓柱體，看起來很像冷戰時期的蘇聯飛彈。范斯坦告訴我，裡頭裝了七十五磅的純二氧化碳。

這幾個月來，范斯坦會把焦慮症和恐慌症患者帶來這裡吸幾口二氧化碳，這是衛生院補助的研究計畫。他告訴我，目前為止實驗結果很樂觀。大多患者吸了二氧化碳當然會恐慌發作，但那只是一開始，之後就會漸入佳境。經過第一次的痛苦經驗之後，很多患者都說自己幾小時、甚至幾天下來都心情平靜。

我決定放手一試，讓我的化學受器接受挑戰。我自願吸幾口高劑量的二氧化碳，看看這對我的身體和大腦有何影響。

范斯坦在我的中指和無名指黏上看似白色泡棉的東西，連上金屬感測器。這個儀器名為皮膚電導感測器，能測量交感神經感到壓力時身體釋出的少量汗水。我另一手的脈搏血氧計會記錄我的心率和血氧濃度。

我等一下要吸的氣體內含三五%的二氧化碳，其餘是室內空氣，過去也有精神分裂症患者吸過大約相同比例的二氧化碳，但沒加氧氣。范斯坦當年讓S.M.嘗試的就是這個劑量，結果她恐慌發作，大為反感。一開始，他也在幾位患者身上試用，一樣引起強烈的恐慌。有些人嚇壞了，不肯再吸，所以范斯坦現在把劑量調降到一五%，這個量足以好好鍛鍊一下化學受器，卻不至於讓患者不敢再回來。由於我沒有恐慌症或慢性焦慮症，至少目前還沒有，他建議把我的劑量調到跟S.M.一樣高，看看結果會如何。

他平靜地跟我說明，吸入氣體後我可能會感到窒息，但那只是錯覺，我的血氧濃度會維持不變，人也不會有危險。這是他今天第三次解釋，雖然他的本意是要我放心，但一說再說反而讓我更……焦慮。

「你還好嗎？」范斯坦問，黏緊我臉上面罩的魔鬼氈。我點點頭，吸進最後幾口甜美的室內空氣，沉入椅子裡。再兩分鐘就開始了。

當范斯坦走去電腦前調整纜線、管線和電線時，我坐在位子上盯著自己的指甲，思緒飄回一年前我第一次去斯德哥爾摩找歐爾森那個時候。

我們剛在共同工作空間的會客室完成訪談。歐爾森帶我走進一個堆滿研究論文、宣傳小冊和口罩的小房間，這就是他的辦公室。有支破舊的二氧化碳瓶放在一片雜物中間。歐爾森跟我說，這幾年他跟一群愛好ＤＩＹ的呼吸達人自己做二氧化碳實驗。歐爾森和他的團隊並沒有生病，他們對於用高劑量二氧化碳來治療癲癇和精神疾病不感興趣。他們感興趣的是，探索二氧化碳對預防疾病和提升表現的效用。他們想把體內的化學受器變得更靈活，進一步提高身體的潛能。

他們發現最安全有效的組合，是大約七%的二氧化碳混合室內空氣。這也是菩提格在頂尖運動員呼出的氣體中發現的「超耐力」濃度。[28]吸入這種混合氣體，不會產生幻覺或引起恐慌。你幾乎不會察覺，但又會有顯著的效果。歐爾森分享了其他呼吸達人的親身體驗：[29]

**使用者一**：我現在人在多倫多，決定去溜一下直排輪。直排輪我常溜，這條繞湖路線我已經溜過好多次。但重點來了：不管我多賣力，而我差不多全程都用百分之一百一十的力氣……竟然一次都不用張開嘴巴喘氣！

**使用者二**：昨天我做了三次二氧化碳治療，一次約十五分鐘。今天我去划獨木舟，後來跟我女朋友親熱……最後她氣喘吁吁全身沒力，我甚至完全不會喘不過氣！我覺得自己簡直是超人！

**使用者三**：天啊！……呼吸的時候……我開始覺得超級神奇，甚至亢奮得不得了。呼吸感覺起來變得自動化。

歐爾森接好二氧化碳瓶，讓我吸幾口看看。我覺得有點恍恍惚惚，接著很快感到一陣輕微頭痛。我沒留下什麼深刻印象。

• • •

回到土爾沙。范斯坦即將讓我嘗試完全不同的東西。比我之前試過的二氧化碳濃度高好幾倍，也比我的化學受器平常習慣的濃度多好幾千倍。[30]

他伸手指著桌上的紅色大按鈕。它能切換空氣軟管，把室內空氣或二氧化碳送進牆上的鋁箔袋。這個袋子是個預防裝置。我吸的是裡頭的氣體，而不是直接吸瓶子裡的氣體，以免系統剛好故障或者我的大腦出狀況。要是開關關不上，或是我突然驚慌失措，我也只會吸到袋子裡的東西，大約是三大口氣。

紅色按鈕旁邊是壓力鈕。它會記錄我感受到的焦慮程度。目前設在最低程度一。吸入氣體開始覺得焦慮之後，我最高可以把旋鈕轉到二十，也就是最大壓力值。

接下來二十分鐘，我必須吸三大口二氧化碳。我可以連續吸三大口，如果沒有不適的話。如果有，我可以間隔幾分鐘再吸。從間隔的時間，可看出這個經驗的強烈程度。

我被綁在座位上，準備好之後，我努力平撫心情，看著電腦螢幕上我的生命徵象的即時數據。吸氣時，我的心率上升，然後隨著每次吐氣降低，在螢幕上形成平穩的正弦波。血氧濃度在九十八上下，呼出的二氧化碳濃度保持在五．五%。一切準備就緒。

我覺得自己彷彿執行祕密任務的戰機飛行員，像《星際大戰》裡的黑武士一樣透過面具呼吸，手放在發射飛彈的按鈕上。這不是我會跟心理治療聯想在一起的畫面。但范斯坦的目標不是改變患者情感層次的感受，而是重置大腦原始區域的基本機制。

畢竟化學受器並不在乎，血液裡的二氧化碳濃度上升，是因為脖子被勒住、溺水、恐慌，還是牆上的鋁箔袋所引起。無論如何，它們都會啟動同樣的警鈴。在受控環境下體驗恐慌發作，有助於揭開恐慌症的神祕面紗，讓患者知道恐慌發作前的預兆，進而避免恐慌發作。我們也得以控制長久以來被視為無法控制的病痛，證明許多症狀都是由呼吸所引起，也能藉由呼吸加以控制。

再一次慢慢深吸一口氣，我豎起拇指，閉上眼睛，把肺部的空氣清空。我按下紅色按鈕，聽到軟管輸送氣體到鋁箔袋的聲音，然後大吸一口。

空氣有股金屬味。它滲入我的嘴巴，咻咻奔向我的舌頭和牙齦，感覺很像用鋁杯喝柳橙汁。氣體往內送，進入我的喉嚨，彷彿用一層鋁箔紙包住我的內臟。它穿越細支氣管，進入肺泡和血液。我準備迎接衝擊。

一秒、兩秒、三秒。什麼都沒有。我的感覺跟幾秒或幾分鐘前並無兩樣。我的壓力鈕還是維持在一。

范斯坦提過是有這種可能。幾個月前，他讓冰人呼吸法的奉行者吸過同樣的劑量，對方也幾乎沒感覺。范斯坦推測，經過多次的猛烈呼吸和閉氣練習，他的化學受器已經伸縮自如。而我剛結束十天嘴呼吸加十天鼻呼吸的實驗，將靜止時的二氧化碳濃度提高了二〇％。我的化學受器也可能被鍛鍊得能屈能伸。

正在思考這些可能時，我感到喉嚨微微收縮。非常細微。我吸了一口室內空氣，再吐氣。感覺有點吃力。紅色按鈕關上，我吸入的已經不是二氧化碳混合氣體，卻覺得彷彿有人用襪子塞住我的嘴。我想再吸一口氣，但襪子顯得愈來愈大。

有了，現在我的太陽穴在跳。我張開眼睛想看看我的血氧濃度，但房間一片模糊。

幾秒鐘之後，我彷彿透過模糊又破碎的雙筒望遠鏡看著世界。我無法呼吸。所有感官彷彿都脫離我的掌控，徹底被吸走。

大約十秒或二十秒之後，襪子才縮小，我的後頸不再發燙，焦慮的漩渦倒退飄走。視線的顏色和清晰度一圈圈往外擴散，像有一隻手抹去窗戶的霧氣。范斯坦站在離我幾呎遠的地方看著我。一切重新活了過來。我又能呼吸了。

我坐在椅子上流了幾分鐘的汗，半像在笑，半像在哭。接下來十五分鐘，我還要吸兩次這種恐怖的混合氣體。我鼓起勇氣，但是所有自我安慰的話（**那種窒息的感覺只是錯覺；放輕鬆，幾分鐘就過了**）全都沒用。

畢竟，我剛剛和接下來會再感受到的恐懼都不是心理作用。那是一種生理機制，而化學受器要習慣這種衝擊，需要幾次的練習，所以范斯坦的患者才需要過幾天之後再回來鍛鍊。這基本上就是一種暴露療法。愈常暴露在這種氣體下，超過負荷時，我的復原力就愈強。

因此，看在研究的份上，也為了讓我的化學受器變得更靈活，我按下紅色按鈕，硬著頭皮接連受了兩次衝擊。

我再次恐慌發作，一次又一次。

# 10 加快、放慢，然後暫停呼吸

每天都有八十萬通勤者來回聖保羅人大道，而且一目瞭然。馬路上滿滿都是汽車和生鏽的摩托車。人行道上人潮洶湧，有身穿各種顏色襯衫的男士、用手機擴音聊天的女士，還有穿著搞怪T恤的女學生，她們父母八成不懂上頭的英文字：**零分又怎樣**、**變態**，還有**我動不動就爆炸**。

每隔幾條街就有書報攤販售《柯夢波丹》和《花花公子》這類必不可少的雜誌，但也有尼采和托洛斯基的宣言、布考斯基的頹廢詩選、普魯斯特的大部頭小說《追憶似水年華》第一卷。汽車喇叭聲此起彼落；車輪尖聲劃過地面；某人不知在對誰大吼；紅燈轉綠，大家舉步穿越寬闊的十字路口，走向玻璃帷幕相互映射的高樓大廈。

這裡是巴西聖保羅的市區，我來見一位專供瑜伽基礎的大師德羅斯（Luíz Sérgio

Álvares DeRose）。德羅斯研究和教授的瑜伽是古老的瑜伽，跟你家附近的瑜伽教室所教的截然不同。它在瑜伽還不叫「瑜伽」，甚至還不是有氧運動或帶有心靈意涵之前，就已經出現。當時的「瑜伽」仍屬於一種呼吸及思考的方式。

我來找德羅斯是因為，經過徹底的研究，花了那麼多年閱讀文獻和訪談專家之後，我心中仍有疑問。

首先，我想知道為什麼我們做拙火和其他呼吸加法練習時，體溫會升高。壓力荷爾蒙大量分泌能減弱寒冷的痛苦感覺，卻無法阻止低溫對皮膚、組織和其餘部位造成傷害。[1]沒人知道道巴、冰人霍夫和他們的追隨者，是如何裸身坐在雪地裡長達幾小時卻不會失溫或得凍瘡。[2]

更令人不解的是，修煉溫和版拙火呼吸法的苯教和佛教僧侶，甚至能刺激身體產生相反的反應。這些僧侶呼吸時並沒有氣喘吁吁。相反地，他們盤腿而坐，呼吸慢且少，身體處於極度放鬆平靜的狀態，代謝率減少多達六四%——實驗室記錄到的最低數字。[3]照理說，這些僧侶應該早就沒命，至少身體也會失溫。然而，他們在這種極度放鬆的狀態下卻還能讓體溫提高兩位數，在零下的溫度坐幾個鐘頭，身體仍能冒出熱氣。

另一個一直困擾我的問題是，整體自療呼吸法之類的呼吸加法是如何引發高度超現實和幻覺般的作用。人刻意過度呼吸十五分鐘之後，大腦就會開始產生補償作用。在不少研究中，刻意過度呼吸一開始並不會導致缺氧，所有的認知功能都應該維持正常，但實際上並非如此。[4]

歐美各地的科學家花了數十年，用各種機器研究這些人，想挖掘這些呼吸法背後的運作機制。[5]但還沒有人找到答案，也沒有人能解釋其中的道理。

於是我決定往反方向找，從古代印度經典中尋求答案。這十年來，我研究和練習的每種技巧，以及到目前為止我在本書中描寫的每種呼吸法，從諧振式呼吸、菩提格呼吸法、史托吐氣法到閉氣，都源於這些古老的經典。寫下這些經典的學者顯然早就知道，呼吸不只是吸入氧氣、吐出二氧化碳和撫平神經系統而已。呼吸同時具有另一種隱形的能量，比西方科學所知的任何分子都更強大、更具影響力。

這些德羅斯應該都知道。他寫了三十本書探討最古老的瑜伽和呼吸法，得過巴西所有你想像得到的皇家勛章，包括國會議員榮譽顧問勛章、聖保羅貴族騎士大軍官勛章、巴西藝術文化歷史學院顧問等十幾種。這些原本都是頒給政治家的勛章，德羅斯全部囊括，甚至還有一面東印度功績項鍊勛章。

我橫越聖保羅人大道，走上貝拉辛特拉街，他就在幾條街之外。

• • •

打開跟瑜伽有關的書、網站、文章或IG，你可能會看到「般那」（prana）這個字眼，可以譯作「生命力」或「生命能量」。般那基本上就是古代的原子理論。車道上的混凝土、你身上的衣服、在廚房忙碌的另一半，都是由不斷旋轉的原子微粒所構成。那就是能量，就是般那。

三千年前左右，印度和中國同時出現般那的相關記載，後來更成為醫學的根基。[6]中國人稱之為「氣」並相信人體內布滿了管道，就像一條條般那電線連結體內的器官和組織。[7]日本人稱般那為或「気」，希臘人是或「pneuma」，希伯來人是或「ruah」，北美印第安人是或「orenda」。

名稱不同，但前提都一樣。某物的般那愈多，生命力就愈強。這股流動的能量若是堵住，身體就會停擺，然後生病。如果流失太多般那，無法支撐身體的基本功能，人就會死去。

幾千年來，這些文化各自發展出千百種保持般那穩定流動的方法。例如，利用針灸打開般那渠道，練習瑜伽姿勢喚醒並傳送體內能量。此外，辛辣食物含有大量的般那，這是中國和印度傳統菜餚常加辣椒的一個原因。

但是最強大的方法還是吸入般那，也就是呼吸。呼吸法對般那太過重要，因此氣、ruah和古代其他代表能量的字眼都是呼吸的同義詞。每次呼吸都是在擴展我們的生命力。中國人以「氣功」來指稱一整套調節呼吸的系統，「氣」即代表呼吸，「功」指工作，合在一起就是呼吸工作。

西方醫學發展了好幾百年，從未發現般那[8]，甚至從未確認過它的存在。[9]然而，一九七〇年有一群物理學家嘗試測量它的力量。[10]當時有個叫拉瑪導師（Swami Rama）的人走進堪薩斯州托皮卡市的門寧格診所（Menninger Clinic），那在當時是當地最大的精神科訓練中心。

拉瑪一襲飄逸白袍，戴著念珠項鍊，腳穿涼鞋，長髮披肩。他能說十一種語言，多半以堅果、水果和蘋果汁果腹，聲稱自己身無分文。「身高六呎一吋，體重一百七十磅，能言善辯、活力充沛，令人又敬又畏。」醫院的一名員工說。

他從三歲開始，就在北印度的家鄉附近修持瑜伽和呼吸法。[11]後來搬到喜馬拉雅山上的寺院，跟著聖雄甘地、奧羅賓多（Sri Aurobindo）和其他東方上師研習密法。二十幾歲時，他遠赴西方就讀牛津和其他大學，之後開始走訪各地，把大師傳授給他的方法教給想學的人。

一九七〇年春天，拉瑪坐在門寧格診所一間小巧素樸的辦公室裡，胸前接上心電圖，額前戴上腦波感測器。[12]艾默．葛林（Elmer Green）醫師站在他前方，戴著一副厚重的眼鏡查看機器。葛林曾是海軍的軍武物理學家，目前在診所裡負責自主控制計畫，即調查「身心自我調節」功能的實驗室；身心自我調節就是日後所謂的「身心連結」。他從同事那裡聽說印度冥想者的神奇能力，也看過拉瑪最近在明尼蘇達州某榮民醫院所做實驗的資料。[13]他想用最先進的科學儀器證明這些實驗結果。他想親眼證實般那的強大力量。

拉瑪吐氣，撫平心情，垂下厚重的眼皮，然後開始呼吸，仔細控制進出身體的空氣。腦波圖上的線條愈來愈長而平緩，從極度活躍的貝塔波變成平靜、沉思的阿法波，再變成長而低的德爾塔波，腦波等同於進入深層睡眠。拉瑪停在這種昏睡狀態下半小時，放鬆到一度開始輕輕打呼。「醒來」之後，他卻可以鉅細靡遺地複述當他的腦波呈現深層睡眠狀態時，房間裡進行的對話。不過，拉瑪不稱之為「深層睡眠」，而是「瑜伽睡眠」，這時他的「大腦睡著了」，心智卻很活躍。

在下個實驗中，拉瑪把重心從大腦轉移到心臟。他靜坐不動，呼吸數次，然後在接收到訊號時，將心率從七十四降到五十二，過程不到六十秒。接著，他在八秒內把心率從六十增加到八十二。拉瑪的心跳一度降到零並停了三十秒。[14]葛林以為他關閉了心臟，但細看心電圖才發現拉瑪命令心臟一分鐘跳三百下。心臟跳這麼快時，血液不可能通過心室。因此，名為「心房撲動」的現象才經常造成心跳停止和死亡。但拉瑪絲毫不受影響，甚至聲稱他可以維持這種狀態半個小時。實驗結果後來刊登在《紐約時報》。[15]

拉瑪繼續將般那（或血流，或兩者皆有）轉移到身體其他部位，用意念控制它從一隻手移到另一手。十五分鐘內，他就讓小指和拇指的溫度相差約攝氏六度。[16]從頭到尾，他的手都沒有移動。

拉瑪的神力跟氧氣、二氧化碳、酸鹼值和壓力荷爾蒙都無關。在兩次實驗中，據知他的血液氣體濃度和神經系統都正常。有另一種奇特的般那力量在發揮作用，是拉瑪操控自如的一種微妙能量。葛林醫生和門寧格團隊知道它在那裡，他們測到它對拉瑪的身體和大腦的影響，只是無法用任何機器來計算它。

一九七〇年代初，拉瑪成了不折不扣的呼吸大明星。他濃密的眉毛和銳利的眼神登上《時代》、《花花公子》、《君子》等雜誌，之後也在《唐納修脫口秀》（*Donahue*）之類的日間談話節目出現。[17]西方世界從未看過像他這樣的人，但其實拉瑪沒有那麼特別。

法國心臟科醫師德蕾絲．布洛思（Thérèse Brosse）四十年前就記錄過一名瑜伽士做過同樣的事：隨心所欲地停止和啟動心跳。[18]加州大學洛杉磯分校的研究員溫傑（M. A. Wenger）重做一次測驗後發現，瑜伽士不只能控制心跳和心跳強度，也能控制額頭的汗流程度與指尖的溫度。拉瑪的「超能力」根本不是超能力，而是印度瑜伽士代代相傳的標準修行方式。

拉瑪在團體課程和教學影帶中，揭露了般那控制法的一些祕訣。他建議學員從調和呼吸開始，移除吸吐之間的停頓，使每次呼吸都連成一線毫無中斷。這部分熟習之後，就能開始練習延長呼吸。

每天都要躺下來，短暫地吸氣，然後吐氣數到六，逐步練到吸氣四秒、吐氣八秒，目標是六個月後能吐氣半分鐘。[19]拉瑪跟學員保證，如果能練到吐氣三十秒，他們「就能排掉所有毒素，不再生病」。在一段教學影片中，他輕輕撫摸自己的手臂，說：「你的身體看起來就會光滑無比，像絲綢，看到沒？」

將般那注入身體很簡單，只要呼吸就行了。但要學會控制這股能量，指揮它往哪個方向走，還必須花點時間。拉瑪顯然在喜馬拉雅山上學會了高強的武功，但據我觀察，他在著作和許多教學影片中從未詳細說明。[20]

• • •

般那到底是何種「生命不可或缺的物質」，又是如何運作，我能找到的最佳解釋並非來自瑜伽士，而是一名匈牙利的科學家。小時候他曾被退學，長大後為了離開一次大戰的戰場，開槍打傷自己的手臂，日後因為維生素C的突破性研究榮獲諾貝爾獎。

此人就是聖捷爾吉（Albert Szent-Györgyi）。[21] 一九四〇年代他前往美國，之後帶領國家癌症研究基金會，致力研究細胞呼吸多年。在麻薩諸塞州伍茲霍爾的實驗室工作期間，他提出了細微能量驅動所有生命和宇宙萬物的理論。

「所有生物都只是同一棵生命樹上的葉子。」他寫下：「植物、動物及其個別器官具有的各種功能，都是同一種有機體的展現。」[22]

聖捷爾吉想瞭解呼吸的過程，但不是身體或心智層面，甚至不是分子層面。他想知道我們攝入體內的呼吸，是如何與體內的組織、器官和肌肉在次原子層面互動。他想知道生命如何從空氣獲得能量。

我們周圍的一切都由分子組成，而分子由原子組成，原子則由更小的質子（帶正電）、中子（不帶電）和電子（帶負電）組成。所有物質說到底都是一種能量。「我們無法將生命跟有機體分開。」聖捷爾吉寫道：「研究有機物和它的反應，無可避免就得研究生命本身。」

鳥類、蜜蜂和樹葉之所以異於石頭之類的非生物，差別在於內含的能量多寡，又或者說，物質中組成分子的原子裡的電子所具備的「可激發性」。電子愈容易且愈常在分子之間轉移，物質就愈「不飽和」，生命力就愈強。[23]

聖捷爾吉研究了地球上最早的生命形式，推測它們都是由「弱電子受體」組成，意思是無法輕易接收或釋放電子。他認為這種物質的能量較少，因此演化機率低，只會待在原地晃蕩什麼也不做，就這樣過了千百萬年。[24]

後來，這種物質產生的副產品氧氣在大氣中逐漸累積。氧氣是一種強電子受體。新物質演化成能夠消耗氧氣之後，比之前的厭氧生物能吸收並交換更多的電子。有了多餘的能量，早期的生命相對快速地演化成植物、昆蟲和其他生物。「生命狀態就是這樣的電子不飽和狀態。」[25]聖捷爾吉寫道：「大自然簡單而巧妙。」[26]

這個理論適用於今日地球上所有的生命。生命能消耗的氧氣愈多，電子可激發性就愈高，生命力因此更強。當生物蓄勢待發，能用可控制的方式吸收並轉移電子，就能保持健康。相反地，若細胞失去卸載和吸收電子的能力，就會開始衰敗。[27]「不可逆轉地移除電子，會導致死亡。」聖捷爾吉指出。喪失電子可激發性就是金屬生鏽、葉子枯萎的原因。

人也會「生鏽」。根據聖捷爾吉的說法，當人體細胞失去吸引氧氣的能力，裡頭的電子就會慢下來，停止跟其他細胞自由交換，導致成長變得混亂失常。於是，組織開始跟其他物質一樣逐漸「生鏽」。但我們不稱之為「細胞生鏽」，而是癌症。這也說明癌症為什麼會在低氧環境下成長茁壯。[28]

維持體內組織健康的最佳方法，就是模仿地球早期的厭氧生命演化出的功能。具體來說，就是讓身體隨時充滿「強電子受體」——氧氣。緩緩呼吸、減少呼吸，以及透過鼻子呼吸，能平衡體內呼吸氣體的濃度，將最多氧氣輸送給最多組織，使細胞擁有最高的電子可激發性。

「我們之前的每個文化和醫學傳統，都是藉由轉移能量來療傷治病。」聖捷爾吉說。[29]電子移動而產生的能量，讓生物盡可能存活並保持健康。無論是般那、orenda、氣，還是 ruah，名稱或許各異，但原理都相同。聖捷爾吉顯然將此奉為圭臬。他逝於一九八六年，享壽九十三歲。

• • •

我敲了門，門打開，打過招呼之後，我在德羅斯工作室的接待大廳坐下。周圍是木頭地板、舒適的沙發、白色牆壁，還有裱了框的世界地圖。房間中央有個牌子，上面寫著：「停下來呼吸。」

一群德羅斯的教師和學員在大廳中央用葡萄牙文談天說笑，一邊用陶杯喝香料茶，皮赫羅（Heduan Pinheiro）也是其中之一。他身穿毫無皺摺的襯衫和白色長褲，活像八〇年代的電視喜劇演員。皮赫羅掌管這裡以北的兩間德羅斯工作室，在百忙中好心抽空當我的導遊和翻譯。我們穿過接待區，走上一道陰暗的樓梯去見他口中的「大師」。

小辦公室裡掛了許多勛章和銀劍，上面都刻有共濟會的獨眼金字塔標誌，也就是你在一美元鈔票後面和老建築上會看到的圖像。「他們頒給我這些東西，我也不知道為什麼！」德羅斯說，起勁地跟我握手。他身強體壯，留著整齊的白鬍，一雙寬長的棕色眼睛。身後的書架擺滿他的百萬暢銷書，題材從調息、業力到其他古老瑜伽密法都有。[30]我讀過其中幾本，沒有意外的發現，全都是我這幾年早就知道也試過的呼吸法。

這樣的結果也不令人意外。瑜伽和最早的呼吸法歷史久遠。不過我終於來到這裡，滿心期待跟德羅斯交換意見，聽聽他對般那和呼吸這門失傳的知識和技術有什麼我不知道的見解。

「要開始了嗎？」他問。

• • •

如果回到大約五千年前，來到現今阿富汗、巴基斯坦和印度西北部所在的邊境地帶，你會看見黃沙、岩石山脈、灰撲撲的樹木、紅土和寬闊的平原，景色跟今日中東大多數地區一樣。[31]可是你也會看見其他景象：五百萬人住在一大片紅磚屋裡，道路整齊地排成幾何形狀，孩童把玩著紅銅、青銅和錫製的玩具。死巷之間是水不停流動的公共浴池，廁所管線連接著複雜的污水系統。在市集裡，你會看到商人用砝碼和標準化的量尺估量商品；雕刻家把石頭刻成精美的雕像；陶藝家正在製作容器和寫字板。

這是印薩兩河文明，以貫穿這片流域的兩條河（印度河和薩拉斯瓦蒂河）命名。印薩兩河是人類古代地理面積最大（約三十萬平方哩）、[32]也最進步的文明之一。據知印度河流域沒有教堂、寺廟或神聖空間。那裡的居民也沒有製作供人膜拜的神像或聖像。

宮殿、城堡和宏偉的政府建築都不存在。當地很可能並不信神。

但是那裡的人相信呼吸的轉化力量。該文明的一枚印章於一九二〇年代出土，上面刻了一個姿勢獨特的人。[33]他坐姿直挺，手臂往外伸，手放在膝蓋上，拇指朝前，下半身盤腿而坐，腳底相連，腳趾朝下。他的肚子鼓起，充滿空氣，因為刻意吸氣。其他很多出土人像都擺出同樣的姿勢。這些文物是人類史上所載最早的「瑜伽」姿勢，而且也很合理。印度河流域正是瑜伽的誕生地。[34]

原本一切都欣欣向榮，直到西元前兩千年的一場乾旱使得人口開始外移。後來，西北方的亞利安人入侵。這裡指的不是納粹傳說中金髮碧眼的士兵，而是來自伊朗的黑髮蠻族。[35]亞利安人侵占了印薩兩河文明，將其文化整理、濃縮，並用自己的母語梵文改寫。[36]我們就是從梵文譯本接觸到「吠陀」，也是最早出現「瑜伽」（yoga）一字的宗教與神祕主義經典。《廣林奧義書》（*Brihadaranyaka*）和《歌者奧義書》（*Chandogya Upanishads*）這兩部由吠陀發展而來的經典，[37]記載了最早的呼吸和控制般那的教法。

之後幾千年，古老的呼吸法傳遍印度、中國和更遠的地方。[38]西元前五百年左右，這套技巧經過濾、整合成《瑜伽經》（*Yoga Sutras of Patanjali*）。[39]放慢呼吸、閉氣、深呼吸至橫膈膜和延長吐氣[40]，都源自這部古老的經典。《瑜伽經》第二章五十一節，有一段話可大致翻譯如下：

海浪捲上來沖向你，撲上海岸。之後海浪轉向，經過你返回海洋……這就有如呼吸：吐氣、轉化、吸氣、轉化，然後再從頭開始。

《瑜伽經》中並無提到要輪流，甚至重複做不同的姿勢。梵文的 asana（體位）最初是指「座位」和「姿勢」，不只是「坐」這個動作，還有坐的材料，**完全沒有**站起來和移動的意思。最早的瑜伽是一種靜止不動和透過呼吸建立般那的技術。

德羅斯在一九七〇年代對這種古老瑜伽產生興趣。當時他正在橫越印度的途中，試圖拼湊出印度河流域最早的瑜伽原貌。他到喜馬拉雅山腳下、印度的瑞詩凱詩（Rishikesh）上課。那裡的瑜伽教室很陽春，只有黃土地板，天冷時村人都會擠進來取暖。

課程很隨興，師生之間以禮相待，但很輕鬆。老師上課時會跟學生開玩笑，學生也不遑多讓。「再加把勁！」老師會用粗啞的聲音大刺刺地喊。[41]「你可以做得更好！」裡頭沒有「體操、反體操、生物能量學、神祕主義、唯靈論、禪學、舞蹈、肢體表達、養生飲食或指壓。」德羅斯日後回憶。一旦完成某個姿勢，就會維持很長一段時間。長久維持這些姿勢，能幫助學員全然專注於呼吸。課程很吃力，上完課後，德羅斯滿身大汗又全身痠痛。

「跟現在的瑜伽完全不同。」他坐在桌子對面說。他告訴我，直到二十世紀瑜伽姿勢才互相結合並且不斷重複，形成名為「流動瑜伽」的有氧舞蹈。[42]這就是現今在健身房、舞蹈和瑜伽教室教的瑜伽和其他混合運動。古代的瑜伽、以般那為中心的練習、靜坐和呼吸，後來都成為一種有氧運動。

這並不表示現代瑜伽不好，只是說它跟源於五千年前的古老瑜伽非常不同。目前全球估計有二十億人學習現代瑜伽，[43]藉此放鬆心情、保持體態和肢體靈活，所有的伸展和運動都具有類似的效果。許多研究也證明流動瑜伽和瑜伽體位對身體的療效，包含站姿和坐姿。

但我們失去了什麼？[44]

德羅斯花了二十年遠赴印度學習梵文，「一點一點從千百年的殘簡斷編中」挖掘古老的瑜伽經典。他找到資料證實，最早的瑜伽名為Yôga（ô要拉長音），來自古老的里利須瓦拉桑奇亞流派（Niríshwarasámkhya lineage），是一種跟現代瑜伽截然不同的訓練和哲學，因此德羅斯認為應該用古名來稱呼它。

他告訴我，古瑜伽從來就不是用來治病的，而是幫助健康的人進一步發揮潛能：教人利用意識的力量隨心所欲提高體溫、擴展意識、控制神經系統和心臟，以及活得更久、更有朝氣。

長達好幾個小時的訪談結束前，我告訴德羅斯十年前我在那棟維多利亞老宅的經驗。我在那裡學習名為「淨化呼吸法」的古老調息法，很快就感受到它強大的力量。我告訴他，每當我練習傳統的瑜伽呼吸法時，就會有相同、但較為溫和的反應，有好幾百萬人也跟我一樣。

淨化呼吸法屬於克里亞瑜伽（Kriya）的一種。不同版本的克里亞瑜伽，在西元前四百年就已出現，據說克里希納（譯註：印度教的主神）、耶穌基督、聖保羅和巴坦加里（Patanjali，譯註：印度古代哲學家，《瑜伽經》的作者）都曾修習過。[45]我學的版本是一九八〇年代由詩麗．詩麗．若威香卡（Sri Sri Ravi Shankar）確立的，現今全世界有數千萬人[46]透過他成立的「生活的藝術基金會」學習這套呼吸法。[47]德羅斯告訴我，它跟拙火其實差不多，因為兩者都源自古老的瑜伽。*

淨化呼吸法跟掘火呼吸法一樣並不輕鬆，需要投入時間、專注力和意志力。核心方法就是四十多分鐘的強度呼吸，從一分鐘一百多次的急促呼吸到幾分鐘的慢呼吸，然後幾乎停止呼吸。之後再重來一遍。

我告訴德羅斯當年我汗流浹背，失去時間感，連續幾天覺得整個人輕飄飄。還有我花了十年尋找答案，進行各式各樣的實驗，分析自己的血液氣體，掃描我的大腦。

他平靜地聽我敘述，雙手整齊交疊，類似的經歷他聽過太多了。他說，我從數據或科學測量中不會有任何發現，因為我找錯了地方。

那是能量，是般那，發生在我身上的事簡單而普遍。我經由長時間的猛烈呼吸累積了大量般那，只是我還無法適應。這就是我汗流浹背和意識改變的原因。淨化呼吸法原文中的 Sudarshan 來自兩個字，su 代表「好的」，darshan 代表「視力」。以我的例子來說，我突然間視線大開。

古代瑜伽士用幾千年的時間磨練調息法，尤其是控制這股能量，將它傳送到全身以

＊雖然淨化呼吸法和其他克里亞瑜伽一開始或許不是用來治療疾病，但它們確實有此功用。哈佛醫學院、哥倫比亞大學醫學院等機構都發現，淨化呼吸法對一些疾病具有高度療效，包括慢性壓力、關節痛及自體免疫疾病。

利「明目」，只是效果稍微比我柔和一些。整個過程應該要幾個月或幾年才能駕馭。像我這樣的現代修習者或許可以練練看並加速整個過程，但終究會失敗，開始出現幻覺、大吼大叫、失禁等現象。這些都不應該發生，這表示我們已經走火入魔。

淨化呼吸法、拙火，或任何一種源於古代瑜伽的呼吸法，關鍵都是學會沉住氣、保持彈性，以及慢慢吸收呼吸帶來的效果。[48]德羅斯說，我的淨化呼吸法初體驗或許有點強烈，但也讓我相信呼吸本身的強大力量。

最後，那也是我今天來到這裡的原因。

又經過幾次問答之後，我該告辭了。德羅斯得打包行李回紐約，他的同事在翠貝卡和格林威治村開了兩間生意興隆的德羅斯教室。而我還得搭十七個小時的飛機回家。

我們互相道謝，握握手，然後我就跟著我的翻譯經過閃亮的銀劍和紅緞帶，走回陰暗的長廊。但就在離去之前，皮赫羅突然主動表示要教我幾招德羅斯最有名的古老瑜伽呼吸技巧。

我們爬上三樓，脫下鞋子，走進教室。裡頭跟我去過的其他瑜伽教室沒有兩樣。地上鋪了藍色軟墊，一整面牆都是鏡子，還有書櫃和梵文海報。皮赫羅盤腿跪坐，身體剛好介於兩扇窗戶之間，在房間打下有如佛陀的影子。我在他對面坐下。一分鐘後，我們開始呼吸。

我們從勝利呼吸法開始，捲舌伸向口腔後方，然後閉氣。我們還做了幾次收束法，藉由收縮喉嚨、腹部和其他部位的肌肉，重新導引般那，將它鎖在體內。之後，我在他前面躺下來，看著天花板上的白色吸音磚。最後一個練習的目的是要累積體內的般那並集中精神。

「專注在單一一個從吸到吐的空氣流動。」皮赫羅說。這跟我多年前去上淨化呼吸課聽到的指示一樣，跟我幾年後在歐爾森那裡聽到的指示一樣，也跟我在冰人呼吸法教練馬基那裡聽到的一樣。現在我知道過程了，我已經領略其中的竅門。

我放鬆喉嚨，深吸一口氣到腹部，再徹底吐氣。再次吸氣，然後重複。

「完整吸氣，完整吐氣。」皮赫羅說：「繼續！繼續呼吸！」

• • •

那種感覺再度浮現。繞了一圈我又回來了。耳朵嗡嗡叫，胸口像重金屬樂團的大鼓雙踏板砰砰響。溫暖的靜電流向我的肩膀和臉。浪潮捲起，撲打上來，然後轉向後退，返回大海。

這種感覺我多年前就感受過，想必就是印度河流域的人在五千年前，以及此後兩千年古代中國人有過的同樣感受。大衛－尼爾藉此在喜馬拉雅山的洞穴裡維持體溫，拉瑪將它集中於自己的手和心臟。菩提格在莫斯科第一醫院氣喘病房的窗前重新發現了它。史托在紐澤西的榮民醫院把這個方法教給垂死的病患。

就在我的呼吸稍微加快、加深的同時，這十年來我探索過的所有呼吸法便一下子湧上心頭：

瑜伽調息法。菩提格呼吸法。諧振式呼吸法。低換氣。呼吸調和。整體自療呼吸法。Adhama。Madhyama。Uttama（譯註：前三者是瑜伽調息法的低等、中等、高等這三種類別）。自然懸息（Kêvala）。胎息。靜坐調息。嵩山太無先生氣經。拙火呼吸法。淨化呼吸法。

名稱或許隨著時間改變，方法或許在不同時空、不同文化中，因為不同的原因而改變了用途和包裝，卻從未消失。這些方法一直都在我們體內，只是等著被開發利用。

這些方法給了我們擴展肺部、矯正身體、促進血流、平衡身心，以及刺激體內電子的工具，讓我們睡得更好、跑得更快、潛得更深、活得更久，並持續進化。

透過這些呼吸法展現的生命奧妙，就隨著我們每一次的呼吸一點一點展開。

# 結語　存乎一息

這地方一點都沒變。磨舊的波斯地毯。隨風喀喀細響、油漆剝落的窗戶。柴油貨車匡啷匡啷駛過佩吉街，昏黃的街燈照亮絲絲棉絮。有幾張熟悉的面孔，例如眼神像囚犯的男人、頂著西瓜皮的男人，還有帶著不明東歐腔的金髮女人。我走到角落的老位置，在窗邊坐下。

上次我走進這裡體驗呼吸的威力，已經是十年前的事。這十年，我走訪各地、做研究、拿自己做實驗，這期間我發現呼吸的好處不勝枚舉，有時甚至深不可測，但同時也有一定的限制。

幾個月前，我清楚卻也不安地發現了這個事實。當時我人在奧勒岡州的波特蘭，剛結束一場以本書內容為主的演講。我步下講台，走去大廳跟朋友聊天，這時有個女人走過來，她睜大眼睛，手在顫抖。她告訴我，她的母親最近肺栓塞，亟需一種能移除肺臟血塊的呼吸法。

幾週之後，我在飛機上，坐我旁邊的女人看見我筆電上的頭骨照片，好奇詢問我在研究什麼。我告訴她之後，她說她有個朋友有嚴重飲食失調、骨質疏鬆和癌症，所有治療都無效。她問我有沒有哪種呼吸法能幫助她朋友恢復健康。

我給他們的回答，也是我想在這裡釐清的事實。那就是，呼吸跟所有治療或藥物一樣並非萬能。呼吸快或慢或暫停呼吸，無法治癒肺栓塞。從鼻子吸氣並大口吐氣無法阻止神經肌肉遺傳疾病發作。沒有任何呼吸方法能治好末期癌症。這些嚴重疾病都需要盡快接受治療。

淋巴結發炎時，如果沒有抗生素、免疫系統和在最後一刻衝去就醫，我早就一命嗚呼。上世紀研發的醫療技術拯救了無數生命，也大幅提高了全球人類的生活品質。

儘管如此，現代醫學仍然有其限制。蓋爾伯當了三十年牙醫，也是睡眠問題專家，他曾說：「我面對的是行屍走肉。」我從我岳父史多利（Don Storey）醫生口中也聽到類似的話，他擔任胸腔科醫師已有四十年。哈佛、史丹佛和其他機構的許多醫生都告訴我同樣的事。他們說，現代醫學用來緊急切除及縫合身體局部區域的成效驚人，但對於治療較輕微、慢性的系統疾病卻效果不彰，例如氣喘、頭痛、壓力和自體免疫疾病等多數現代人常要對抗的病痛。

這些醫師不厭其煩地向我解釋，一個反映自己工作壓力大、有腸躁症、憂鬱症、偶爾手指會刺痛的中年男性，就是得不到跟腎衰竭病患一樣的關注。醫生只會開給他血壓藥和抗憂鬱藥就打發他。現代醫師扮演的角色是滅火，不是把煙慢慢吹熄。

沒人喜歡這樣的結果。醫生對於自己沒時間也沒資源防治慢性病而感到沮喪，患者則發現他們的狀況不夠危急，因而得不到他們想要的關照。

我相信這就是為什麼有那麼多人、那麼多醫學研究者轉向呼吸的原因。呼吸法跟所有東方醫學一樣，最適合用於預防保養，當作一種維持體內平衡的方式，避免小問題演變成大病。身體偶爾失衡時，往往也能藉由呼吸拉回平衡。

「研究六十多年生命系統之後，我相信無止境的病痛讓人以為人體充滿缺陷，其實人體近乎完美。」諾貝爾獎得主聖捷爾吉寫道：「缺陷多半不是因為它天生不完美，而是因為我們濫用它。」[1]

聖捷爾吉說的是人自己造成的病痛，或是人類學家科魯奇尼說的「文明病」。現代十大死因中，有九個是因為我們吃的食物、喝的水、居住的地方和工作的空間所引起的，例如糖尿病、心臟病和中風。[2]這些都是人類自己造成的疾病。

有些人或許因為遺傳容易罹患某些病，但不表示一定會得到這些疾病。基因能夠開啟，就能夠關閉。[3]或開或關，完全取決於環境輸入身體的東西。注重飲食、加強運動，以及移除家中和工作場所的毒素和壓力，都對預防和治療大多數的慢性文明病有深遠的效果。

呼吸就是一種重要的輸入。根據我這十年來的發現，每天通過肺臟的空氣有三十磅，[4]而我們細胞消耗的一．七磅氧氣，就跟我們吃的東西跟運動的量一樣重要。呼吸是健康的一大支柱，只是長久以來被人遺忘。

「如果要我只給人一個活得更健康的建議，那就是學好怎麼呼吸。」名醫安德魯．威爾（Andrew Weil）說。[5]

雖然研究者對這個浩瀚領域的瞭解仍然有限，目前我們對於「正確呼吸」已經有不少共識。

總而言之，以下是我們學到的訣竅。

## 閉上嘴巴

史丹佛實驗結束後兩個月，納雅克醫生把二十天的實驗結果寄給我和歐爾森。我們已經知道最重要的結論：嘴呼吸很要命。

完全用嘴呼吸僅僅二百四十小時，我們的兒茶酚胺和壓力荷爾蒙就飆升，顯示我們的身體和心理都受到了壓力。我的鼻子感染了白喉棒狀桿菌。如果再繼續用嘴呼吸幾天，很可能演變成貨真價實的鼻竇炎。此外，我的血壓一飛衝天，心率變異性直直落。歐爾森的數據跟我差不多。

晚上睡覺時嘴巴張開，未加壓過濾的空氣進進出出嘴巴，壓扁了我們喉嚨內的柔軟組織，使我們反覆出現夜間窒息的感覺。我們開始打呼，幾天後還會嗆到自己，睡眠呼吸中止症一次又一次發作。再繼續用嘴呼吸下去，很可能會演變成慣性打呼和阻塞型睡眠呼吸中止，高血壓、代謝和認知問題也會隨之而來。

並非所有數值都起了變化。血糖值維持不變。血液中的細胞數和游離鈣沒有變化，其他血液檢驗多半也沒變。

另外也有少數意外的發現。我的乳酸值（無氧呼吸的度量衡）實際上隨著嘴呼吸降低，表示我使用了更多消耗氧氣的有氧能量。這跟大多健身教練的預期剛好相反（歐爾森的乳酸值則稍微增加）。我瘦了大約兩磅，可能是吐氣流失的水分。但相信我：非常不建議度假完後用嘴呼吸來減重。

伴隨的疲倦、煩躁、易怒和焦慮會讓你不得安寧，還有口臭、頻尿、精神恍惚、兩眼無神、胃痛。簡直糟透了。

人體之所以演化成能夠經由兩個管道呼吸，自然有它的理由。這能提高我們存活的機率。鼻子如果塞住，嘴巴就成了備用的呼吸系統。神射手史蒂芬·柯瑞灌籃之前大口喘氣，生病的孩子發燒時氣喘吁吁，或是你跟朋友哈哈大笑時吸入幾口空氣，這些短暫的嘴呼吸都不會對健康造成長久的影響。

長期用嘴呼吸就不同了。人體的設計原本就不適合從早到晚長時間處理未經處理的空氣。這不是它正常的功能。

## 用鼻子呼吸

我跟歐爾森拿掉鼻塞和膠帶那天，我們的血壓隨即降下來，二氧化碳濃度升高，心跳恢復正常。打呼的時間比嘴呼吸階段減少了九倍，一天原本要打呼好幾個鐘頭到後來只剩下幾分鐘。不到兩天，我們完全不再打呼。我鼻子裡的細菌感染很快就自動痊癒。[6]我跟歐爾森藉由鼻呼吸治癒了自己。

史丹佛聲音和吞嚥中心的語言治療師安．柯尼對此結果大為嘆服。她自己也克服了鼻塞和嘴呼吸的問題，因此目前她正在整理兩年來用睡眠膠帶治療五百名受試者的打呼和睡眠呼吸中止症的效果。

鼻呼吸的好處還延伸到臥房之外。我在健身腳踏車上的表現提高大約一〇%（歐爾森沒有那麼顯著，只有五%左右）。跟運動訓練專家杜亞爾比起來，這樣的成果或許相形失色，但我很難想像有哪個運動員不想比對手多一〇%、甚至一%的優勢。

比較個人的一項發現是，塞住鼻子十天之後、換成鼻呼吸的前幾天，我整個人輕盈又亢奮，幾乎流下感動的淚水。我想起之前跟空鼻症候群患者的訪談，旁人總說他們瘋了，不該再抱怨，乾脆改用嘴巴呼吸。我想起那些聽大人說長期過敏和鼻塞是童年必經之路的小孩，還有說服自己每晚嗆到是老年自然現象的大人。

我經歷過他們的痛苦，很幸運能用另一種方式吸入生命。那種感覺我永生難忘，但也永遠不想再嚐一遍。

## 吐氣

史托花了半世紀的時間，提醒學生如何把空氣徹底排出體外，以便吸入更多的空氣。他訓練顧客延長吐氣，並在過程中做到長久以來從生物學角度被視為不可能的事。肺氣腫患者幾乎完全擺脫了這種「不治之症」，歌劇歌手的音色和共鳴都更出色，氣喘患者不再氣喘發作，奧運短跑選手最後奪得了金牌。

聽起來簡單，卻很少人能夠做到完整的吐氣。大多數人每次呼吸都只會動用一小部分的肺活量，導致我們事倍功半。健康呼吸的第一步就是延長呼吸，多多上下移動橫膈膜，好好把空氣吐出再吸入新空氣。

「調和式呼吸和不同模式的呼吸，差別在於一個是用最高效率運作，一個只是應付過去而已。」史托在一九六〇年代寫道：「一部引擎不需要在頂尖的狀態下才能運作，但如果是，表現會更好。」[7]

## 咀嚼

巴黎採石場的數百萬古老頭骨和莫頓收藏的數百個前工業時代的頭骨，有三個共同點：鼻竇寬闊、顎骨鮮明、牙齒整齊。三百年前出生的人類幾乎都有一樣的特質，因為他們常咀嚼。

人類臉部的骨頭跟其他部位的骨頭不同，不會到二十幾歲就停止生長。這裡的骨頭到我們七十幾歲都還能延展和改造，甚至更老都有可能。這表示無論在什麼年紀，我們都能改變口腔的大小和形狀，改善呼吸的能力。

為了達到這一點，不要遵守「吃曾祖母吃的東西」這種飲食建議。他們那一代吃的食物多半很軟又過度加工。你應該吃八代前祖先所吃的食物，更粗糙、更天然、更營養。[8]那種食物需要每天用力咀嚼一、兩個小時。此外，嘴唇合在一起，上下牙齒輕輕碰觸，把舌頭往上顎頂。

## 有時增加呼吸次數

自從跟馬基在內華達山腳下的路邊公園見過面之後，我開始在星期一晚上跟來自世界各地的幾十個人一起練習拙火呼吸法。因為馬基開了一個免費的線上課程，任何想「成為颱風眼」的人都能參加。

過去幾十年來，過度呼吸受到了各種批評指控，而且不無道理。吸進超過身體所需的空氣對肺臟有害，連細胞層面都會受到影響。今日，大多數人都呼吸過量而不自覺。

然而，用念力鞭策自己猛烈呼吸一小段時間，可能具有深遠的療效。「唯有經過斷裂，我們才能回復正常。」馬基告訴我。這就是拙火呼吸法、淨化呼吸法和激烈調息等技巧所做的事。這些方法故意對身體施壓，把它從恐懼中抓出來，好讓它一天二十三又半小時的時間能正常運作。刻意猛烈的呼吸，教我們成為自律神經系統和身體的駕駛員，而不是乘客。

## 閉氣

二氧化碳療法實驗過後幾個月，我坐在家裡讀週日的報紙，翻閱訃聞時，我看到了克萊恩醫生的死訊。克萊恩是精神科醫師，多年來致力於研究化學受器的靈活度，以及二氧化碳和焦慮之間的關係，享年九十高壽。他的研究激勵范斯坦在土爾沙展開國家衛生院補助的實驗。

我寫信告訴范斯坦這個消息，他大受打擊。他告訴我，他正打算在未來幾週跟克萊恩聯絡，跟他說一個可能「改變遊戲規則的發現」。

他所說的發現就是：杏仁核，也就是我們大腦兩邊的黏稠突起，不但掌管恐懼和情緒這些感覺，也控制我們部分的呼吸。用電流刺激癲癇患者的杏仁核，他們立刻停止呼吸。患者本人完全沒感覺，即使呼吸停止很久，也不覺得二氧化碳濃度提高。

化學受器和杏仁核之間的交流是雙向的，兩邊不斷交換訊息，每分每秒都在調整呼吸。交流若是中斷，就會一片混亂。

范斯坦認為，焦慮症患者可能出現兩邊交流中斷的現象，因此從早到晚都會不自覺地屏住呼吸。當體內的二氧化碳多到不堪負荷時，他們的化學受器才會啟動，對大腦發出立刻吸一口氣的緊急訊號。這時患者會反射性地開始奮力喘氣，驚慌起來。

久而久之，為了避免焦慮突然發作，身體會習慣保持警覺，不斷過度呼吸，盡可能降低二氧化碳的濃度。

「焦慮症患者的經驗可能是完全自然的反應，他們只是對體內的緊急狀況做出反應。」范斯坦說：「焦慮症有可能根本不是心理問題。」

范斯坦同時也指出，這項研究仍只是理論階段，需要接受嚴格的檢驗，這是他未來幾年要做的事。但若真是如此，就能解釋為什麼許多藥物都對恐慌症、焦慮症和其他恐懼引起的症狀無效，以及緩慢而穩定的呼吸治療是如何發揮效用。

## 呼吸方法差很大

自從我們為史丹佛實驗付出昂貴的代價之後，我跟歐爾森每隔幾週就會聊聊天。我們的對話永遠不無聊。「我的活力和專注力都處在人生顛峰！」慶祝完五十歲生日後，他告訴我。歐爾森是百分之百的呼吸達人，一切靠自學，還靠著一股直覺：一個基本又不可或缺的真理近在眼前，我們卻視而不見。

經過多年的奔波和研究，我有了一個體悟。我相信有個等式是所有健康、幸福和長壽的根基。說自己花了十年才發現這點，我有些難為情，也知道寫出來可能顯得微不足道。但以免忘記，我還是要說：大自然簡單而巧妙。

完美的呼吸就是：吸氣約五．五秒，然後吐氣五．五秒，一分鐘總共呼吸五．五次，總共吸進約五．五公升的氣體。

你可以練習這種完美呼吸幾分鐘或幾小時，好提高身體的效能，相信世界上不會有人嫌自己的身體效能太高。

歐爾森跟我說他正在研發更多裝置，幫助我們用這種速率慢慢、少量地呼吸。他已經打造出一種呼吸ＩＱ計，這種輕便的裝置能測量我們呼出氣體的一氧化氮、二氧化碳、氨和其他化學成分。此外，還有其他創新發明模仿完美呼吸所產生的功效，包括二氧化碳裝、二氧化碳帽等等。

在此同時，Google剛推出一款應用程式，每當有人搜尋「呼吸練習」就會自動跳出。這款應用程式訓練人每五．五秒吸氣和吐氣一次。我家這條街過去，有一家名叫Spire的新創公司，他們發明一種呼吸率追蹤器，只要呼吸太快或亂掉就會提醒用戶。在健身工業中，名為「肺擴張器」之類的阻力口罩和護齒套也蔚為潮流。

放慢呼吸、減少呼吸、用鼻子呼吸、徹底吐氣，這些很快就會跟其他許多事物一樣，變成一大商機。但別忘了最簡單的方法一樣有效，而且不需要電池、無線網路、頭部裝置或智慧型手機。它完全免費，只需要花一點時間和心力，而且只要有需要，隨時隨地都能做。那是我們祖先在二十五億年前從爛泥中爬出來時就具備的功能，是人類一直以來用嘴巴、鼻子和肺部精進了千千萬萬年的技術。

多數時候，我把它當作一種伸展運動，是久坐之後或壓力過大時幫助自己復原的一種技巧。若這還不夠，我就會來到這棟位於加州嬉皮區的維多利亞老宅，坐在喀喀作響的窗戶邊，跟我十年前第一次遇到的其他學員一起練習淨化呼吸法。

• • •

房間裡坐滿了人。我們二十個人圍成圈圈坐在一起，直起脖子，抓起羊毛毯蓋住大腿。老師按下牆上的開關，燈光一暗，街上的長影投射在地板上。他在黑暗中感謝大家來到這裡，接著撥開劉海，調整一下老收音機，再按下播放鍵。我們吸進第一口氣，然後是第二口。

海浪捲過來，沖激而上，然後轉向，退回大海。

# 致謝

人體精密無比。它如何消化、處理和從空氣中獲取能量，空氣又如何影響我們的大腦、骨頭、血液、膀胱各層面等等……只能說這些年來我體悟到了，但理解並寫下這一切，完全是另一項艱鉅的挑戰。

深深感激在這段瘋狂而詭異的旅程中賜予我時間、智慧、指導，並反覆為我矯正呼吸方式的呼吸達人。感謝史丹佛醫學院耳鼻喉及頭頸外科中心的納雅克醫師。他從長達十小時的腦部手術中溜出來，把內視鏡塞進我的鼻腔，還在義大利餐廳邊吃沙拉邊跟我解釋纖毛、蝶骨和皮脂腺的精密之處。大大感謝納雅克的研究室助理妮可・波夏（Nicole Borchard）和薩奇・督拉基亞（Sachi Dholakia）幫我收拾善後。感謝伊凡斯醫生教我「演化失調」的概念，還開那麼好的車載我在費城到處晃。貝爾弗和賽門那提醫生好多個月來跟我吃過無數次飯，為我說明無數次咀嚼壓力、一氧化氮和義大利紅酒的奧妙。腦科桂冠研究所的范斯坦醫生放下國家衛生院的實驗室工作，為我上課，解釋腦部科學、杏仁核，以及二氧化碳如何使人驚慌失措的艱深概念。

我求助並借用（皆附上註釋！）許多予人啟發的著作、訪談，以及呼吸學界的叛徒寫的論文，包括蓋爾伯、伯翰、史蒂芬・林（Steven Lin）、波伊德和帕克曼。還有加州大學洛杉磯分校缺氧研究室的約翰・斐納（John Feiner）；愛因斯坦醫學院耳鼻喉科的史蒂芬・帕克（Steven Park）；貝斯以色列女執事醫療中心胸腔、重症和睡眠醫學部門的阿米・安南（Amit Anand）、史丹佛聲音和吞嚥中心的語言治療醫師柯尼，當然還有慷慨又健談的苗醫師父子檔。

一群自己動手做的呼吸達人歡迎我進入他們的生命和肺臟，為我示範一般人在實際生活中運用呼吸法發揮的轉變力量。感謝 Iced Viking Breathworks 的馬基、MDH Breathing Coordination 的馬丁、Breathing Center 的莎夏・雅可夫列夫（Sasha Yakovleva），以及德羅斯呼吸法的德羅斯、約翰・奇森霍爾（John Cosway Chisenhall）和皮赫羅・；MindBodyClimb 的薩赫・弗萊契（Zach Fletcher），以及泰德・潘瑟（Tad Panther）。非常感謝帶我深入蒙帕納斯公墓、讓我的牛仔褲染上千年人骨粉塵的無名神祕地底探險家。也謝謝 Bodimetrics 的馬克・哥特林（Mark Goettling）提供我睡覺的房間和體適能偵測器，以及伊麗莎白・艾許（Elizabeth Asch）出借她豪華的巴黎小公寓一個月。

再多的感謝也不足以表達我對陪我大幹一場的搭檔的謝意。歐爾森是個走火入魔的呼吸達人，放棄了美妙無比的瑞典仲夏，來到濕答答的舊金山一個月，鼻子塞矽膠，手指夾上脈搏血氧計，嘴巴貼膠帶。謝了，兄弟。但下次我們可以塞住耳朵就好嗎？

剛開始，我竭盡所能地蒐集失傳的呼吸技術和知識的相關文獻，文字資料如恆河沙數，堆積如山。這是拐了彎說這本書就跟大多數著作一樣費了一番功夫，常有薛西佛斯推巨石上山那種無止無境之感。

Riverhead 出版社才思敏捷、高度專業又常愛耍寶的編輯科特妮・楊格（Courtney Young），把我原本拖泥帶水、晦澀難懂的二十七萬字英文，精簡成現在你手上這本更平易近人的書。Levine Greenberg Rostan 作家經紀公司的經紀人／副駕駛丹妮爾・斯維科夫（Danielle Svetcov）不只秒回我的討拍電話（相信我，這在業界聞所未聞），還用她特有的殘酷卻令人折服的方式，跟我一起雕塑、打磨和潤飾書中的動詞（她對我一路的支持對我來說是無價的，至少絕對不只價值百分之十五）。艾力克斯・希爾德（Alex Heard）修過數不清字跡潦草的初稿，修到手軟，連標點符號都不放過（抱歉毀了你那麼多個週末，艾力克斯）。英國企鵝出版社的丹尼爾．克魯（Daniel Crewe）從最初到最後，一直給我睿智的建議和鼓勵。

讀過最初版本並在我需要時狠狠打擊我的讀者，我欠你們的人情，要我為非作歹我都願意。感謝壞脾氣又細心的亞當．費雪（Adam Fisher）、澎湃的凱洛琳．保羅（Caroline Paul）、詩意的馬修．薩普德（Matthew Zapruder）、仔細的麥可．斯里佩克（Michael Shryzpeck）、固執的里察．洛威（Richard Lowe）、靈活的朗恩．佩納（Ron Penna），還有冷血心腸的傑森．迪倫(Jason Dearen)。需要有人幫忙毀屍滅跡時，儘管打電話給我。

我的研究助理和超強的事實查核員派翠莎．普雷茲路卡（Patrycja Przełucka）搜尋了好幾百筆論文，而且題目都是「紅血球生成和血小板生成的相互關係作為術前自體輸血的指標」和「以呼吸促進氧合作用的訓練，明顯改善第二型糖尿病和腎臟病患者的心血管自律神經失調」的文章。之後，她還得忍受來來回回、一個字一個字檢查最後版本的折磨。謝謝妳的吹毛求疵和超強文法，派翠莎。

最後要感謝我親愛的太太凱蒂．史托里（Katie Storey），時常為我的小辦公室和瘋狂生活帶來清新宜人、常帶有尤加利樹味道的氣息。*Vi ĉiam spiras freŝan aeron, varma hundo.*（熱狗，你總是呼吸新鮮空氣。）

這本書的寫作完成於舊金山機械學院圖書館威瑪時代藝術書區的書架旁、巴黎的美國圖書館，還有加州只有一百多人居住的沃爾凱諾那座古老天主教墓園旁邊、紅門小屋的餐桌上。

# 附錄　各種呼吸法

這些方法的教學影音和更多資訊，都可在 mrjamesnestor.com/breath 找到。

## 第三章：鼻孔交替呼吸法（淨脈呼吸法）

這個標準調息法可以提高肺功能，降低心率、血壓及交感神經的壓力。會議、活動或睡前做，都很有效。

- （非必要）手的姿勢：右手拇指輕放在右鼻孔，右手無名指放在左鼻孔上。食指和中指擱在眉毛上。

- 拇指按住右鼻孔，用左鼻孔慢慢吸氣。
- 吸到頂時按住兩邊鼻孔，接著放開拇指，只用右鼻孔吐氣。
- 吐氣自然結束時，按住兩邊鼻孔片刻，接著用右鼻孔吸氣。
- 持續用左、右鼻孔交替呼吸五到十回合。

## 第四章：呼吸調和

這個方法有助於增加橫膈膜的升降，提高呼吸效能。切勿勉強。每次呼吸都應該輕柔而豐盈。

- 坐正，脊椎直挺，下巴與身體垂直。
- 從鼻子輕吸一口氣，到頂時開始出聲輕輕從一數到十，不斷重複（一二三四五六七八九十、一二三四五六七八九十）。
- 吐氣自然結束時繼續數，但聲音變得細如耳語，愈來愈小聲，最後只剩下嘴巴在動，感覺肺部完全清空。

- 再輕輕吸一大口氣，重複以上過程。
- 持續十到三十回合，甚至更多。

覺得坐著練習變得很輕鬆之後，試著在走路、跑步或做其他輕度運動時練習看看。

課程和個別指導，請見 http://www.breathingcoordination.ch/training。

## 第五章：共振呼吸法（諧振式）呼吸法

這個鎮定心神的呼吸練習可讓心、肺及循環和諧一致，身體機能也能因此達到最佳狀態。沒有其他呼吸法比這個更基本、更重要。

- 坐直，放鬆肩膀和腹部，吐氣。
- 輕輕吸氣五．五秒，空氣填滿肺臟底部時，肚子隨之隆起變大。
- 緊接著輕輕吐氣五．五秒，肺臟清空時，肚子縮小變平。每次呼吸都應該感覺像一個圓圈。

- 重複至少十次，愈多愈好。

市面上有很多計時與視覺導引的應用程式。我最喜歡的是 Paced Breathing 和 My Cardiac Coherence，兩個都免費。我盡可能常常練習這個呼吸法。

## 菩提格呼吸法

菩提格呼吸法的重點，在於訓練呼吸符合代謝的需求。對大多數人來說，這就表示減少呼吸。菩提格有各式各樣的方法，幾乎都以延長吸氣和吐氣之間的時間或閉氣為基礎。底下列出幾個最簡單的方法。

### 控制停頓

這是一種評估整體呼吸健康和呼吸過程的診斷工具。

- 把有分針的手錶或有碼錶功能的手機放在手邊。

- 坐正，背打直。
- 用任一隻手的拇指和食指按住鼻孔，然後用嘴巴輕輕吐氣到自然結束。
- 啟動碼錶並開始閉氣。
- 第一次感覺到想呼吸的強烈渴望時，記下時間並輕輕吸氣。

閉氣後第一次呼吸應該要是放鬆、可控的，如果很吃力或很喘，就表示閉氣太久。過幾分鐘再試一次。「控制停頓」只能在放鬆和呼吸正常時測量，切勿在激烈運動或壓力狀態下進行。此外，它跟其他呼吸限制法一樣，不能在開車、潛水或其他覺得暈眩的情況下嘗試，人可能會因此受傷。

## 迷你閉氣

菩提格呼吸法的一大要素，就是隨時練習減少呼吸，這是它訓練身體做到的事。成千上萬名菩提格實踐者和許多醫學研究者，都保證它能避免氣喘和焦慮發作。

- 輕輕吐氣，然後把「控制停頓」的閉氣時間減少一半（例如，如果你控制停頓時閉氣可達四十秒，這裡只要閉氣二十秒）。

- 一天重複一百到五百次。

訂好鬧鐘，例如每十五分鐘一次，這是很有用的提醒方式。

## 哼歌

一氧化氮是能擴大毛細管、促進氧合作用和放鬆平滑肌的強大分子。哼歌能讓鼻腔釋放的一氧化氮多十五倍。這是增加這種重要氣體最有效而簡單的方式。

- 從鼻子正常呼吸，然後開始哼唱，任何歌曲或聲音皆可。
- 一天至少練習五分鐘，如果可以就拉長時間。

聽起來或感覺起來很可笑，也會吵到附近的人，但效果可能很顯著。

## 走路／跑步

較不極端的低換氣運動（我在金門公園慢跑時的酷刑除外），能提供高海拔訓練的諸多好處。不但簡單，而且在任何地方都可以進行。

- 走路或跑步一、兩分鐘，過程中用鼻子正常呼吸。
- 吐氣，然後按住鼻孔，用同樣的速度繼續走或跑。
- 明顯感覺到快要沒氣時，放開鼻孔輕輕地呼吸，只用平常一半的速度呼吸約十到十五秒。
- 恢復正常呼吸三十秒。
- 重複約十個回合。

## 清除鼻塞

- 坐直並輕輕吐氣，然後按住兩邊的鼻孔。
- 盡量不去想閉氣的事。上下左右搖頭，或者去快走，跑一跑，跳一跳。
- 強烈感覺到快要沒氣時，就用鼻子緩緩、有節制地吸氣（如果還是鼻塞，就噘嘴用嘴巴輕輕吸氣）。

- 繼續這種平緩有節制的呼吸至少三十秒到一分鐘。
- 重複所有的步驟六次。

麥基翁的《改變人生的最強呼吸法》（*The Oxygen Advantage*）提供了減少呼吸的詳細步驟和訓練課程。普提格呼吸法的個別指導，可見 www.consciousbreathing.com、www.breathingcenter.com、www.buteykoclinic.com 或洽合格的菩提格指導員。

## 第七章：咀嚼

加強咀嚼能使臉部長出新的骨骼並打開氣道。對一般人來說，一天咀嚼好幾個鐘頭（投入這些時間和力氣才能得到好處）非但不可能，也很累人。有些工具和替代方式可以代勞。

## 口香糖

嚼口香糖能強化顎骨，刺激幹細胞生長，但質地硬一點效果更好。

- Falim：土耳其品牌的口香糖，跟皮鞋一樣硬，一塊可以嚼一小時左右。我發現無糖的薄荷口味最好（其他像碳酸鹽、檸檬草和含糖口味，通常口感較軟、味道較差）。
- 乳香樹膠：常綠灌木乳香黃連木的樹脂，在希臘群島已經栽種千年。網路上可找到多種廠牌。味道雖然不佳，但是對顎骨具有強大的鍛鍊效果。

## 口腔裝置

值此寫作之際，貝爾弗和同事賽門那提 (Scott Simonetti) 研發的「預防性口腔裝置」剛拿到美國食品藥物管理局的許可。這個小固定器可裝進下排牙齒，模擬咀嚼壓力。更多相關資訊，請見 www.discoverthepod.com 及 www.drtheodorebelfore.com。

## 上顎擴張器

擴張上顎和打開氣道的裝置很多，各有各的好處和壞處。首先，請跟功能性齒顎矯正專科的牙科專家聯絡。

美國東岸可洽伊凡斯醫師的 Infinity Dental Specialists（www.infinitydentalspecialists.com），西岸可洽韓恩醫師的 Face Focused (facefocused.com)。他們是全美最具聲望的牙科診所，也是很好的起點。至於大西洋對岸，英國人可洽苗麥克醫師的診所 orthodontichealth.co.uk。

# 第八章：拙火呼吸法

拙火呼吸法有兩種：一種能刺激交感神經，另一種能引發副交感神經的反應。兩種都很有效，但前者因冰人而大受歡迎，也比較簡單好上手。

值得再度提醒的是，切勿在岸邊或開車、走路及任何萬一昏過去可能受傷的地方練習。孕婦或心臟病患者，請徵詢醫師。

- 找個安靜的地方平躺下來，頭下墊枕頭。放鬆肩膀、胸部、腿部。
- 快速進行三十次腹式深層呼吸，並將空氣吐出。盡可能用鼻子吸氣，若是鼻塞就噘嘴呼吸。每次吸氣，應該感覺像浪潮漲滿腹部，然後往上輕輕穿過肺臟。吐氣時順序也一樣，先清空腹部再換肺部，讓空氣從鼻子或噘起的嘴唇呼出。
- 到第三十次時，吐氣到「自然結束」，肺部只留下約四分之一的空氣。閉氣，時間愈久愈好。
- 閉氣到受不了時，先吸一大口氣，再閉氣十五秒。輕輕地把吸進的空氣移往胸腔再到肩膀，然後吐氣並重新開始深層呼吸。
- 整個過程重複至少三次。

拙火呼吸法需要練習才能上手，看書學可能有難度也不好理解。冰人呼吸法的教練馬基每週一晚上太平洋標準時間九點都會開免費的線上課程。到 www.meetup.com/Wim-Hof-Method-Bay-Area 註冊，或從 Zoom 平台登錄 tinyurl.com/y4qwl3pm。馬基也在北加州提供個別指導：www.wimhofmethod.com/instructors/chuckmcgee-iii。

拙火冥想法靜心版的教學，可見：www.thewayofmeditation.com.au/revealing-thesecrets-of-tibetan-inner-fire-meditation。

## 第九到十章：淨化呼吸法

這是我學過最強大的呼吸法，也是最需要全心投入且最難堅持到底的一種。包含四個階段：嗡音吟唱、限制呼吸、定速呼吸（吸氣四秒、閉氣四秒、吐氣六秒、閉氣兩秒），還有最後四十分鐘的猛烈呼吸。

YouTube 能找到一些教學影片，但若想學會正確的動作，強烈推薦你找人深入指導。「生活的藝術」有週末工作坊帶新學員練習。更多資訊見 www.artofliving.org。

• • •

底下是一些因為某些原因未放入本書正文的呼吸法。但我跟其他幾百萬人一樣經常練習這些呼吸法。每一種都各有好用及強大之處。

## 瑜伽呼吸法（三部分）

有志於學習調息法者，可採以下標準步驟。

### 第一階段

- 坐在椅子上，或盤腿坐在地上，背打直，肩膀放鬆。
- 一手放在肚臍上，緩緩把空氣吸進腹部。感覺腹部隨著每次吸氣隆起，隨著每次吐氣變平。重複數次。
- 接著，把手往上移幾吋，蓋住胸腔底部。把呼吸集中於手的位置，胸腔隨著每次吸氣擴大，隨著每次吐氣縮小。持續三到五次的呼吸。
- 把手移到鎖骨下方。深深呼吸到手放的位置，想像胸腔展開，然後隨著每次吐氣縮回。重複幾次呼吸。

### 第二階段

- 把所有動作連成一次呼吸，把空氣吸進腹部、下半胸腔，然後是肺臟。
- 反方向吐氣，先清空肺臟，再到胸腔，最後到腹部。可以用手輔助，感覺每個部位吸氣、吐氣時的變化。

- 持續同樣的步驟約做十二回合。

一開始會覺得卡卡的，做幾次之後就順多了。

## 444呼吸法

美軍的海豹部隊用這個方法在緊張的狀況下保持鎮定和專注。很簡單。

- 吸氣四秒，閉氣四秒，吐氣四秒，閉氣四秒。重複。

延長吐氣能引發更強烈的副交感神經反應。以下是能進一步放鬆身體的變化版，睡前特別有用。

- 吸氣四秒。閉氣四秒。吐氣六秒，閉氣兩秒。重複。

至少做六回合，必要時再增加。

## 閉氣走路

歐爾森常用這個方法增加二氧化碳濃度，進而促進體內循環。雖然不太有趣，但歐爾森認為這對身體好處多多。

- 到一座有草地的公園、海灘，或任何一個地面柔軟的地方。
- 徹底吐氣，然後邊慢走、邊數步伐。
- 覺得快沒氣就停止數數，從鼻子平緩地吸幾口氣，同時繼續走路。正常呼吸至少一分鐘，之後再重複整個步驟。

練習愈多次就能數得愈久。歐爾森的紀錄是一百三十步，我大概是他的三分之一。

## 4－7－8呼吸法

這個由安德魯．威爾醫師發揚光大的呼吸法，能讓身體進入深層放鬆的狀態。長途飛行時，我會用它來幫助入睡。

- 吸一口氣，然後用嘴巴「呼呼」吐氣。
- 閉上嘴巴，用鼻子安靜地吸氣，默數到四。
- 閉氣默數到七。
- 從嘴巴徹底「呼呼」吐氣，默數到八。
- 重複至少四次。

威爾在 YouTube 上有按部就班的教學，點閱數超過四百萬，請見 www.youtube.com/watch?v=gz4G31LGyog。

# 註釋

* *Primordial Breath: An Ancient Chinese Way of Prolonging Life through Breath Control*, vol. 1, *Seven Treatises from the Taoist Canon, the Tao Tsang, on the Esoteric Practice of Embryonic Breathing*, trans. Jane Huang and Michael Wurmbrand, 1st ed. (Original Books, 1987), 3.

## 前言

1. 我的第一本書談的就是自由潛水，以及人跟大海的關係。
2. *The Primordial Breath: An Ancient Chinese Way of Prolonging Life through Breath Control*, vol. 1, *Seven Treatises from the Taoist Canon, the Tao Tsang, on the Esoteric Practice of Embryonic Breathing*, trans. Jane Huang and Michael Wurmbrand, 1st ed. (Original Books, 1987); Christophe André, "Proper Breathing Brings Better Health," *Scientific American*, Jan. 15, 2019; Bryan Gandevia, "The Breath of Life: An Essay on the Earliest History of Respiration: Part II," *Australian Journal of Physiotherapy* 16, no. 2 (June 1970): 57–69.

3. *The Primordial Breath*, 8.

4. 在《新共和》一九九八年十二月號中，《新英格蘭醫學雜誌》編輯主張，健康決定我們如何呼吸，而如何呼吸不會影響健康。美國營養學院及美國內科醫師協會成員葛藍（Leo Galland）醫師在為德瑞莎·海樂（Teresa Hale）的《自由呼吸：治癒氣喘、肺氣腫、支氣管炎和其他呼吸道疾病的五天革新計畫》（*Breathing Free: The Revolutionary 5-Day Program to Heal Asthma, Emphysema, Bronchitis, and Other Respiratory Ailments*, New York: Harmony, 1999）寫的序中，闡述呼吸方式如何直接影響健康。我為了寫這本書一開始投入的研究，以及後來訪問教授、醫生和其他醫學領域成員都收穫良多，葛藍即為其中之一。

## 第一章　最不會呼吸的一種動物

1. Karina Camillo Carrascoza et al., "Consequences of Bottle-Feeding to the Oral Facial Development of Initially Breastfed Children," *Jornal de Pediatria* 82, no. 5 (Sept.–Oct. 2006): 395–97.

2. 一份調查七千三百多名成人患者的回顧研究發現，每掉一顆牙，罹患阻塞型睡眠呼吸中止症的機率就會增加二%。若拔掉五到八顆牙，機率就會增加二五%；拔掉九到三十一顆牙增加三六%。牙齒全拔光的患者得到睡眠呼吸中止症的機率高出六〇%。Anne E. Sanders et al., "Tooth Loss and Obstructive Sleep Apnea Signs and Symptoms in the US Population," *Sleep Breath* 20, no. 3 (Sept. 2016): 1095–102. Related studies: Derya Germeç-Çakan et al., "Uvulo-Glossopharyngeal Dimensions in Non-Extraction, Extraction with Minimum Anchorage, and Extraction with Maximum Anchorage," *European Journal of Orthodontics* 33, no. 5 (Oct. 2011): 515–20; Yu Chen et al., "Effect of Large Incisor Retraction on Upper Airway Morphology in Adult Bimaxillary Protrusion Patients: Three-Dimen-

sional Multislice Computed Tomography Registration Evaluation," *The Angle Orthodontist* 82, no. 6 (Nov. 2012): 964–70.

3. Simon Worrall, "The Air You Breathe Is Full of Surprises," *National Geographic*, Aug. 13, 2012, https:// www.nationalgeographic.com/news/2017/08/air-gas-caesar-last-breath-sam-kean.

4. 用嘴呼吸的人有多少，估計數字很模糊，從五%到七五%都有。巴西的兩份獨立研究指出，超過一半的兒童用嘴呼吸，但實際數字可能更高。Valdenice Aparecida de Menezes et al., "Prevalence and Factors Related to Mouth Breathing in School Children at the Santo Amaro Project— Recife, 2005," *Brazilian Journal of Otorhinolaryngology* 72, no. 3 (May–June 2006): 394–98; Rubens Rafael Abreu et al., "Prevalence of Mouth Breathing among Children," *Jornal de Pediatria* 84, no. 5 (Sept.–Oct. 2008): 467–70; Michael Stewart et al., "Epidemiology and Burden of Nasal Congestion," *International Journal of General Medicine* 3 (2010): 37–45; David W. Hsu and Jeffrey D. Suh, "Anatomy and Physiology of Nasal Obstruction," *Otolaryngologic Clinics of North America* 51, no. 5 (Oct. 2018): 853–65.

5. "Symptoms: Nasal Congestion," Mayo Clinic, https://www.mayoclinic.org/symptoms/nasal-congestion/basics/causes/sym-20050644

6. Michael Friedman, ed., *Sleep Apnea and Snoring: Surgical and Non-Surgical Therapy,* 1st ed. (Philadelphia: Saunders/Elsevier, 2009), 6.

7. Keith Cooper, "Looking for LUCA, the Last Universal Common Ancestor," Astrobiology at NASA: Life in the Universe, Mar. 17, 2017, https://astrobiology.nasa.gov/news/looking-for-luca-the-last-universal-common-ancestor/.

8. "New Evidence for the Oldest Oxygen-Breathing Life on Land," ScienceDaily, Oct. 21, 2011, https://www.sciencedaily.com/releases/2011/10/111019181210.htm.
9. S. E. Gould, "The Origin of Breathing: How Bacteria Learnt to Use Oxygen," *Scientific American*, July 29, 2012, https://blogs.scientificamerican.com/lab-rat/the-origin-of-breathing-how-bacteria-learnt-to-use-oxygen.
10. 不是所有頭骨都有牙齒，但伊凡斯和波伊德可從顎骨形狀和牙齒蛀洞看出之前的牙齒很整齊。
11. 李伯曼對「演化失調」的定義如下：「有害的回饋循環重複多代，不去處理導致失調疾病的原因，反而將導致疾病的環境因素繼續傳下去，使疾病更為盛行甚至惡化。」他說：「當我們不當地適應身體在環境中的變化，久而久之因為演化失調而生病或受傷，就會開始出現失調疾病。」更多演化失調的討論，可見李伯曼的著作：*The Story of the Human Body: Evolution, Health, and Disease* (New York: Pantheon, 2013); the quote is from p. 176. 亦參考：Jeff Wheelwright, "From Diabetes to Athlete's Foot, Our Bodies Are Maladapted for Modern Life," *Discover*, Apr. 2, 2015, http://discovermagazine.com/2015/may/16-days-of-dysevolution.
12. Briana Pobiner, "The First Butchers," *Sapiens*, Feb. 23, 2016, https://www.sapiens.org/evolution/homo-sapiens-and-tool-making.
13. Daniel E. Lieberman, *The Evolution of the Human Head* (Cambridge, MA: Belknap Press of Harvard University Press, 2011), 255–81.
14. 例如，動物只能吸收生蛋五到六成的營養，熟蛋卻有九成以上。許多煮熟的植物、蔬菜和肉類也一樣。Steven Lin, *The Dental Diet: The Surprising Link between Your Teeth, Real Food, and Life-Changing Natural Health* (Carlsbad, CA: Hay House, 2018), 35.
15. 可能更早。研究員在肯亞的Koobi Fora發現一百六十萬年前人類生火的遺跡。Amber Dance, "Quest

for Clues to Humanity's First Fires," *Scientific American*, June 19, 2017, https://www.scientificamerican.com/article/quest-for-clues-to-humanitys-first-fires; Kenneth Miller, "Archaeologists Find Earliest Evidence of Humans Cooking with Fire," *Discover*, Dec. 17, 2013, http://discovermagazine.com/2013/may/09-archaeologists-find-earliest-evidence-of-humans-cooking-with-fire.

16. 腸子縮水讓我們的腦容量擴大多少?沒人能確定，但肯定不少。詳盡的分析，見：Leslie C. Aiello, "Brains and Guts in Human Evolution: The Expensive Tissue Hypothesis," Mar. 1997, http://www.scielo.br/scielo.php?script=sci_arttext&pid=S0100-84551997000100023.

17. 哈佛大學的生物人類學家朗格曼（Richard Wrangham）廣泛研究遠古人類飲食。更多觀點，見：Rachel Moeller, "Cooking Up Bigger Brains," *Scientific American*, Jan. 1, 2008, https://www.scientificamerican.com/article/cooking-up-bigger-brains.

18. "Did Cooking Give Humans an Evolutionary Edge?," NPR, Aug. 28, 2009, https://www.npr.org/templates/story/story.php?storyId=112334465.

19. Colin Barras, "The Evolution of the Nose: Why Is the Human Hooter So Big?," *New Scientist*, Mar. 24, 2016, https://www.newscientist.com/article/2082274-the-evolution-of-the-nose-why-is-the-human-hooter-so-big/; "Mosaic Evolution of Anatomical Foundations of Speech," Systematics & Phylogeny Section, Primate Research Institute, Kyoto University. Nishimura Lab, https://www.pri.kyoto-u.ac.jp/shinka/keitou/nishimura-HP/tn_res-e.html.

20. 「鼻腔的表面面積只有比例所呈現的一半，容量甚至只有預測的一〇%……事實上，人類的鼻腔容量比預期少了將近九〇%。」David Zwickler, "Physical and Geometric Constraints Shape the Labyrinth-like Nasal Cavity," *Proceedings of the National Academy of Sciences*, Jan. 26, 2018.

21. Colin Barras, "Ice Age Fashion Showdown: Neanderthal Capes Versus Human Hoodies," *New Scientist,* Aug. 8, 2016, https://www.newscientist.com/article/2100322-ice-age-fashion-showdown-neanderthal-capes-versus-human-hoodies/.
22. "Homo Naledi," Smithsonian National Museum of Natural History, http://humanorigins.si.edu/evidence/human-fossils/species/homo-naledi.
23. Ben Panko, "How Climate Helped Shape Your Nose," Smithsonian.com, Mar. 16, 2017, https://www.smithsonianmag.com/science-nature/how-climate-changed-shape-your-nose-180962567.
24. Joan Raymond, "The Shape of a Nose," *Scientific American*, Sept. 1, 2011, https://www.scientificamerican.com/article/the-shape-of-a-nose.
25. 無論說話能力是促使喉頭下降的驅力，還是幸運的副產品，智人的喉頭都因為某個原因而下降。Asif A. Ghazanfar and Drew Rendall, "Evolution of Human Vocal Production," *Current Biology* 18, no. 11 (2008): R457–60, https://www.cell.com/current-biology/pdf/S0960-9822(08)00371-0.pdf; Kathleen Masterson, "From Grunting to Gabbing: Why Humans Can Talk," NPR, Aug. 11, 2010, https://www.npr.org/templates/story/story.php?storyId=129083762.
26. 喉頭下移對早期人類發展複雜的說話能力有多少好處仍眾說紛紜。沒人確定答案，但我發現人類學家很樂意提出他們的見解。Ghazanfar and Rendall, "Evolution"; Lieberman, *Story of the Human Body*, 171–72.
27. 吃東西嗆到是美國第四大意外死亡的死因。"We have paid a heavy price for speaking more clearly," wrote Daniel Lieberman, in *Story of the Human Body*, 144.
28. Terry Young et al., the University of Wisconsin Sleep and Respiratory Research Group, "Nasal Obstruction

as a Risk Factor for Sleep-Disordered Breathing," *Journal of Allergy and Clinical Immunology* 99, no. 2 (Feb. 1997): S757–62; Mahmoud I. Awad and Ashutosh Kacker, "Nasal Obstruction Considerations in Sleep Apnea," *Otolaryngologic Clinics of North America* 51, no. 5 (Oct. 2018): 1003–1009.

## 第二章　用嘴巴呼吸

1. 以下部落格有詳細的解釋並附上四十三筆參考文獻。
"The Nose Knows: A Case for Nasal Breathing During High Intensity Exercise," Adam Cap website, https://adamcap.com/2013/11/29/the-nose-knows/.
2. 更多杜亞爾對鼻呼吸對運動之重要性的解釋，見：“Ayurvedic Fitness,” John Douillard, PTonthenet, Jan. 3, 2007, https://www.ptonthenet.com/articles/Ayurvedic-Fitness-2783.
3. 無氧和有氧能量的簡明解釋，見：Andrea Boldt, "What Is the Difference Between Lactic Acid & Lactate?,"https://www.livestrong.com/article/470283-what-is-the-difference-between-lactic-acid-lactate/.
4. Stephen M. Roth, "Why Does Lactic Acid Build Up in Muscles? And Why Does It Cause Soreness?," *Scientific American*, Jan. 23, 2006, https://www.scientificamerican.com/article/why-does-lactic-acid-buil/.
5. 無氧呼吸超過負荷跟它引發的乳酸中毒不一定是激烈運動引起的，也可能是肝病、酗酒、嚴重外傷或身體缺氧，必須進行無氧呼吸的其他狀況造成的。Lana Barhum, "What to Know About Lactic Acidosis," *Medical News Today*, https://www.medicalnewstoday.com/articles/320863.php.
6. 人體的肌纖維由有氧和無氧纖維交織組成，但其他動物的肌肉不是全由有氧纖維組成，就是無氧纖維，例如雞。煮熟的雞肉有些是深色肉，因為這裡的肌肉用來提供有氧能量並充滿充氧血；白色肉是無氧纖維，因此缺乏紅色素。Phillip Maffetone, *The Maffetone Method: The Holistic, Low-*

*Stress, No-Pain Way to Exceptional Fitness* (Camden, ME: Ragged Mountain Press/McGraw-Hill, 1999), 21.

7. 南加州大學戴維斯老年學院長壽研究所所長隆戈（Valter Longo）有些有趣的觀點：https://www.bluezones.com/2018/01/what-exercise-best-happy-healthy-life/.

8. Eva Bianconi et al., “An Estimation of the Number of Cells in the Human Body,” *Annals of Human Biology* 40, no. 6 (Nov. 2013): 463–71.

9. 實際數字如下：無氧呼吸的每個葡萄糖分子可產生兩個ATP（三磷酸腺苷），有氧呼吸則是三十八個ATP。因此，大多教科書都說有氧能量比無氧能量多十九倍。但大多教科書沒說的是，ATP製造過程中的低效率和浪費，通常會耗損八個ATP。因此較保守的估計是，有氧呼吸製造三十到三十二個ATP，是無氧呼吸的十六倍左右。Peter R. Rich, “The Molecular Machinery of Keilin’s Respiratory Chain,” *Biochemical Society Transactions* 31, no. 6 (Dec. 2003): 1095–105.

10. 要釐清的是，馬佛東從不反對偶爾從事無氧運動。划船、舉重和跑步對體能和耐力都能有深遠的影響。但若要有效，這些運動必須搭配更多訓練，而且不能優先於有氧訓練。高強度間歇訓練之所以有用，是因為有設計良好的運動計畫，把大多時間放在較為緩和的有氧運動上。作家及健身教練麥肯齊認為，提高體能表現的關鍵是有效結合有氧和無氧運動。*The Maffetone Method*, 56; Brian MacKenzie with Glen Cordoza, *Power Speed Endurance: A Skill-Based Approach to Endurance Training* (Las Vegas: Victory Belt, 2012), Kindle locations 462–70; Alexandra Patillo, “You’re Probably Doing Cardio All Wrong: 2 Experts Reveal How to Train Smarter,” *Inverse*, Aug. 7, 2019, https://www.inverse.com/article/58370-truth-about-cardio?refresh=39.

11. 心臟疾病或其他疾病患者應該再減十。如果你有氣喘、過敏或從不運動就減五。訓練超過兩年的運動選手加五。對我這個年紀的男性來說，達到運動最佳心率，能發揮最高體能約八〇%，通常到這裡就會進入無氧呼吸，或是當你發現無法說完一整句話時。“Know Your Target Heart Rates for Exercise, Losing Weight and Health,” Heart.org, https://www.heart.org/en/healthy-living/fitness/fitness-basics/target-heart-rates; Wendy Bumgardner, “How to Reach the Anaerobic Zone during Exercise,” VeryWellFit, Aug. 30, 2019, https://www.verywellfit.com/anaerobic-zone-3436576.

12. 兩千年前，中國古代名醫華陀只建議患者中度運動，並提醒他們：「人體欲得勞動，但不當使極爾。動搖則谷氣得削。血脈流通，病不得生。」馬佛東發現，高效運動達到體能極限的六〇%或以下，對人體最有利。庫伯研究所五十年來，一直在研究體力活動跟慢性病的關係。他們發現運動達到體能極限的五〇%，對有氧健康大有幫助，能降血壓、預防疾病等。過去數十年的其他研究也證實這一點。相反地，過度運動至體能極限的六〇%以上，身體逐漸進入無氧區時，則會引發身體的壓力，使皮質醇、腎上腺素和氧化壓力提高。Charles M. Tipton, “The History of ‘Exercise Is Medicine’ in Ancient Civilizations,” *Advances in Physiology Education*, June 2014, 109–17; Helen Thompson, “Walk, Don’t Run,” *Texas Monthly*, June 1995, https://www.texasmonthly.com/articles/walk-dont-run; Douillard, *Body, Mind, and Sport*, 205; Chris E. Cooper et al., “Exercise, Free Radicals and Oxidative Stress,” *Biochemical Society Transactions* 30, part 2 (May 2002): 280–85.

13. Peter A. Shapiro, “Effects of Nasal Obstruction on Facial Development,” *Journal of Allergy and Clinical Immunology* 81, no. 5, part 2 (May 1988): 968; Egil P. Harvold et al., “Primate Experiments on Oral Sensation and Dental Malocclusions,” *American Journal of Orthodontics & Dentofacial Orthopedics* 63, no. 5 (May 1973): 494–508; Egil P. Harvold et al., “Primate Experiments on Oral Respiration,” *American Journal of Orthodontics* 79, no. 4 (Apr. 1981): 359–72; Britta S. Tomer and E. P. Harvold,

“Primate Experiments on Mandibular Growth Direction,” *American Journal of Orthodontics* 82, no. 2 (Aug. 1982): 114–19; Michael L. Gelb, “Airway Centric TMJ Philosophy,” *Journal of the California Dental Association* 42, no. 8 (Aug. 2014): 551–62; Karin Vargervik et al., “Morphologic Response to Changes in Neuromuscular Patterns Experimentally Induced by Altered Modes of Respiration,” *American Journal of Orthodontics* 85, no. 2 (Feb. 1984): 115–24.

14. YuShu Huang and Christian Guilleminault, “Pediatric Obstructive Sleep Apnea and the Critical Role of Oral-Facial Growth: Evidences,” *Frontiers in Neurology* 3, no. 184 (2012), https://www.frontiersin.org/articles/10.3389/fneur.2012.00184/full; Anderson Capistrano et al., “Facial Morphology and Obstructive Sleep Apnea,” *Dental Press Journal of Orthodontics* 20, no. 6 (Nov.–Dec. 2015): 60–67.

15. 以下是一些較出色的研究：Cristina Grippaudo et al., “Association between Oral Habits, Mouth Breathing and Malocclusion,” *Acta Otorhinolaryngologica Italica* 36, no. 5 (Oct. 2016): 386–94; Yosh Jefferson, “Mouth Breathing: Adverse Effects on Facial Growth, Health, Academics, and Behavior,” *General Dentistry* 58, no. 1 (Jan.–Feb. 2010): 18–25; Doron Harari et al., “The Effect of Mouth Breathing versus Nasal Breathing on Dentofacial and Craniofacial Development in Orthodontic Patients,” *Laryngoscope* 120, no. 10 (Oct. 2010): 2089–93; Valdenice Aparecida de Menezes, “Prevalence and Factors Related to Mouth Breathing in School Children at the Santo Amaro Project—Recife, 2005,” *Brazilian Journal of Otorhinolaryngology* 72, no. 3 (May–June 2006): 394–98.

16. Patrick McKeown and Martha Macaluso, “Mouth Breathing: Physical, Mental and Emotional Consequences,” Central Jersey Dental Sleep Medicine, Mar. 9, 2017, https://sleep-apnea-dentist-nj.info/mouth-breathing-physical-mental-and-emotional-consequences/.

17. W. T. McNicholas, "The Nose and OSA: Variable Nasal Obstruction May Be More Important in Pathophysiology Than Fixed Obstruction," *European Respiratory Journal* 32 (2008): 5, https://erj.ersjournals.com/content/32/1/3; C. R. Canova et al., "Increased Prevalence of Perennial Allergic Rhinitis in Patients with Obstructive Sleep Apnea," *Respiration* 71 (Mar.–Apr. 2004): 138–43; Carlos Torre and Christian Guilleminault, "Establishment of Nasal Breathing Should Be the Ultimate Goal to Secure Adequate Craniofacial and Airway Development in Children," *Journal de Pediatria* 94, no. 2 (Mar.–Apr. 2018): 101–3.
18. 睡眠呼吸中止症和打呼常一起出現。打呼愈頻繁、愈大聲，氣道受損愈嚴重，就更容易有睡眠呼吸中止症。Farhan Shah et al., "Desmin and Dystrophin Abnormalities in Upper Airway Muscles of Snorers and Patients with Sleep Apnea," *Respiratory Research* 20, no. 1 (Dec. 2019): 31.
19. Levinus Lemnius, *The Secret Miracles of Nature: In Four Books* (London, 1658), 132–33, https://archive.org/details/b30326084/page/n7; Melissa Grafe, "Secret Miracles of Nature," Yale University, Harvey Cushing/John Hay Whitney Medical Library, Dec. 12, 2013, https://library.medicine.yale.edu/content/secret-miracles-nature.
20. Sophie Svensson et al., "Increased Net Water Loss by Oral Compared to Nasal Expiration in Healthy Subjects," *Rhinology* 44, no. 1 (Mar. 2006): 74–77.
21. Mark Burhenne, *The 8-Hour Sleep Paradox: How We Are Sleeping Our Way to Fatigue, Disease and Unhappiness* (Sunnyvale, CA: Ask the Dentist, 2015), 45.
22. Andrew Bennett Hellman, "Why the Body Isn't Thirsty at Night," *Nature News,* Feb. 28, 2010, https://www.nature.com/news/2010/100228/full/news.2010.95.html.

23. 二〇〇一年，匹茲堡大學的研究員調查數百人之後發現，失眠的人當中有一半有阻塞性睡眠呼吸中止症。之後，他們去調查了有阻塞型睡眠呼吸中止症的人，發現其中一半有失眠問題。幾年後，一篇刊在《梅奧診所學報》的研究調查了一千兩百名長期失眠的患者，發現按照醫囑服用包括抗憂鬱藥在內的助眠藥的九百人，全都「藥物治療失敗」。服用這些藥物的七百多人反而失眠最嚴重。藥物不但對他們無效，反而讓睡眠品質更惡化，因為對很多人來說，失眠並非心理問題，而是呼吸問題。Barry Krakow et al., "Pharmacotherapeutic Failure in a Large Cohort of Patients with Insomnia Presenting to a Sleep Medicine Center and Laboratory: Subjective Pretest Predictions and Objective Diagnoses," *Mayo Clinic Proceedings* 89, no. 12 (Dec. 2014): 1608–20; "Pharmacotherapy Failure in Chronic Insomnia Patients," *Mayo Clinic Proceedings*, YouTube, https://youtube.com/watch?v= vdm1kTFJCK4.

24. Thomas M. Heffron, "Insomnia Awareness Day Facts and Stats," Sleep Education, Mar. 10, 2014, http://sleepeducation.org/news/2014/03/10/insomnia-awareness-day-facts-and-stats.

25. 吉米諾認為，太注意特定數字，反而會將呼吸和睡眠呼吸中止這些更大的問題變模糊。睡眠時只要呼吸受阻，無論是呼吸中止、打呼、呼吸沉重，甚至喉嚨輕微緊縮，都會對身體造成嚴重損害。Christian Guilleminault and Ji Hyun Lee, "Does Benign 'Primary Snoring' Ever Exist in Children?," *Chest Journal* 126, no. 5 (Nov. 2004): 1396–98; Guilleminault et al., "Pediatric Obstructive Sleep Apnea Syndrome," *Archives of Pediatrics and Adolescent Medicine* 159, no. 8 (Aug. 2005): 775–85.

26. Noriko Tsubamoto-Sano et al., "Influences of Mouth Breathing on Memory and Learning Ability in Growing Rats," *Journal of Oral Science* 61, no. 1 (2019): 119–24; Masahiro Sano et al., "Increased Oxygen Load in the Prefrontal Cortex from Mouth Breathing: A Vector-Based Near-Infrared Spectroscopy

Study," *Neuroreport* 24, no. 17 (Dec. 2013): 935–40; Malia Wollan, "How to Be a Nose Breather," *The New York Times Magazine*, Apr. 23, 2019.

27. *The Primordial Breath: An Ancient Chinese Way of Prolonging Life through Breath Control*, vol. 2, trans. Jane Huang and Michael Wurmbrand (Original Books, 1990), 31.

28. 咬合不正沒有一定的數據。小兒科牙醫波伊德和醫師兼睡眠專家羅曼尼指出，「六到十一歲的兒童有七五%，十二到十七歲的青少年有八九%有某程度的咬合不正。」此外，估計有六五%的成人有某個程度的咬合不正，這個數字包括已經矯正過牙齒的成人，因此實際數字應該接近九〇%。我找到的其他兒童估計數字甚至更高。總之，比例相當高。咬合不正的幻燈片（附出處）和深入訪問，見：Kevin L. Boyd and Darius Loghmanee, "Inattention, Hyperactivity, Snoring and Restless Sleep: My Child's Dentist Can Help?!," presentation at 3rd Annual Autism, Behavior, and Complex Medical Needs Conference; Kevin Boyd interview by Shirley Gutkowski, Cross Link Radio, 2017, https://crosslinkradio.com/dr-kevin-boyd-2/; "Malocclusion," Boston Children's Hospital, http://www.childrenshospital.org/conditions-and-treatments/conditions/m/malocclusion.

29. "Snoring," Columbia University Department of Neurology, http://www.columbianeurology.org/neurology/staywell/document.php?id=42066.

30. "Rising Prevalence of Sleep Apnea in U.S. Threatens Public Health," press release, American Academy of Sleep Medicine, Sept. 29, 2014.

31. Steven Y. Park, MD, *Sleep, Interrupted: A Physician Reveals the #1 Reason Why So Many of Us Are Sick and Tired* (New York: Jodev Press, 2008), 26.

32. 全球人口從古至今的估計數字：https://tinyurl.com/rrhvcjh.

33. 不少研究也證明類似的重建過程。一九九〇年代，加拿大研究員測量了三十八名慢性腺樣體肥大的兒童的臉部和嘴巴比例，腺樣體即口腔頂端對抗感染的腺體。腺樣體腫起使這些小孩幾乎無法用鼻子呼吸，所以他們都習慣用嘴呼吸，因此每個人的側面都下巴鬆弛、臉部狹長。醫生切除一半小孩的腺樣體並繼續記錄他們的臉部比例。他們的臉果真慢慢回復自然的位置：顎骨往前移，上頜展開。Donald C. Woodside et al., "Mandibular and Maxillary Growth after Changed Mode of Breathing," *American Journal of Orthodontics and Dentofacial Orthopedics* 100, no. 1 (July 1991): 1–18; Shapiro, "Effects of Nasal Obstruction on Facial Development," 967–68.

## 第三章　鼻子

1. 與紐約哥倫比亞大學臨床心理學教授馬拉斯皮納（Dolores Malaspina）的訪談。Nancie George, "10 Incredible Facts about Your Sense of Smell," EveryDay Health, https://www.everydayhealth.com/news/incredible-facts-about-your-sense-smell/.
2. Artin Arshamian et al., "Respiration Modulates Olfactory Memory Consolidation in Humans," *Journal of Neuroscience* 38, no. 48 (Nov. 2018): 10286–94; Christina Zelano et al., "Nasal Respiration Entrains Human Limbic Oscillations and Modulates Cognitive Function," *Journal of Neuroscience* 36, no. 49 (Dec. 2016): 12448–67.
3. A. B. Ozturk et al., "Does Nasal Hair (Vibrissae) Density Affect the Risk of Developing Asthma in Patients with Seasonal Rhinitis?," *International Archives of Allergy and Immunology* 156, no. 1 (Mar. 2011): 75–80.
4. Ananda Balayogi Bhavanani, "A Study of the Pattern of Nasal Dominance with Reference to Different

Phases of the Lunar Cycle," *Yoga Life* 35 (June 2004): 19–24.

5. 「鼻週期」也稱「超晝夜節奏」(ultradian rhythm),指短於1天的週期。

6. 鼻週期理論的詳細回顧,可見:Alfonso Luca Pendolino et al., "The Nasal Cycle: A Comprehensive Review," *Rhinology Online* 1 (June 2018): 67–76; R. Kayser, "Die exacte Messung der Luftdurchgängigkeit der Nase," *Archives of Laryngology* 3 (1895): 101–20.

7. 這是估計數字。有些研究發現鼻週期介於半小時到兩個半小時之間,有些則長達四小時。Roni Kahana-Zweig et al., "Measuring and Characterizing the Human Nasal Cycle," *PloS One* 11, no. 10 (Oct. 2016): e0162918; Rauf Tahamiler et al., "Detection of the Nasal Cycle in Daily Activity by Remote Evaluation of Nasal Sound," *Archives of Otolaryngology–Head and Neck Surgery* 129, no. 9 (Feb. 2009): 137–42.

8. "Sneezing 'Can Be Sign of Arousal,' " BBC News, Dec. 19, 2008, http://news.bbc.co.uk/2/hi/health/7792102.stm; Andrea Mazzatenta et al., "Swelling of Erectile Nasal Tissue Induced by Human Sexual Pheromone," *Advances in Experimental Medicine and Biology* 885 (2016): 25–30.

9. Kahana-Zweig et al., "Measuring"; Marc Oliver Scheithauer, "Surgery of the Turbinates and 'Empty Nose' Syndrome," *GMS Current Topics in Otorhinolaryngology–Head and Neck Surgery* 9 (2010): Doc3.

10. 此外,鼻週期似乎也跟深層睡眠時間長短有關。A. T. Atanasov and P. D. Dimov, "Nasal and Sleep Cycle—Possible Synchronization during Night Sleep," *Medical Hypotheses* 61, no. 2 (Aug. 2003): 275–77; Akihira Kimura et al., "Phase of Nasal Cycle During Sleep Tends to Be Associated with Sleep Stage," *The Laryngoscope* 123, no. 6 (Aug. 2013): 1050–55.

11. Pendolino et al., "The Nasal Cycle."

12. 有些文化將鼻循環變慢視為疾病的前兆。一邊鼻孔塞住八小時以上代表快生重病，用單邊鼻孔呼吸超過一天就可能死亡。但原因何在?· Ronald Eccles, “A Role for the Nasal Cycle in Respiratory Defense,” *European Respiratory Journal* 9, no. 2 (Feb. 1996): 371–76; Eccles et al., “Changes in the Amplitude of the Nasal Cycle Associated with Symptoms of Acute Upper Respiratory Tract Infection,” *Acta Otolaryngologica* 116, no. 1 (Jan. 1996): 77–81.
13. Kahana-Zweig et al.; Shirley Telles et al., “Alternate-Nostril Yoga Breathing Reduced Blood Pressure While Increasing Performance in a Vigilance Test,” *Medical Science Monitor Basic Research* 23 (Dec. 2017): 392–98; Karamjit Singh et al., “Effect of Uninostril Yoga Breathing on Brain Hemodynamics: A Functional Near-Infrared Spectroscopy Study,” *International Journal of Yoga* 9, no. 1 (June 2016): 12–19; Gopal Krushna Pal et al., “Slow Yogic Breathing Through Right and Left Nostril Influences Sympathovagal Balance, Heart Rate Variability, and Cardiovascular Risks in Young Adults,” *North American Journal of Medical Sciences* 6, no. 3 (Mar. 2014): 145–51.
14. P. Raghuraj and Shirley Telles, “Immediate Effect of Specific Nostril Manipulating Yoga Breathing Practices on Autonomic and Respiratory Variables,” *Applied Psychophysiology and Biofeedback* 33, no. 2 (June 2008): 65–75. S. Kalaivani, M. J. Kumari, and G. K. Pal, “Effect of Alternate Nostril Breathing Exercise on Blood Pressure, Heart Rate, and Rate Pressure Product among Patients with Hypertension in JIPMER, Puducherry,” *Journal of Education and Health Promotion* 8, no. 145 (July 2019).
15. 神經解剖學家吉兒・泰勒（Jill Bolte Taylor）在二〇〇八年的 TED 演講中，用既感人又驚人的方式介紹了左右腦的功能，目前為止累積點閱數已逾兩千六百萬。“My Stroke of Insight,” https://www.ted.com/talks/jill_bolte_taylor_s_powerful_stroke_of_insight?language=en.

16. David Shannahoff-Khalsa and Shahrokh Golshan, "Nasal Cycle Dominance and Hallucinations in an Adult Schizophrenic Female," *Psychiatry Research* 226, no. 1 (Mar. 2015): 289–94.

17. 在實驗室進行並發表於《國際神經學期刊》、《神經迴路新領域》、《喉科和耳科期刊》等的研究，證明了左、右鼻孔的清楚關係及各自負責的身體及心理功能。相關研究可見：https://www.ncbi.nlm.nih.gov/pubmed/?term=alternate+nostril+breathing.

18. 瑜伽士飯後會左半身側躺，主要用右鼻孔呼吸。他們相信用右鼻孔呼吸可促進血液流通並提高體溫，因此有助消化。幾年前，費城傑佛遜醫學院的研究員檢驗了這個說法。他們先讓二十名健康受試者在不同日子吃一頓高油大餐，然後請他們用左半身或右半身側躺。左側躺者（主要從右鼻孔呼吸）的胃灼熱和喉嚨酸液比右側躺者少很多。多次重複實驗也得到一樣的結果。右鼻孔呼吸，使得體溫上升，可能影響了消化的速度和效率，但重力一定也有幫助。左側躺時，胃臟和胰臟自然下垂，讓食物在腸子裡移動更輕鬆。簡而言之，這樣感覺較舒服也更有利消化。L. C. Katz et al., "Body Position Affects Recumbent Postprandial Reflux," *Journal of Clinical Gastroenterology* 18, no. 4 (June 1994): 280–83; Anahad O'Connor, "The Claim: Lying on Your Left Side Eases Heartburn," *The New York Times*, Oct. 25, 2010, https://www.nytimes.com/2010/10/26/health/26really.html; R. M. Khoury et al., "Influence of Spontaneous Sleep Positions on Nighttime Recumbent Reflux in Patients with Gastroesophageal Reflux Disease," *American Journal of Gastroenterology* 94, no. 8 (Aug. 1999): 2069–73.

19. 成年男性的鼻腔和四對鼻竇平均約六．四三立方英寸，女性則少一立方英寸。Inge Elly Kiemle Trindade, "Volumes Nasais de Adultos Aferidos por Rinometria Acústica," *Revista Brasileira de Otorrinolaringologia* 73, no. 1 (Jan./Feb. 2007).

20. 全世界的沙灘加起來的沙子約在二十五到一百垓之間。而你剛剛吸進的空氣就有約兩百五十垓個分子。Fraser Cain, "Are There More Grains of Sand Than Stars?," Universe Today, Nov. 25, 2013, https://www.universetoday.com/106725/are-there-more-grains-of-sand-than-stars/.

21. 還有銅跟鎘。A. Z. Aris, F. A. Ismail, H. Y. Ng, and S. M. Praveena, "An Experimental and Modelling Study of Selected Heavy Metals Removal from Aqueous Solution Using Scylla serrata as Biosorbent," *Pertanika Journal of Science and Technology* 22, no. 2 (Jan. 2014): 553–66.

22. "Mucus: The First Line of Defense," ScienceDaily, Nov. 6, 2015, https://www.sciencedaily.com/releases/2015/11/151106062716.htm; Sara G. Miller, "Where Does All My Snot Come From?," Live Science, May 13, 2016, https://www.livescience.com/54745-why-do-ihave-so-much-snot.html; B. M. Yergin et al., "A Roentgenographic Method for Measuring Nasal Mucous Velocity," *Journal of Applied Physiology: Respiratory, Environmental and Exercise Physiology* 44, no. 6 (June 1978): 964–68.

23. Maria Carolina Romanelli et al., "Nasal Ciliary Motility: A New Tool in Estimating the Time of Death," *International Journal of Legal Medicine* 126, no. 3 (May 2012): 427–33; Fuad M. Baroody, "How Nasal Function Influences the Eyes, Ears, Sinuses, and Lungs," *Proceedings of the American Thoracic Society* 8, no. 1 (Mar. 2011): 53–61; Irina Ozerskaya et al., "Ciliary Motility of Nasal Epithelium in Children with Asthma and Allergic Rhinitis," *European Respiratory Journal* 50, suppl. 61 (2017).

24. 溫度愈高，纖毛移動得愈快。J. Yager et al., "Measurement of Frequency of Ciliary Beats of Human Respiratory Epithelium," *Chest* 73, no. 5 (May 1978): 627–33; James Gray, "The Mechanism of Ciliary Movement. VI. Photographic and Stroboscopic Analysis of Ciliary Movement," *Proceedings of the Royal Society B: Biological Sciences* 107, no. 751 (Dec. 1930): 313–32.

25. 哭的時候，眼淚會流進鼻子，淚水與黏液混合，把黏液變得稀稀水水。這時纖毛抓不住黏液，因此黏液便隨著重力往下流，這就是流鼻水。黏液變黏稠會更糟糕。吃太多乳製品、過敏、澱粉類食物等，都會增加黏液的重量和密度。這時纖毛擺動變慢，不堪負荷，最後整個停擺。鼻塞就是這樣來的。鼻塞愈久，累積的微生物愈多，有時就會引發鼻子發炎（鼻竇炎）或一般感冒。Olga V. Plotnikova et al., “Primary Cilia and the Cell Cycle,” *Methods in Cell Biology* 94 (2009): 137–60; Achim G. Beule, “Physiology and Pathophysiology of Respiratory Mucosa of the Nose and the Paranasal Sinuses,” *GMS Current Topics in Otorhinolaryngology–Head and Neck Surgery* 9 (2010): Doc07.
26. Scheithauer, “Surgery of the Turbinates,” 18; Swami Rama, Rudolph Ballentine, and Alan Hymes, *Science of Breath: A Practical Guide* (Honesdale, PA: Himalayan Institute Press, 1979, 1998), 45.
27. Bryan Gandevia, “The Breath of Life: An Essay on the Earliest History of Respiration: Part I,” *Australian Journal of Physiotherapy* 16, no. 1 (Mar. 1970): 5–11, https://www.sciencedirect.com/science/article/pii/S0004951414610850; Gandevia, “The Breath of Life: An Essay on the Earliest History of Respiration: Part II,” *Australian Journal of Physiotherapy* 16, no. 2 (June 1970): 57–69, https://www.sciencedirect.com/science/article/pii/S0004951414610898?via%3Dihub.
28. 以下關於卡特林的引言、描述和細節都摘自下列書籍。George Catlin, *North American Indians*, ed. Peter Matthiessen (New York: Penguin, 2004)。《生命的呼吸》第四版改名為《閉上嘴才活得久》(*Shut Your Mouth and Save Your Life*, London: N. Truebner, 1870)。一八七〇年版可在底下網址免費閱讀及下載：https://buteykoclinic.com/wp-content/uploads/2019/04/Shut-your-mouth-Catlin.pdf.
29. Catlin, *Letters and Notes on the Manners, Customs, and Condition of the North American Indians* (New York: Wiley and Putnam, 1841), vol. 1, 206.

30. Peter Matthiessen, introduction to Catlin, *North American Indians*, vi.
31. 日後，人類學家史泰克爾（Richard Steckel）證實了卡特林的描述，聲稱一八〇〇年代晚期的平原印第安部落是當時全世界最高大的人類。Devon Abbot Mihesuah, *Recovering Our Ancestors' Gardens* (Lincoln: University of Nebraska Press, 2005), 47.
32. *Shut Your Mouth*, 2, 18, 27, 41, 43, 51.
33. Reviewed in *Littell's Living Age* 72 (Jan.–Mar. 1862): 334–35.
34. 二十世紀初時，卡特林幾乎被世人遺忘。而傳授他養生祕訣的北美平原印第安人多半都被消滅，死於天花、槍彈、強暴或奴役。少數存活者往往轉向酒精尋求慰藉。銀白頭髮的曼頓族、肩膀寬厚的波尼族、性情溫和的米納特里族都消失了。呼吸的知識和技術也隨著他們一起消失。
35. 卡特林出版那本談嘴呼吸和鼻呼吸的著作過後數十年，位於維吉尼亞州塞勒姆的瑞吉山療養院主治醫師華森（E. E. Watson），在維吉尼亞醫學會的年度會議中說，造成肺結核擴散的最大原因是嘴呼吸。「若說喉結核的確診病例有七五%發生在嘴呼吸者身上也不誇張。」他說。呼吸道疾病並非誰都會感染，也非遺傳疾病。基本上，他的意思就是，有些病是自找的。而健康或生病很大一部分取決於患者用嘴還是鼻子呼吸。E. E. Watson, "Mouth-Breathing," *Virginia Medical Monthly* 47, no. 9 (Dec. 1920): 407–8.
36. Mark Burhenne, *The 8-Hour Sleep Paradox: How We Are Sleeping Our Way to Fatigue, Disease and Unhappiness* (Sunnyvale, CA: Ask the Dentist, 2015).
37. J. E. Choi et al., "Intraoral pH and Temperature during Sleep with and without Mouth Breathing," *Journal of Oral Rehabilitation* 43, no. 5 (Dec. 2015): 356–63; Shirley Gutkowski, "Mouth Breathing for Dummies," *RDH Magazine*, Feb. 13, 2015, https://www.rdhmag.com/patient-care/article/16405394/mouth-breathing-

for-dummies.

38. "Breathing through the Mouth a Cause of Decay of the Teeth," *American Journal of Dental Science* 24, no. 3 (July 1890): 142–43, https://www.ncbi.nlm.nih.gov/pmc/articles/PMC6063589/?page=1.

39. M. F. Fitzpatrick et al., "Effect of Nasal or Oral Breathing Route on Upper Airway Resistance During Sleep," *European Respiratory Journal* 22, no. 5 (Nov. 2003): 827–32.

40. 對很多研究者來說，一氧化氮跟氧氣和二氧化碳一樣，對身體都不可或缺。Catharine Paddock, "Study Shows Blood Cells Need Nitric Oxide to Deliver Oxygen," *Medical News Today*, Apr. 13, 2015, https://www.medicalnewstoday.com/articles/292292.php; J. Lundberg and E. Weitzberg, "Nasal Nitric Oxide in Man," *Thorax* 54, no. 10 (Oct. 1999): 947–52.

41. J. Lundberg, "Nasal and Oral Contribution to Inhaled and Exhaled Nitric Oxide: A Study in Tracheotomized Patients," *European Respiratory Journal* 19, no. 5 (2002): 859–64; Mark Burhenne, "Mouth Taping: End Mouth Breathing for Better Sleep and a Healthier Mouth," Ask the Dentist (includes several study references), https://askthedentist.com/mouth-tape-better-sleep/. 此外，鼻呼吸造成的空氣阻力較大，能使肺臟的真空變大，有助我們吸入比嘴呼吸多二〇%的氧氣。Caroline Williams, "How to Breathe Your Way to Better Memory and Sleep," *New Scientist,* Jan. 8, 2020.

42. 也有人反對使用睡眠膠帶。《衛報》二〇一九年七月的報導聲稱，睡眠膠帶有其危險性，因為「嘔吐的話，很可能嗆到」。伯翰和柯尼告訴我，這個說法除了荒謬，也毫無根據，且未經研究證明。"Buteyko: The Dangerous Truth about the New Celebrity Breathing Sensation," The uardian, https://www.theguardian.com/lifeandstyle/shortcuts/2019/jul/15/buteyko-the-dangerous-truth-about-the-new-celebrity-breathing-sensation.

## 第四章　吐氣

1. Publisher's introduction to Peter Kelder, *Ancient Secret of the Fountain of Youth*, Book 2 (New York: Doubleday, 1998), xvi.
2. 我參考的是維基百科上的資料。心臟科醫師喬・坎恩（Joel Kahn）建議每一式練習二十一回合，跟古代西藏人一樣。初學者一天花十分鐘做完五式是很好的開始。
3. 半世紀後，凱爾德的小書重新以《青春之泉：西藏回春瑜伽的驚人力量》（*Ancient Secret of the Fountain of Youth*）之名上市，在全球造成轟動，暢銷逾兩百萬冊。西藏五式對心肺的好處，可見：Dr. Joel Kahn, "A Cardiologist's Favorite Yoga Sequence for Boosting Heart Health," MindBodyGreen, Sept. 10, 2019.
4. W. B. Kannel et al., "Vital Capacity as a Predictor of Cardiovascular Disease: The Framingham Study," *American Heart Journal* 105, no. 2 (Feb. 1983): 311–15; William B. Kannel and Helen Hubert, "Vital Capacity as a Biomarker of Aging," in *Biological Markers of Aging*, ed. Mitchell E. Reff and Edward L. Schneider, NIH Publication no. 822221, Apr. 1982, 145–60.
5. 水牛城研究的負責人舒勒曼（Holgar Shunemann）表示：「值得指出的是，肺功能中度受損者死亡風險就會提高，不只是五分之一的人。這表示不是只有肺功能嚴重受損的五分之一人口的死亡風險會提高。」Lois Baker, "Lung Function May Predict Long Life or Early Death," University at Buffalo News Center, Sept. 12, 2000, http://www.buffalo.edu/news/releases/2000/09/4857.html.
6. 肺部大小測量也延伸到動過肺臟移植手術的人。二〇一三年，霍普金斯大學的研究員比較了數千名做過肺臟移植手術的患者，發現移植特大號肺臟的人，術後一年的存活機率高出三〇%。"For lung transplant, researchers surprised to learn bigger appears to be better," ScienceDaily, Aug. 1, 2013,

https://www.sciencedaily.com/releases/2013/08/130801095507.htm; Michael Eberlein et al., “Lung Size Mismatch and Survival After Single and Bilateral Lung Transplantation,” *Annals of Thoracic Surgery* 96, no. 2 (Aug. 2013): 457–63.

7. Brian Palmer, “How Long Can You Hold Your Breath?,” *Slate*, Nov. 18, 2013, https://slate.com/technology/2013/11/nicholas-mevoli-freediving-death-what-happens-to-people-who-practice-holding-their-breath.html; https://www.sciencedaily.com/releases/2013/08/130801095507.htm; “Natural Lung Function Decline vs. Lung Function Decline with COPD,” *Exhale*, the official blog of the Lung Institute, Apr. 27, 2016, https://lunginstitute.com/blog/natural-lung-function-decline-vs-lung-function-decline-with-copd/.

8. 這幾年不只一個音樂家問過我，吹管樂器能不能增加肺活量。有些研究結果相互牴觸，但一般共識是：吹管樂器無法大幅增加肺活量。此外，肺部持續注入加壓空氣似乎反而會提高慢性上呼吸道症狀甚至肺癌的風險。Evangelos Bouros et al., “Respiratory Function in Wind Instrument Players,” *Mater Sociomedica* 30, no. 3 (Oct. 2018): 204–8; E. Zuskin et al., “Respiratory Function in Wind Instrument Players,” *La Medicina del Lavoro*, Mar. 2009; 100(2); 133–141; A. Ruano-Ravina et al., “Musicians Playing Wind Instruments and Risk of Lung Cancer: Is There an Association?,” *Occupational and Environmental Medicine* 60, no. 2 (Feb. 2003); “How to Increase Lung Capacity in 5 Easy Steps,” *Exhale*, July 27, 2016.

9. 施羅特的生平和奮鬥史擷自：Hans-Rudolf Weiss, “The Method of Katharina Schroth—History, Principles and Current Development,” *Scoliosis and Spinal Disorders* 6, no. 1 (Aug. 2011): 17.

10. 跟史托有關的描述，引言和資料都來自他一九七〇年與里斯．史托（Reece Stough）合著的自傳。*Dr. Breath: The Story of Breathing Coordination* (New York: William Morrow, 1970), 17, 19, 38, 42,

66, 71, 83, 86, 93, 101, 111, 117, 113, 156, 173; a short bio, "Carl Stough," at www.breathingcoordination.ch/en/method/carl-stough; and the documentary film written by Laurence A. Caso, *Breathing: The Source of Life*, Stough Institute, 1997.

11. 史托也在精神分裂及行為失調患者身上看到一樣的「胸式」呼吸。這些人的胸膛和肋骨緊繃，無法活動自如，呼吸又快又急，導致充滿二氧化碳的「老舊」空氣滯留在肺部，形成「死腔」。

12. 我們每次呼氣約排出三千五百種化合物，多半是有機物（水蒸氣、二氧化碳和其他氣體），但也有污染物，如殺蟲劑、化學物質和引擎廢氣。如果呼氣不全，這些毒素就會留在肺裡化膿，引起感染或其他問題。Todor A. Popov, "Human Exhaled Breath Analysis," *Annals of Allergy, Asthma & Immunology* 106, no. 6 (June 2011): 451–56; Joachim D. Pleil, "Breath Biomarkers in Toxicology," *Archives of Toxicology* 90, no. 11 (Nov. 2016): 2669–82; Jamie Eske, "Natural Ways to Cleanse Your Lungs," *Medical News Today*, Feb. 18, 2019, https://www.medicalnewstoday.com/articles/324483.php.

13. "How Quickly Does a Blood Cell Circulate?," The Naked Scientists, Apr. 29, 2012, https://www.thenakedscientists.com/articles/questions/how-quickly-does-blood-cell-circulate.

14. "How the Lungs Get the Job Done," American Lung Association, July 20, 2017, https://www.lung.org/about-us/blog/2017/07/how-your-lungs-work.html.

15. 史蒂芬·艾略特（Stephen Elliott）對胸腔幫浦的理論和觀察，可見以下概述：Stephen Elliot, "Diaphragm Mediates Action of Autonomic and Enteric Nervous Systems," *BMED Reports*, Jan. 8, 2010, https://www.bmedreport.com/archives/8309; also see "Principles of Breathing Coordination" summarized at Breathing Coordination, http://www.breathingcoordination.com/Principles.html.

16. Caso, *Breathing: The Source of Life*, 17:12.

17. 還有氣喘的風險，反過來又會影響心血管健康。"Adults Who Develop Asthma May Have Higher Risk of Heart Disease, Stroke," *American Heart Association News*, Aug. 24, 2016, https://newsarchive.heart.org/adults-who-develop-asthma-may-have-higher-risk-of-heart-disease-stroke; A. Chaouat et al., "Pulmonary Hypertension in COPD," *European Respiratory Journal* 32, no. 5 (Nov. 2008): 1371–85.
18. 身體的肌肉若很緊繃，其他部位的肌肉就會出面減輕負擔。假設我們扭傷了左腳踝，我們會把更多重量放在右腳。但橫膈膜沒有這種選擇，沒有其他肌肉能為它代勞。它只能不計代價地賣力工作，如果它罷工，我們就會窒息而死。於是，身體漸漸學會盡其所能地補償它，動用胸腔內的「輔助性」呼吸肌肉，幫助空氣進出肺臟。這種胸式呼吸便逐漸成為習慣。
19. Caso, *Breathing: The Source of Life*, 11:18.
20. Bob Burns, *The Track in the Forest: The Creation of a Legendary 1968 US Olympic Team* (Chicago: Chicago Review Press, 2018); Richard Rothschild, "Focus Falls Again on '68 Olympic Track Team," *Chicago Tribune*, June 19, 1998.
21. 為本書展開研究之旅期間，我去拜訪了陶德．歐林（J. Tod Olin），他在科羅拉多州丹佛市頂尖的呼吸道醫院和研究中心——國家猶太醫學研究中心擔任胸腔科醫生。過去幾年，歐林專攻一種名為「運動引發喉阻塞」（EILO）的症狀，即聲帶和周圍結構在強度運動時阻塞氣道。有五%到一〇%的青少年有這種症狀，而且常被誤診為氣喘，治療也無效。歐林利用菩提格六十年前發展出的有限呼吸和噘嘴呼吸法，以及少部分史托的方法來治療患者，並直截了當地稱之為 Olin EILOBI 療法（運動引發喉阻塞之雙相吸氣法）。唯一的不同是，此療法聚焦於嘴呼吸，因為他認為運動員從事強度運動時，無法用鼻子快速吸氣。這令人不禁好奇，若有運動員能做到會怎麼樣。Sarah Graham et al., "The Fortuitous Discovery of the Olin EILOBI Breathing Techniques: A Case Study," *Journal of*

*Voice* 32, no. 6 (Nov. 2018): 695–97.

22. “Chronic Obstructive Pulmonary Disease (COPD),” Centers for Disease Control and Prevention, National Health Interview Survey, 2018, https://www.cdc.gov/nchs/fastats/copd.htm; “Emphysema: Diagnosis and Treatment,” Mayo Clinic, Apr. 28, 2017, https://www.mayoclinic.org/diseases-conditions/emphysema/diagnosis-treatment/drc-20355561.

## 第五章　放慢呼吸

1. John N. Maina, “Comparative Respiratory Physiology: The Fundamental Mechanisms and the Functional Designs of the Gas Exchangers,” *Open Access Animal Physiology* 2014, no. 6 (Dec. 2014): 53–66, https://www.dovepress.com/comparative-respiratory-physiology-the-fundamental-mechanisms-and-the--peer-reviewed-fulltext-article-OAAP.
2. Richard Petersham; Campbell, *The Respiratory Muscles and the Mechanics of Breathing*.
3. “How Your Lungs Get the Job Done,” American Lung Association, July 2017, https://www.lung.org/about-us/blog/2017/07/how-your-lungs-work.html.
4. 每個紅血球只會卸下二五%的氧氣，其餘七五%繼續留在船上送回肺臟。這被認為是一種儲備機制。但如果血紅素到了肺臟沒接收到新氧氣，基本上約過三次循環就會全空，過程約三分鐘。
5. “Why Do Many Think Human Blood Is Sometimes Blue?,” NPR, Feb. 3, 2017, https://www.npr.org/sections/13.7/2017/02/03/513003105/why-do-many-think-human-blood-is-sometimes-blue.
6. Ruben Meerman and Andrew J. Brown, “When Somebody Loses Weight, Where Does the Fat Go?,” *British Medical Journal 349* (Dec. 2014): g7257; Rachel Feltman and Sarah Kaplan, “Dear Science:

When You Lose Weight, Where Does It Actually Go?," *The Washington Post,* June 6, 2016.

7. 若你覺得這個姓氏很耳熟也很正常。克里斯欽・波爾是知名的量子物理學家及諾貝爾獎得主尼爾斯・波爾（Niels Bohr）的父親。
8. L. I. Irzhak, "Christian Bohr (On the Occasion of the 150th Anniversary of His Birth)," *Human Physiology* 31, no. 3 (May 2005): 366–68; Paulo Almeida, *Proteins: Concepts in Biochemistry* (New York: Garland Science, 2016), 289.
9. Albert Gjedde, "Diffusive Insights: On the Disagreement of Christian Bohr and August Krogh at the Centennial of the Seven Little Devils," *Advances in Physiology Education* 34, no. 4 (Dec. 2010): 174–85.
10. 當然還有氧合血紅素解離曲線的變化，即說明氧分壓跟血氧飽和度之間關係的圖表。
11. 網路上有英文版：https://www1.udel.edu/chem/white/C342/Bohr(1904).html.
12. John B. West, "Yandell Henderson," in *Biographical Memoirs*, vol. 74 (Washington, DC: National Academies Press, 1998), 144–59, https://www.nap.edu/read/6201/chapter/9.
13. Yandell Henderson, "Carbon Dioxide," *Cyclopedia of Medicine*, vol. 3 (Philadelphia: F. A. Davis, 1940).（很多文獻同時列出一九四〇和一九三四兩個日期，此文可能收在這兩個版本中。）Lewis S. Coleman, "Four Forgotten Giants of Anesthesia History," *Journal of Anesthesia and Surgery* 3, no. 2 (Jan. 2016): 1–17; Henderson, "Physiological Regulation of the Acid-Base Balance of the Blood and Some Related Functions," *Physiological Reviews* 5, no. 2 (Apr. 1925): 131–60.
14. 這篇文章引用許多該領域研究者的意見並做了很好的總結：John A. Daller, MD, "Oxygen Bars: Is a Breath of Fresh Air Worth It?," *On Health*, June 22, 2017, https://www.onhealth.com/content/1/oxygen_bars_-_is_a_breath_of_fresh_air_worth_it. 更多相關資料，可見這本大部頭：Nick Lane, *Oxygen:*

*The Molecule That Made the World* (New York: Oxford University Press), 11.

15. Yandell Henderson, "Acapnia and Shock. I. Carbon-Dioxid [*sic*] as a Factor in the Regulation of the Heart-Rate," *American Journal of Physiology* 21, no. 1 (Feb. 1908): 126–56.

16. John Douillard, *Body, Mind, and Sport: The Mind-Body Guide to Lifelong Health, Fitness, and Your Personal Best*, rev. ed. (New York: Three Rivers Press, 2001), 153, 156, 211.

17. 值得一提的是，從嘴呼吸改成緩慢鼻呼吸的第一天，我的表現反而變差。跟一週前用嘴呼吸運動時的最佳表現相比，我少踩了〇．四四哩。這樣的結果在意料之中。身體需要時間適應持續而緩慢的鼻呼吸。杜亞爾提醒他的運動員，剛開始換成鼻呼吸時，要有心理準備表現會退步五〇%。有些運動員要等好幾個月才能看到成果，因此很多運動員和非運動員才會放棄，重拾嘴呼吸。此外，高強度運動時，延長吸氣和吐氣並無好處，甚至也不可能。例如四百公尺短跑需要更多氧氣，才能趕上代謝需求。有些菁英運動員在極端壓力下，每分鐘可呼吸兩百公升空氣，是我們平常靜止時的二十倍。但騎腳踏車或慢跑這類規律平穩的中等強度運動，延長呼吸反而更有效率。

18. Meryl Davids Landau, "This Breathing Exercise Can Calm You Down in a Few Minutes," Vice, Mar. 16, 2018; Christophe André, "Proper Breathing Brings Better Health," *Scientific American*, Jan. 15, 2019.

19. Luciano Bernardi et al., "Effect of Rosary Prayer and Yoga Mantras on Autonomic Cardiovascular Rhythms: Comparative Study," *British Medical Journal* 323, no. 7327 (Dec. 2001): 144649; T. M. Srinivasan, "Entrainment and Coherence in Biology," *International Journal of Yoga* 8, no. 1 (June 2015): 1–2.

20. 協調一致是兩個訊號的和諧狀態。每當兩個訊號同步上升或下降時，就是協調一致、效率最高的狀態。更多相關資料，以及一分鐘呼吸五．五次、吸氣五．五秒、吐氣五．五秒的好處，可見：

Stephen B. Elliott, *The New Science of Breath* (Coherence, 2005); Stephen Elliott and Dee Edmonson, *Coherent Breathing: The Definitive Method* (Coherence, 2008); I. M. Lin, L. Y. Tai, and S. Y. Fan, "Breathing at a Rate of 5.5 Breaths per Minute with Equal Inhalation-to-Exhalation Ratio Increases Heart Rate Variability," *International Journal of Psychophysiolology* 91 (2014): 206–11.

21. 定速「諧振式」呼吸的簡明介紹，文章通過醫生審查：Arlin Cuncic, "An Overview of Coherent Breathing," VeryWellMind, June 25, 2019, https://www.verywellmind.com/an-overview-of-coherent-breathing-4178943.

22. 更明確地說，是每分鐘五．四五四五次呼吸。

23. Richard P. Brown and Patricia L. Gerbarg, *The Healing Power of the Breath: Simple Techniques to Reduce Stress and Anxiety, Enhance Concentration, and Balance Your Emotions* (Boston: Shambhala, 2012), Kindle locations 244–47, 1091–96; Lesley Alderman, "Breathe. Exhale. Repeat: The Benefits of Controlled Breathing," *The New York Times*, Nov. 9, 2016.

24. 二〇一二年，義大利研究者發現，一分鐘呼吸六次在海拔一萬七千呎的高度有強大的效果。不只大幅降低血壓，也提高血氧飽和度。Grzegorz Bilo et al., "Effects of Slow Deep Breathing at High Altitude on Oxygen Saturation, Pulmonary and Systemic Hemodynamics," *PLoS One* 7, no. 11 (Nov. 2012): e49074.

25. Landau, "This Breathing Exercise Can Calm You Down."

26. Marc A. Russo et al., "The Physiological Effects of Slow Breathing in the Healthy Human," *Breathe* 13, no. 4 (Dec. 2017): 298–309.

## 第六章　減少呼吸

1. “Obesity and Overweight,” Centers for Disease Control and Prevention, https://www.cdc.gov/nchs/fastats/obesity-overweight.htm; “Obesity Increase,” *Health & Medicine*, Mar. 18, 2013; “Calculate Your Body Mass Index,” National Heart, Lung, and Blood Institute, https://www.nhlbi.nih.gov/health/educational/lose_wt/BMI/bmicalc.htm?source=quickfitnesssolutions.
2. 根據一九三〇年代的一份研究，一般男性的呼吸率一分鐘約十三次，呼吸空氣量共五．二五公升。到了一九四〇年代，呼吸率一分鐘約十次，呼吸量八公升。一九八〇和九〇年代，許多研究估計平均呼吸率一分鐘約十到十二次，呼吸量有的多達九公升以上。我跟胸腔科權威史多利醫師討論這件事，他研究該領域長達四十多年（他是我岳父）。他告訴我，他剛開始行醫時，呼吸率一般一分鐘八到十二次。如今，一分鐘的最高呼吸率已逼近當年的兩倍。許多研究顯示，我們確實可能呼吸得比以前更多，而非只是無根據的傳說。大多研究將呼吸道疾病患者跟健康的對照組加以比較。以上估計數字即來自這些健康的對照組。許多研究可見阿突爾．拉西莫夫（Artour Rakhimov）的 *Breathing Slower and Less: The Greatest Health Discovery Ever*（二〇一四年自費出版）。可單獨檢驗的研究也包括在內。我會繼續收集這方面的研究貼上我的網站：mrjamesnestor.com/breath。目前可參考以下研究：N. W. Shock and M. H. Soley, “Average Values for Basal Respiratory Functions in Adolescents and Adults,” *Journal of Nutrition* 18 (1939): 143–53; Harl W. Matheson and John S. Gray, “Ventilatory Function Tests. III. Resting Ventilation, Metabolism, and Derived Measures,” *Journal of Clinical Investigation* 29, no. 6 (1950): 688–92; John Kassabian et al., “Respiratory Center Output and Ventilatory Timing in Patients with Acute Airway (Asthma) and Alveolar (Pneumonia) Disease,” *Chest* 81, no. 5 (May 1982): 536–43; J. E. Clague et al., “Respiratory Effort Perception at Rest and dur-

ing Carbon Dioxide Rebreathing in Patients with Dystrophia Myotonica," *Thorax* 49, no. 3 (Mar. 1994): 240–44; A. Dahan et al., "Halothane Affects Ventilatory after Discharge in Humans," *British Journal of Anaesthesia* 74, no. 5 (May 1995): 544–48; N. E. L. Meessen et al., "Breathing Pattern during Bronchial Challenge in Humans," *European Respiratory Journal* 10, no. 5 (May 1997): 1059–63.

3. Mary Birch, *Breathe: The 4-Week Breathing Retraining Plan to Relieve Stress, Anxiety and Panic* (Sydney: Hachette Australia, 2019), Kindle locations 228–31. 關於我們的呼吸方式有多差的概論．・Richard Boulding et al., "Dysfunctional Breathing: A Review of the Literature and Proposal for Classification," *European Respiratory Review* 25, no. 141 (Sept. 2016): 287–94.

4. Bryan Gandevia, "The Breath of Life: An Essay on the Earliest History of Respiration: Part I," *Australian Journal of Physiotherapy* 16, no. 1 (Mar. 1970): 5–11.

5. 值得一提的是，早期印度教徒估計一般人一天呼吸二萬二六三六次，比中醫的數字高很多。

6. 從事高強度運動不可能這樣延長吐氣和吸氣。例如四百公尺短跑需要更多氧氣，才能趕上代謝需求（耐力強的運動員在極端壓力下，每分鐘可呼吸兩百公升空氣，相當於一般人靜止時的二十倍）。但是對平穩規律、中等強度的運動來說，延長呼吸反而更有效率。Maurizio Bussotti et al., "Respiratory Disorders in Endurance Athletes—How Much Do They Really Have to Endure?," *Open Access Journal of Sports Medicine* 2, no. 5 (Apr. 2014): 49.

7. 印尼穆罕默迪亞大學健康科學院，在實驗中要求受試者運用這種「減速、減量」的呼吸法，結果發現對照組的最大攝氧量大幅提升。結果於二〇一七年十二月在第三屆國際科學、科技和人文研討會（ISETH）上發表。Dani Fahrizal and Totok Budi Santoso, "The Effect of Buteyko Breathing Technique in Improving Cardiorespiratory Endurance," *2017 ISETH Proceeding Book* (UMS publications),

https://pdfs.semanticscholar.org/c2ee/b2d1c0230a76fccdad94e7d97b11b882d217.pdf; Several more study summaries are available at Patrick McKeown, "Oxygen Advantage," https://oxygenadvantage.com/improved-swimming-coordination.

8. K. P. Buteyko, ed., *Buteyko Method: Its Application in Medical Practice* (Odessa, Ukraine: Titul, 1991).

9. 菩提格生平摘自以下出處。"The Life of Konstantin Pavlovich Buteyko," Buteyko Clinic, https://buteykoclinic.com/about-dr-buteyko; "Doctor Konstantin Buteyko," Buteyko.com, http://www.buteyko.com/method/buteyko/index_buteyko.html; "The History of Professor K. P. Buteyko," LearnButeyko.org, http://www.learnbuteyko.org/the-history-of-professor-kp-buteyko; Sergey Altukhov, *Doctor Buteyko's Discovery* (TheBreathingMan, 2009), Kindle locations 570, 572, 617; Buteyko interview, 1988, YouTube, https://www.youtube.com/watch?v=yv5unZd7okw.

10. "The Original Silicon Valley," *The Guardian*, Jan. 5, 2016, https://www.theguardian.com/artanddesign/gallery/2016/jan/05/akademgorodok-academy-town-siberia-science-russia-in-pictures.

11. 這裡可見這間實驗室的驚人照片：https://images.app.goo.gl/gAHupjGqjBtEiKab9.

12. 菩提格列出的二氧化碳濃度表可在這裡找到：https://tinyurl.com/yy3fvrh7.

13. 菩提格的文章和想法可在麥基翁的網站上免費下載：https://tinyurl.com/y3lbfhx2.

14. 更多有關低換氣訓練的資料，可上伍隆醫師的網站：http://www.hypoventilation-training.com/index.html; "Emil Zatopek Biography," Biography Online, May 1, 2010, https://www.biographyonline.net/sport/athletics/emile-zatopek.html; Adam B. Ellick, "Emil Zatopek," *Runner's World*, Mar. 1, 2001, https://www.runnersworld.com/advanced/a20841849/emil-zatopek.。此外，扎托佩克的身高是個謎，有些資料說他高六呎，但有些說他五呎六，例如ＥＳＰＮ。根據《跑者世界》雜誌的資料，一般都

認為他身高約五呎八。

15. Timothy Noakes, *Lore of Running*, 4th ed. (Champaign, IL: Human Kinetics, 2002), 382.

16. "Emil Zátopek," Running Past, http://www.runningpast.com/emil_zatopek.htm; Frank Litsky, "Emil Zatopek, 78, Ungainly Running Star, Dies," *The New York Times*, Nov. 23, 2000, https://www.nytimes.com/2000/11/23/sports/emil-zatopek-78-ungainly-running-star-dies.html.

17. Joe Hunsaker, "Doc Counsilman: As I Knew Him," *SwimSwam*, Jan. 12, 2015, https://swimswam.com/doc-counsilman-knew/.

18. 游泳教練麥可・路威林（Mike Lewellyn）提出用康西爾曼訓練法，訓練年輕運動員的可能危險，底下是一些有趣的背景脈絡：https://swimisca.org/coach-mike-lewellyn-on-breath-holding-shallow-water-blackout/。羅伯・歐爾（Rob Orr）博士提出的另類觀點，可見於："Hypoxic Work in the Pool," PTontheNet, Feb. 14, 2006, https://www.ptonthenet.com/articles/Hypoxic-Work-in-the-Pool-2577。我從以上和其他文章推測，低氧訓練雖然有用，但不該當作一體適用的訓練方法。它跟大多訓練方法一樣，必須將生理、心理和許多解剖學因素納入考量。此外，低氧訓練也跟任何一種水中訓練一樣，一定要有專業人員在旁監督。

19. "ISHOF Honorees," International Swimming Hall of Fame, https://ishof.org/dr.-james-e.--doc--counsilman-(usa).html; "A Short History: From Zátopek to Now," Hypoventilation Training.com, http://www.hypoventilation-training.com/historical.html.

20. Braden Keith, "Which Was the Greatest US Men's Olympic Team Ever?," *SwimSwam*, Sept. 7, 2010, https://swimswam.com/which-was-the-greatest-us-mens-olympic-team-ever; Jean-Claude Chatard, ed., *Biomechanics and Medicine in Swimming IX* (Saint-Étienne, France: University of Saint-Étienne Publications,

2003).

21. 要說明的是，伍隆的研究針對的是想獲得競爭優勢的菁英運動員。沒人知道把身體推向高度缺氧狀態會有什麼長遠的影響，不少研究者認為，不斷進行低氧訓練可能損害身體，引起對人體有害的氧化壓力。另一方面，歐爾森的顧客經過幾週較為輕微的訓練，紅血球數都大幅增加。紅血球變多，就表示有夠多的氧氣輸送到更多組織。自行車手藍斯．阿姆斯壯（Lance Armstrong）被取消資格的原因，不是因為注射腎上腺素或類固醇，而是注射自己的血液以增加紅血球數，這樣能輸送更多氧氣。他所做的事，基本上就是限制呼吸訓練立即達到的效果。

22. Xavier Woorons et al., "Prolonged Expiration down to Residual Volume Leads to Severe Arterial Hypoxemia in Athletes during Submaximal Exercise," *Respiratory Physiology & Neurobiology* 158, no. 1 (Aug. 2007): 75–82; Alex Hutchinson, "Holding Your Breath during Training Can Improve Performance," *The Globe and Mail*, Feb. 23, 2018, https://www.theglobeandmail.com/life/health-and-fitness/fitness/holding-your-breath-during-training-can-improve-performance/article38089753/.

23. E. Dudnik et al., "Intermittent Hypoxia-Hyperoxia Conditioning Improves Cardiorespiratory Fitness in Older Comorbid Cardiac Outpatients without Hematological Changes: A Randomized Controlled Trial," *High Altitude Medical Biology* 19, no. 4 (Dec. 2018): 339–43. 相關研究為數不少。英國某研究調查了在氧氣量只有一三%的常壓環境下（相當於海拔一萬兩千呎）受訓的三十名英式橄欖球員，發現才經過四週的訓練，他們的表現比在一般海平面訓練的對照組「進步兩倍」。有個歐洲研究找來八十六名肥胖女性，發現經過低氧訓練，她們的「腰圍大幅減少」，脂肪也比對照組大幅降低（細胞裡有更多可用氧氣，表示可更有效地燃燒脂肪）。連糖尿病也是！研究二十八名第一型糖尿病成年病患發現，低氧訓練能降低血糖濃度，比對照組更接近血糖正常值。研究者寫道，這個簡單的方法「或許能大幅預防糖尿病引起的心血管併發症」。這些研究和更多資料，詳見 mrjamesnestor.com/breath。

24. 這裡可看到理察－羅絲比賽的照片：https://tinyurl.com/yyf8tj7m。

25. 我跟歐爾森從頭到尾都使用歐爾森設計的 Relaxator，一種可在吐氣時限制氣流、增加肺部正壓的裝置，有助於把肺擴大、增加氣體交換的空間。這類呼吸阻抗器可監控氣流及測量阻力大小，但並非必要。低換氣訓練最有效的方法，就是延長吐氣，在肺部半滿時閉氣，愈久愈好，然後一再重複。「對空氣飢渴」的感覺愈強，腎臟會分泌更多EPO（紅血球生成素），骨髓會釋出更多紅血球，就有更多氧氣輸送到你的身體，身體恢復力提高，也就能跑得更遠、更快、更高。一九九〇年代，倫敦生理學家及呼吸訓練專家愛莉森．麥康諾（Alison McConnell）讓自行車手使用一種呼吸阻抗器，增加吸氣時的壓力。她發現才過四週，運動員的耐力表現就驚人地提升了三三%。這種訓練才進行五分鐘，就能降低血壓十二個單位，約是有氧運動的兩倍。Alison McConnell, *Breathe Strong, Perform Better* (Champaign, IL: Human Kinetics, 2011), 59, 61; Lisa Marshall, "Novel 5-Minute Workout Improves Blood Pressure, May Boost Brain Function," Medical Xpress, Apr. 8, 2019, https://medicalxpress.com/news/2019-04-minute-workout-blood-pressure-boost.html; Sarah Sloat, "A New Way of Working Out Takes 5 Minutes and Is as Easy as Breathing," Inverse, Apr. 9, 2019, https://www.inverse.com/article/54740-imst-training-blood-pressure-health.

26. 菩提格的文章和其他研究的完整列表，可見由 Breathe Well Clinic（愛爾蘭都柏林）和國際菩提格診所提供的連結：http://breathing.ie/clinical-studies-in-russian/; http://breathing.ie/clinical-evidence-for-buteyko/; https://buteykoclinic.com/wp-content/uploads/2019/04/Dr-Buteykos-Book.pdf.

27. Stephen C. Redd, "Asthma in the United States: Burden and Current Theories," *Environmental Health*

*Perspectives* 110, suppl. 4 (Aug. 2002): 557–60; “Asthma Facts and Figures,” Asthma and Allergy Foundation of America, https://www.aafa.org/asthma-facts; “Childhood Asthma,” Mayo Clinic, https://www.mayoclinic.org/diseases-conditions/childhood-asthma/symptoms-causes/syc-20351507.

28. Paul Hannaway, *What to Do When the Doctor Says It’s Asthma* (Gloucester, MA: Fair Winds, 2004).

29. “Childhood Asthma,” Mayo Clinic, https://www.mayoclinic.org/diseases-conditions/childhood-asthma/symptoms-causes/syc-20351507.

30. Duncan Keeley and Liesl Osman, “Dysfunctional Breathing and Asthma,” *British Medical Journal* 322 (May 2001): 1075; “Exercise-Induced Asthma,” Mayo Clinic, https://www.mayoclinic.org/diseases-conditions/exercise-induced-asthma/symptoms-causes/syc-20372300.

31. R. Khajotia, “Exercise-Induced Asthma: Fresh Insights and an Overview,” *Malaysian Family Physician* 3, no. 2 (Apr. 2008): 21–24.

32. “Distribution of Global Respiratory Therapy Market by Condition in 2017–2018 (in Billion U.S. Dollars),” Statista, https://www.statista.com/statistics/312329/worldwide-respiratory-therapy-market-by-condition/.

33. 有一群醫師、教授和統計學家想知道藥物和治療對患者的效用，但他們沒有上 WebMD 網站查看評論。他們發現，很多研究都由私人藥廠贊助，結論要不失真，要不完全誤導人。於是他們收集了各種不同療法的研究，重新分析資料，提出對藥物或療法效果的精準評估。為了給予藥物和治療效果真實的評價，他們估計患者需要接受幾次治療，才能見到成效。他們稱自己的組織為 NNT，此名來自一個簡單的統計學概念，即 Number Needed to Treat（所需治療次數）。二〇一〇年成立後，NNT（www.thennt.com）調查了兩百七十五種藥物和療法，從心臟科、內分泌科到皮膚科都有。他們以顏色來為每種藥物和療法評分，有綠色（有明顯益處）、黃色（益處不明）、紅色（無益處）和黑色（壞處多於益處）。他們審查了標準氣喘藥的四十八個臨床試驗，受試者多達數萬，即長效乙型作用劑（LABA）搭配皮質類固醇這種吸入型合併藥物，商標名為 Advair 和 Symbicort，主要用來讓氣道內的平滑肌保持放鬆。四十八個臨床試驗中，有四十四個由LABA（合併藥物的其中一種）製藥廠贊助。這種藥不但已經拿到許可，每年可能有數百萬名氣喘患者使用。NNT分析了數字，發現這種吸入型合併藥物不但完全無效，甚至有害。七十三名使用該藥物的患者中，只有一位的氣喘發作機率減少。此外，一百四十人中，有一位因為吸入該藥而氣喘嚴重發作。根據NNT的說法，每一千四百名氣喘患者就有一位因為這種藥「疑似導致氣喘相關的死亡」。LABA對兒童一樣沒效。更多相關脈絡：Vassilis Vassilious and Christos S. Zipitis, “Long-Acting Bronchodilators: Time for a Re-think,” *Journal of the Royal Society of Medicine* 99, no. 8 (Aug. 2006): 382–83.

34. Jane E. Brody, “A Breathing Technique Offers Help for People with Asthma,” *The New York Times*, Nov. 2, 2009, https://www.nytimes.com/2009/11/03/health/03brod.html; “Almost As If I No Longer Have Asthma After Natural Solution,” Breathing Center, Apr. 2009, https://www.breathingcenter.com/now-living-almost-as-if-i-no-longer-have-asthma.
35. Sasha Yakovleva, K. Buteyko, et al., *Breathe to Heal: Break Free from Asthma (Breathing Normalization)* (Breathing Center, 2016), 246; “Buteyko Breathing for Improved Athletic Performance,” Buteyko Toronto, http://www.buteykotoronto.com/buteyko-and-fitness.
36. “Buteyko and Fitness,” Buteyko Toronto, http://www.buteykotoronto.com/buteyko-and-fitness.
37. Thomas Ritz et al., “Controlling Asthma by Training of Capnometry-Assisted Hypoventilation (CATCH) Versus Slow Breathing: A Randomized Controlled Trial,” *Chest* 146, no. 5 (Aug. 2014): 1237–47.

38. "Asthma Patients Reduce Symptoms, Improve Lung Function with Shallow Breaths, More Carbon Dioxide," ScienceDaily, Nov. 4, 2014, https://www.sciencedaily.com/releases/2014/11/141104111631.htm.
39. "Effectiveness of a Buteyko-Based Breathing Technique for Asthma Patients," ARCIM Institute—Academic Research in Complementary and Integrative Medicine, 2017, https://clinicaltrials.gov/ct2/show/NCT03098849.
40. 值得一提的是，過度呼吸也會導致血鈣濃度下降，造成麻木、刺痛、肌肉痙攣、抽筋和抽搐。
41. 假如身體被迫不斷藉由排出重碳酸鹽來作為補償，體內的這種化學物質就會愈來愈少，酸鹼值也就無法維持在七．四的最佳狀態。John G. Laffey and Brian P. Kavanagh, "Hypocapnia," *New England Journal of Medicine* 347 (July 2002): 46; G. M. Woerlee, "The Magic of Hyperventilation," Anesthesia Problems & Answers, http://www.anesthesiaweb.org/hyperventilation.php.
42. Jacob Green and Charles R. Kleeman, "Role of Bone in Regulation of Systemic Acid-Base Balance," *Kidney International* 39, no. 1 (Jan. 1991): 9–26.
43. "Magnesium Supplements May Benefit People with Asthma," NIH National Center for Complementary and Integrative Health, Feb. 1, 2010, https://nccih.nih.gov/research/results/spotlight/021110.htm.
44. Andrew Holecek, *Preparing to Die: Practical Advice and Spiritual Wisdom from the Tibetan Buddhist Tradition* (Boston: Snow Lion, 2013). 動物的指標出自以下研究："Animal Heartbeats," Every Second, https://everysecond.io/animal-heartbeats; "The Heart Project," Public Science Lab, http://robdunnlab.com/projects/beats-per-life/; Yogi Cameron Alborzian, "Breathe Less, Live Longer," *The Huffington Post*, Jan. 14, 2010, https://www.huffpost.com/entry/breathe-less-live-longer_b_422923; Mike McRae, "Do We Really Only Get a Certain Number of Heartbeats in a Lifetime? Here's What Science Says,"

ScienceAlert, Apr. 14, 2018, https://www.sciencealert.com/relationship-between-heart-beat-and-life-expectancy.

## 第七章　咀嚼

1. "Malocclusion and Dental Crowding Arose 12,000 Years Ago with Earliest Farmers, Study Shows," University College Dublin News, http://www.ucd.ie/news/2015/02FEB15/050215-Malocclusion-and-dental-crowding-arose-12000-years-ago-with-earliest-farmers-study-shows.html; Ron Pinhasi et al., "Incongruity between Affinity Patterns Based on Mandibular and Lower Dental Dimensions following the Transition to Agriculture in the Near East, Anatolia and Europe," *PLoS One* 10, no. 2 (Feb. 2015): e0117301.
2. Jared Diamond, "The Worst Mistake in the History of the Human Race," *Discover*, May 1987, http://discovermagazine.com/1987/may/02-the-worst-mistake-in-the-history-of-the-human-race; Jared Diamond, *The Third Chimpanzee: The Evolution and Future of the Human Animal* (New York: HarperCollins, 1992).
3. Natasha Geiling, "Beneath Paris's City Streets, There's an Empire of Death Waiting for Tourists," Smithsonian.com, Mar. 28, 2014, https://www.smithsonianmag.com/travel/paris-catacombs-180950160; "Catacombes de Paris," Atlas Obscura, https://www.atlasobscura.com/places/catacombes-de-paris.
4. 第一大是伊拉克的和平之谷（Wadi-us-Salaam），埋葬了數千萬具屍體。
5. Gregori Galofré-Vilà, et al., "Heights across the Last 2000 Years in England," University of Oxford, Discussion Papers in Economic and Social History, no. 151, Jan. 2017, 32, https://www.economics.ox.ac.uk/materials/working_papers/2830/151-final.pdf. C.W., "Did Living Standards Improve during

the Industrial Revolution?," *The Economist*, https://www.economist.com/free-exchange/2013/09/13/did-living-standards-improve-during-the-industrial-revolution.

6. 根據英國國民保健署某公務員的說法，在一九九〇年代中之前，英國東北部某些地區，在女性十六或十八歲生日前送她們去把牙齒拔光是很普遍的事。Letters, *London Review of Books* 39, no. 14 (July 2017), https://www.lrb.co.uk/v39/n14/letters.
7. Review of J. Sim Wallace, *The Physiology of Oral Hygiene and Recent Research, with Special Reference to Accessory Food Factors and the Incidence of Dental Caries* (London: Ballière, Tindall and Cox, 1929), in *Journal of the American Medical Association* 95, no. 11 (Sept. 1930): 819.
8. 我指的是英國研究員愛德華．梅蘭比（Edward Mellanby），日後他會因此被封爵，並把人類臉部縮小歸咎於現代飲食缺乏維生素D。美國牙醫師柏西．豪伊（Percy Howe）認為牙齒歪斜是缺乏維生素C所致。
9. Earnest A. Hooton, foreword to Weston A. Price, *Nutrition and Physical Degeneration* (New York: Paul B. Hoeber, 1939). "Let us cease pretending that toothbrushes and toothpaste are any more important than shoe brushes and shoe polish. It is store food that has given us store teeth," Hooton wrote in his own book, *Apes, Men, and Morons* (New York: G. P. Putnam's Sons, 1937).
10. 後來普萊斯在克里夫蘭的實驗室檢驗他從 Loetschental 村收集的麵包和起司樣本，發現內含的維生素A和D是當時美國典型飲食的十倍。普萊斯也研究死者。他在秘魯千辛萬苦分析了一千二百七十六個頭骨，從幾千年到幾百年的都有。沒有一個頭骨牙弓變形，臉部也一樣。Weston A. Price, *Nutrition and Physical Degeneration,* 8th ed. (Lemon Grove, CA: Price-Pottenger Nutrition Foundation, 2009).
11. 普萊斯到加拿大北部走訪的北美原住民部落，漫長的冬天裡沒有蔬果可吃，因此攝取不到維生素

C。普萊斯指出，他們應該會得到壞血病，甚至喪命才對，但他們看起來都很健壯。有個老酋長告訴他，部落偶爾會殺一頭駝鹿，切開牠的背，扯下腎臟上方的兩團脂肪。他們會把脂肪切開，分給家人吃。後來普萊斯發現那就是腎上腺，動物和植物組織內最豐富的維生素C來源。

12. "Nutrition and Physical Degeneration: A Comparison of Primitive and Modern Diets and Their Effects," *Journal of the American Medical Association* 114, no. 26 (June 1940): 2589, https://jamanetwork.com/journals/jama/article-abstract/1160631?redirect=true.

13. 納雅克特別指出，這些患者都經過精挑細選，而且一年都不需要再接受其他療程。他告訴我氣球鼻竇擴張術對這些病人有效，但不是對所有人都有效。

14. Jukka Tikanto and Tapio Pirilä, "Effects of the Cottle's Maneuver on the Nasal Valve as Assessed by Acoustic Rhinometry," *American Journal of Rhinology* 21, no. 4 (July 2007): 456–59.

15. Shawn Bishop, "If Symptoms Aren't Bothersome, Deviated Septum Usually Doesn't Require Treatment," Mayo Clinic News Network, July 8, 2011, https://newsnetwork.mayoclinic.org/discussion/ifsymptoms-arent-bothersome-deviated-septum-usually-doesnt-require-treatment/.

16. Sanford M. Archer and Arlen D. Meyers, "Turbinate Dysfunction," Medscape, Feb. 13, 2019.

17. 彼得的故事尤其令人揪心。術後醫生開給他抗憂鬱藥，告訴他那是年齡引起的不適。之後三年，他學會用X光建立精細的3D模型，後來並用此測量所謂的「計算流體力學」。術前、術後的模型和數據，讓他得以確知之前的鼻甲手術對氣流速度、分布、溫度、壓力、阻力和濕度造成的影響。整體來說，他的鼻腔比一般或健康的鼻腔大了四倍。他的鼻子失去了暖化空氣的正常功能，空氣流動的速度變成平常的兩倍。彼得說，儘管如此，醫學界仍有一大部分人主張空鼻症是心理而非生理問題。更多彼得的研究，見：http://emptynosesyndromeaerodynamics.com.

18. 醫學界一般將空鼻症視為心理而非鼻子本身的問題。有個醫生甚至更進一步，在《洛杉磯時報》稱空鼻症為「空腦症」。Aaron Zitner, "Sniffing at Empty Nose Idea," *Los Angeles Times*, May 10, 2001; Cedric Lemogne et al., "Treating Empty Nose Syndrome as a Somatic Symptom Disorder," *General Hospital Psychiatry* 37, no. 3 (May–June 2015): 273.e9–e10; Joel Oliphint, "Is Empty Nose Syndrome Real? And If Not, Why Are People Killing Themselves Over It?," BuzzFeed, Apr. 14, 2016; Yin Lu, "Kill the Doctors," *Global Times*, Nov. 26, 2013, http://www.globaltimes.cn/content/827820.shtml.
19. 二〇一九年我跟雅拉聯絡上，她在電子郵件中告訴我，她的狀況有了好轉。她的鼻子還是一樣，呼吸對她仍然很痛苦，她說的好轉是心理和精神上的，藉由轉變心態、感受、信念等來達成。「我的人生、計畫和努力的目標都毀了。」她在電子郵件中寫道：「身體有了缺陷，你被逼著從頭開始重建自己的生活。你必須學會每天都要堅強、堅持下去，在每個當下充分利用你所擁有的。那很不簡單。這種遭遇逼你重新衡量你的一生。」
20. Oliphint, "Is Empty Nose Syndrome Real?"
21. Michael L. Gelb, "Airway Centric TMJ Philosophy," *CDA Journal* 42, no. 8 (Aug. 2014): 551–62, https://pdfs.semanticscholar.org/8bc1/8887d39960f9cce328f5c61ee356e11d0c09.pdf.
22. Felix Liao, *Six-Foot Tiger, Three-Foot Cage: Take Charge of Your Health by Taking Charge of Your Mouth* (Carlsbad, CA: Crescendo, 2017), 59.
23. Rebecca Harvey et al., "Friedman Tongue Position and Cone Beam Computed Tomography in Patients with Obstructive Sleep Apnea," *Laryngoscope Investigative Otolaryngology* 2, no. 5 (Aug. 2017): 320–24; Pippa Wysong, "Treating OSA? Don't Forget the Tongue," *ENTtoday*, Jan. 1, 2008, https://www.enttoday.org/article/treating-osa-dont-forget-the-tongue/.

24. 這個問題的概述可見艾瑞克・柯希連（Eric Kezirian）醫生的網站：https://sleep-doctor.com/blog/new-research-treating-the-large-tongue-in-sleep-apnea-surgery.
25. Liza Torborg, “Neck Size One Risk Factor for Obstructive Sleep Apnea,” Mayo Clinic, June 20, 2015, https://newsnetwork.mayoclinic.org/discussion/mayo-clinic-q-and-a-neck-size-one-risk-factor-for-obstructive-sleep-apnea/.
26. Gelb, “Airway Centric TMJ Philosophy”; Luqui Chi et al., “Identification of Craniofacial Risk Factors for Obstructive Sleep Apnoea Using Three-Dimensional MRI,” *European Respiratory Journal* 38, no. 2 (Aug. 2011): 348–58.
27. 根據蓋爾伯所說，出生六個月即出現呼吸問題的嬰兒，約從四歲開始出現行為問題（包括過動症）的機率多四〇%。Michael Gelb and Howard Hindin, *Gasp! Airway Health—The Hidden Path to Wellness* (self-published, 2016), Kindle location 850.
28. Chai Woodham, “Does Your Child Really Have ADHD?,” *U.S. News*, June 20, 2012, https://health.usnews.com/health-news/articles/2012/06/20/does-your-child-really-have-adhd.
29. 有關這個範圍廣大且令人沮喪的主題，詳見：“Kids Behave and Sleep Better after Tonsillectomy, Study Finds,” press release, University of Michigan Health System, Apr. 3, 2006, https://www.eurekalert.org/pub_releases/2006-04/uomh-kba032806.php; Susan L. Garetz, “Adenotonsillectomy for Obstructive Sleep Apnea in Children,” UptoDate, Oct. 2019, https://www.uptodate.com/contents/adenotonsillectomy-for-obstructive-sleep-apnea-in-children。值得一提的是，根據許多研究，用嘴呼吸的兒童多半也睡眠不足，而睡眠不足會直接影響到發育。Yosh Jefferson, “Mouth Breathing: Adverse Effects on Facial Growth, Health, Academics, and Behavior,” *General Dentistry* 58, no. 1 (Jan.–Feb. 2010): 18–25;

Carlos Torre and Christian Guilleminault, "Establishment of Nasal Breathing Should Be the Ultimate Goal to Secure Adequate Craniofacial and Airway Development in Children," *Jornal de Pediatria* 94, no. 2 (Mar.–Apr. 2018): 101–3. 有個研究追蹤一千九百名兒童長達十五年，發現有嚴重打呼、睡眠呼吸中止和其他睡眠呼吸障礙的小孩，肥胖機率是不會打呼的小孩的兩倍。症狀最嚴重的小孩肥胖機率多出六〇%到一百%。"Short Sleep Duration and Sleep-Related Breathing Problems Increase Obesity Risk in Kids," press release, Albert Einstein College of Medicine, Dec. 11, 2014.

30. Sheldon Peck, "Dentist, Artist, Pioneer: Orthodontic Innovator Norman Kingsley and His Rembrandt Portraits," *Journal of the American Dental Association* 143, no. 4 (Apr. 2012): 393–97.

31. Ib Leth Nielsen, "Guiding Occlusal Development with Functional Appliances," *Australian Orthodontic Journal* 14, no. 3 (Oct. 1996): 133–42; "Functional Appliances," British Orthodontic Society; John C. Bennett, *Orthodontic Management of Uncrowded Class II Division 1 Malocclusion in Children* (St. Louis: Mosby/Elsevier, 2006); "Isolated Pierre Robin sequence," Genetics Home Reference, https://ghr.nlm.nih.gov/condition/isolated-pierre-robin-sequence.

32. 愛德華・安格（Edward Angle）被視為「美國牙齒矯正學之父」，他反對拔牙，但他的學生查爾斯・特威德（Charles H. Tweed）日後持續支持拔牙，最終是後者的方法贏得了勝利。Sheldon Peck, "Extractions, Retention and Stability: The Search for Orthodontic Truth," *European Journal of Orthodontics* 39, no. 2 (Apr. 2017): 109–15.

33. 苗醫師曾在西薩塞克斯郡的維多利亞女王醫院擔任三年臉外科醫師，研究口腔如何運作。他知道組成人臉的十四塊拼圖般的骨頭必須一起正確地發育，任何一塊骨頭受到阻礙，都會影響口腔和臉的功能和發育。

34. 「拔牙導致臉變平」的理論在牙齒矯正市場中並沒有廣受認同。很多研究聲稱拔牙使臉後縮，其他卻說改變不大或沒有改變。也有人說結果不盡相同，只能視上顎的寬度而定。Antônio Carlos de Oliveira Ruellas et al., "Tooth Extraction in Orthodontics: An Evaluation of Diagnostic Elements," *Dental Press Journal of Orthodontics* 15, no. 3 (May–June 2010): 134–57; Anita Bhavnani Rathod et al., "Extraction vs No Treatment: Long-Term Facial Profile Changes," *American Journal of Orthodontics and Dentofacial Orthopedics* 147, no. 5 (May 2015): 596–603; Abdol-Hamid Zafarmand and Mohamad-Mahdi Zafarmand, "Premolar Extraction in Orthodontics: Does It Have Any Effect on Patient's Facial Height?," *Journal of the International Society of Preventive & Community Dentistry* 5, no. 1 (Jan. 2015): 64–68.
35. John Mew, *The Cause and Cure of Malocclusion* (John Mew Orthotropics), https://johnmeworthotropics.co.uk/the-cause-and-cure-of-malocclusion-book/; Vicki Cheeseman, interview with Kevin Boyd, "Understanding Modern Systemic Diseases through a Study of Anthropology," *Dentistry IQ*, June 27, 2012.
36. 有二十幾篇一九三〇年代的論文可在這裡找到：www.mrjamesnestor.com/breath.
37. 後來我發現，牙齒矯正市場半世紀以來對苗醫師的抗拒，問題可能不在於他提出的資料，而是他宣傳這些資料時咄咄逼人的態度。甚至連批評他最不遺餘力的英國矯正醫師洛依．亞伯拉罕（Roy Abrahams）都在電子信件往來中對我坦承，有問題的不必然是苗醫師的理論，而是他從不把握機會證明他的理論，反而不斷「貶低傳統牙齒矯正學和矯正醫師以拉抬自己的說法」。
38. Sandra Kahn and Paul R. Ehrlich, *Jaws: The Story of a Hidden Epidemic* (Stanford, CA: Stanford University Press, 2018).
39. 苗醫師告訴我，他的死對頭多半拿這座城堡來說他靠牙齒矯正賺了多少錢。他說城堡總共花了他大約三十萬英鎊，價錢只有同條路上的破舊兩房現代公寓的三分之一。

40 G. Dave Singh et al., "Evaluation of the Posterior Airway Space Following Biobloc Therapy: Geometric Morphometrics," *Cranio: The Journal of Craniomandibular & Sleep Practice* 25, no. 2 (Apr. 2007): 84–89, https://facefocused.com/articles-and-lectures/bioblocs-impact-on-the-airway/.

41. 童年時期如果一直維持這種嘴開開的姿勢，可能直接影響顎骨和氣道的發育，甚至還有牙齒的排列。Joy L. Moeller et al., "Treating Patients with Mouth Breathing Habits: The Emerging Field of Orofacial Myofunctional Therapy," *Journal of the American Orthodontic Society* 12, no. 2 (Mar.–Apr. 2012): 10–12.

42. 現代人類可能是第一個有這種問題的人種。即使是我們的親戚尼安德塔人也不是過去幾百年來呈現的那種彎腰駝背的樣子。他們姿勢直挺，甚至可能比我們還直挺。Martin Haeusler et al., "Morphology, Pathology, and the Vertebral Posture of the La Chapelle-aux-Saints Neandertal," *Proceedings of the National Academy of Sciences of the United States of America* 116, no. 11 (Mar. 2019): 4923–27.

43. M. Mew, "Craniofacial Dystrophy. A Possible Syndrome?," *British Dental Journal* 216, no. 10 (May 2014): 555–58.

44. Elena Cresci, "Mewing Is the Fringe Orthodontic Technique Taking Over YouTube," *Vice*, Mar. 11, 2019, https://www.vice.com/en_us/article/d3medj/mewing-is-the-fringe-orthodontic-technique-taking-over-youtube.

45. "Doing Mewing," YouTube, https://www.youtube.com/watch?v=Hmf-pR7EryY.

46. Quentin Wheeler, Antonio G. Valdecasas, and Cristina Cânovas, "Evolution Doesn't Proceed in a Straight Line—So Why Draw It That Way?" The Conversation, Sept. 3, 2019, https://theconversation.

com/evolution-doesnt-proceed-in-a-straight-line-so-why-draw-it-that-way-109401/.

47. "Anatomy & Physiology," Open Stax, Rice University, June 19, 2013, https://openstax.org/books/anatomy-and-physiology/pages/6-6-exercise-nutrition-hormones-and-bone-tissue.

48. "Our Face Bones Change Shape As We Age," Live Science, May 30, 2013, https://www.livescience.com/35332-face-bones-aging-110104.html.

49. Yagana Shah, "Why You Snore More As You Get Older and What You Can Do About It," *The Huffington Post*, June 7, 2015, https://www.huffingtonpost.in/2015/07/06/how-to-stop-snoring_n_7687906.html?ri18n=true.

50. "What Is the Strongest Muscle in the Human Body?," Everyday Mysteries: Fun Science Facts from the Library of Congress, https://www.loc.gov/rr/scitech/mysteries/muscles.html.

51. 貝爾弗不是第一個發現這件事的研究者。一九八六年，華盛頓大學齒顎矯正系教授、本身也是牙科專家的文森．柯奇治（Vincent G. Kokich）認為，成人「仍保有再生及改造顱顏顎骨縫的骨頭的能力」。Liao, *Six-Foot Tiger,* 176–77.

52. 人體各部位都能製造幹細胞。骨縫和顎骨製造的幹細胞經常用來維護周邊的嘴和臉。幹細胞能輸送到最需要它們的任何地方，將它們吸引過去的是壓力訊號，這裡指的是伴隨用力咀嚼而來的訊號。

53. "Weaning from the Breast," *Paediatrics & Child Health* 9, no. 4 (Apr. 2004): 249–53.

54. 瓶餵較不需要「咀嚼」和吸吮，因此較無法刺激臉往前長。因此，芝加哥兒童牙醫師波伊德建議，如果無法哺乳，可選擇杯餵。James Sim Wallace, *The Cause and Prevention of Decay in Teeth* (London: J. & A. Churchill, 1902). Indre Narbutyte et al., "Relationship Between Breastfeeding, Bottle-Feeding and Development of Malocclusion," *Stomatologija, Baltic Dental and Maxillofacial Journal* 15, no. 3

(2013): 67–72; Domenico Viggiano et al., "Breast Feeding, Bottle Feeding, and Non-Nutritive Sucking: Effects on Occlusion in Deciduous Dentition," *Archives of Disease in Childhood* 89, no. 12 (Jan. 2005): 1121–23; Bronwyn K. Brew et al., "Breastfeeding and Snoring: A Birth Cohort Study," *PLoS One* 9, no. 1 (Jan. 2014): e84956.

55. 戴著這個裝置時，每次我一咀嚼就會引發間歇循環的輕微力量和輕微的彈壓力，傳送訊號給牙根的韌帶，促使身體「展開一連串事件」（引用貝爾弗的話）。這個過程名為「形態發生」（morphogenesis），聽起來很可怕，但貝爾弗向我保證我完全不會有感覺，因為我只需要睡覺時戴就行了。

56. Ben Miraglia, DDS, "2018 Oregon Dental Conference Course Handout," Oregon Dental Conference, Apr. 5, 2018, https://www.oregondental.org/docs/librariesprovider42/2018-odc-handouts/thursday---9122-miraglia.pdf?sfvrsn=2.

57. 明確地說，工業時代前介於二・一二吋到二・六二吋，工業時代後是一・八八到二・四四吋。J. N. Starkey, "Etiology of Irregularities of the Teeth," *The Dental Surgeon* 4, no. 174 (Feb. 29, 1908): 105–6.

58. J. Sim Wallace, "Heredity, with Special Reference to the Diminution in Size of the Human Jaw," digest of *Dental Record*, Dec. 1901, in *Dental Digest* 8, no. 2 (Feb. 1902): 135–40, https://tinyurl.com/r6szdz8.

59. 猶加敦迷你豬。Russell L. Ciochon et al., "Dietary Consistency and Craniofacial Development Related to Masticatory Function in Minipigs," *Journal of Craniofacial Genetics and Developmental Biology* 17, no. 2 (Apr.–June 1997): 96–102.

60. 這些大概的平均數字由科魯奇尼提出並確認。更清楚的脈絡可見：Mirigalia, "2018 Oregon Dental Conference Course Handout."

## 第八章　有時多一點

1. Micheal Clodfelter, *Warfare and Armed Conflicts: A Statistical Encyclopedia of Casualty and Other Figures, 1492–2015*, 4th ed. (Jefferson, NC: McFarland, 2017), 277.
2. J. M. Da Costa, "On Irritable Heart; a Clinical Study of a Form of Functional Cardiac Disorder and its Consequences," *American Journal of Medical Sciences,* n.s. 61, no. 121 (1871).
3. Jeffrey A. Lieberman, "From 'Soldier's Heart' to 'Vietnam Syndrome': Psychiatry's 100-Year Quest to Understand PTSD," *The Star*, Mar. 7, 2015, https://www.thestar.com/news/insight/2015/03/07/solving-the-riddle-of-soldiers-heart-post-traumatic-stress-disorder-ptsd.html; Christopher Bergland. "Chronic Stress Can Damage Brain Structure and Connectivity," *Psychology Today*, Feb. 12, 2004.
4. "From Shell-Shock to PTSD, a Century of Invisible War Trauma," *PBS NewsHour*, Nov. 11, 2018, https://www.pbs.org/newshour/nation/from-shell-shock-to-ptsd-a-century-of-invisible-war-trauma; Caroline Alexander, "The Shock of War," *Smithsonian,* Sept. 2010, https://www.smithsonianmag.com/history/the-shock-of-war-55376701/#Mxod3dfdosgFt3cQ.99.
5. 而且，下肺葉包含六〇%到八〇%血液飽滿的肺泡，氣體交換更輕鬆，也更有效率。*Body, Mind, and Sport*, 223.
6. Phillip Low, "Overview of the Autonomic Nervous System," *Merck Manual*, consumer version, https://www.merckmanuals.com/home/brain,-spinal-cord,-and-nerve-disorders/autonomic-nervous-system-disorders/overview-of-the-autonomic-nervous-system.
7. "How Stress Can Boost Immune System," ScienceDaily, June 21, 2012; "Functions of the Autonomic Nervous System," Lumen, https://courses.lumenlearning.com/boundless-ap/chapter/functions-of-the-

autonomic-nervous-system/.

8. Joss Fong, "Eye-Opener: Why Do Pupils Dilate in Response to Emotional States?," *Scientific American*, Dec. 7, 2012, https://www.scientificamerican.com/article/eye-opener-why-do-pupils-dialate/.
9. 交感神經控制中心不在腦部，而是在脊椎神經節上，副交感神經的控制中心才在腦部。這或許不是巧合。有些研究者認為交感神經是比較原始的系統，而副交感神經是後來才演化出的系統，例如史蒂芬・普吉斯（Stephen Porges）。
10. "What Is Stress?," American Institute of Stress, https://www.stress.org/daily-life.
11. "Tibetan Lama to Teach an Introduction to Tummo, the Yoga of Psychic Heat at HAC January 21," Healing Arts Center (St. Louis), Dec. 20, 2017, https://www.thehealingartscenter.com/hac-news/tibetan-lama-to-teach-an-introduction-to-tummo-the-yoga-of-psychic-heat-at-hac; "NAROPA," Garchen Buddhist Institute, July 14, 2015, https://garchen.net/naropa.
12. Alexandra David-Néel, *My Journey to Lhasa* (1927; New York: Harper Perennial, 2005), 135.
13. Nan-Hie In, "Breathing Exercises, Ice Baths: How Wim Hof Method Helps Elite Athletes and Navy Seals," *South China Morning Post*, Mar. 25, 2019, https://www.scmp.com/lifestyle/health-wellness/article/3002901/wim-hof-method-how-ice-baths-and-breathing-techniques.
14. Stephen W. Porges, *The Pocket Guide to the Polyvagal Theory: The Transformative Power of Feeling Safe,* Norton Series on Interpersonal Neurobiology (New York: W. W. Norton, 2017), 131, 140, 160, 173, 196, 242, 234.
15. 確切的過程是，迷走神經受到刺激時，心跳會變慢，血管也會膨脹，使血液更難抵擋重力好送到大腦。流到大腦的血液暫時減少，人就可能昏倒。

16. Steven Park, *Sleep Interrupted: A Physician Reveals the #1 Reason Why So Many of Us Are Sick and Tired* (New York: Jodev Press, 2008), Kindle locations 1443–46.
17. "Vagus Nerve Stimulation," Mayo Clinic, https://www.mayoclinic.org/tests-procedures/vagus-nerve-stimulation/about/pac-20384565; Crystal T. Engineer et al., "Vagus Nerve Stimulation as a Potential Adjuvant to Behavioral Therapy for Autism and Other Neurodevelopmental Disorders," *Journal of Neurodevelopmental Disorders* 9 (July 2017): 20.
18. 還有盪鞦韆。搖椅和門廊鞦韆在二十世紀上半之前還很普遍。之所以如此受歡迎，可能是因為盪鞦韆能改變血壓，讓訊號更容易沿著迷走神經來回傳送。這是為什麼那麼多自閉症兒童（通常迷走神經張力差，常覺得受到威脅）喜歡盪鞦韆。暴露在低溫下，例如在臉上潑冷水，也能刺激迷走神經傳遞訊號到心臟，將心跳慢下來（把臉泡進冷水裡，你的心率很快會往下掉）。Porges, *Pocket Guide to the Polyvagal Theory,* 211–12.
19. 極少數的例外可在瑜伽士身上看到，這在最後一章會談到。
20. Roderik J. S. Gerritsen and Guido P. H. Band, "Breath of Life: The Respiratory Vagal Stimulation Model of Contemplative Activity," *Frontiers in Human Neuroscience*12 (Oct.2018): 397; Christopher Bergland, "Longer Exhalations Are an Easy Way to Hack Your Vagus Nerve," *Psychology Today*, May 9, 2019.
21. MoranCerf, "Neuroscientists Have Identified How Exactly a Deep Breath Changes Your Mind," Quartzy, Nov. 19, 2017; Jose L. Herreroetal., "Breathing above the Brain Stem: Volitional Control and Attentional Modulation in Humans," *Journal of Neurophysiology* 119, no. 1 (Jan. 2018): 145–59.
22. 自律神經系統有助於解釋，為什麼對著紙袋呼吸來改善過度換氣往往沒效，也可能很危險。沒錯，把呼出的空氣留住能增加二氧化碳濃度，但這多半無法避免交感神經超載，反而會導致恐慌發作，進一步啟動交感神經。對著紙袋呼吸可能引發更大的恐慌，甚至更用力呼吸。此外，有呼吸問題的人並非全都過度換氣。《急診醫學年鑑》有個研究發現，治療人員認為三名患者過度換氣，便要他們對著紙袋呼吸，患者卻因此身亡。他們不是因為恐慌或氣喘發作而死亡，而是心臟病發，氧氣不足，肺臟裡充滿了循環過的二氧化碳。Anahad O'Connor, "The Claim: If You're Hyperventilating, Breathe into a Paper Bag," *The New York Times*, May 13, 2008; Michael Callaham, "Hypoxic Haards of Traditional Paper Bag Rebreathing in Hyperventilating Patients," *Annals of Emergency Medicine* 19, no. 6 (June 1989): 622–28.

23. Moran Cerf, "Neuroscientists Have Identified How Exactly a Deep Breath Changes Your Mind," Quartzy, Nov. 19, 2017; Jose L. Herrero, Simon Khuvis, Erin Yeagle, et al., "Breathing above the Brain Stem: Volitional Control and Attentional Modulation in Humans," *Journal of Neurophysiology* 119, no. 1 (Jan. 2018): 145–49.

24. Matthijs Kox et al., "Voluntary Activation of the Sympathetic Nervous System and Attenuation of the Innate Immune Response in Humans," *Proceedings of the National Academy of Sciences of the United States of America* 111, no. 20 (May 2014): 7379–84.

25. 我在之前的著作和其他文章中提過班森的研究，但從未深究僧侶的身體發生了什麼事又如何發生，這就是我在這章探討的事。

26. Herbert Benson et al., "Body Temperature Changes during the Practice of g Tum-mo Yoga," *Nature* 295 (1982): 234–36. 幾十年後，不是所有人都對班森的研究印象深刻。新加坡國立大學的瑪莉亞・柯茲辛妮可娃（Maria Kozhevnikova）就說：「沒有證據指出僧侶在拙火冥想時，體溫升高到正常範圍外。」她從未否認拙火呼吸法的驚人效果，卻撰文指出其資料呈現方式有誤導之嫌。關於這點，我應該指出：很多拙火修行者告訴我，與其說拙火讓他們身體變熱，應該說讓他們不會冷，佛教僧侶、冰人及其團隊都清楚證明了這點。無論如何，保持體溫都只是拙火轉化效果的一小部分，這點我們很快就會談到。Maria Kozhevnikova et al., "Neurocognitive and Somatic Components of Temperature Increases during g-Tummo Meditation: Legend and Reality," *PLoS One* 8, no. 3 (2013): e58244.

27. "The Iceman—Wim Hof," Wim Hof Method, https://www.wimhofmethod.com/iceman-wim-hof.
28. Erik Hedegaard, "Wim Hof Says He Holds the Key to a Healthy Life—But Will Anyone Listen?," *Rolling Stone*, Nov. 3, 2017.
29. "Applications," Wim Hof Method, https://www.wimhofmethod.com/applications.
30. Kox et al., "Voluntary Activation of the Sympathetic Nervous System."
31. "How Stress Can Boost Immune System," ScienceDaily, June 21, 2012, https://www.sciencedaily.com/releases/2012/06/120621223525.htm.
32. Joshua Rapp Learn, "Science Explains How the Iceman Resists Extreme Cold," Smithsonian.com, May 22, 2018.
33. 美國國家衛生研究院估計，多達兩千三百五十萬美國人罹患自體免疫疾病。美國自體免疫相關疾病協會認為，這個數字是嚴重低估，因為衛生研究院只列出二十四種跟自體免疫相關的疾病，但許多未列出的疾病也有清楚的「自體免疫基礎」。這些驚心的統計數字可見：https://www.aarda.org/。
34. 新的研究指出，猝睡症也是一種自體免疫疾病，甚至連氣喘可能都是。有氣喘的小孩得到第一型糖尿病的風險高出四一%，這可能並非巧合。Alberto Tedeschi and Riccardo Asero, "Asthma and Autoimmunity: A Complex but Intriguing Relation," *Expert Review of Clinical Immunology* 4, no. 6 (Nov. 2008): 767–76; Natasja Wulff Pedersen et al., "CD8+ T Cells from Patients with Narcolepsy and

Healthy Controls Recognize Hypocretin Neuron-Specific Antigens," *Nature Communications* 10, no. 1 (Feb. 2019): 837.

35. 嘗試拙火呼吸法之前，麥特被診斷出乾癬性關節炎，C反應蛋白（CRP）超過二十，約是正常值的七倍，所以身體才會發炎和疼痛。練習三個月拙火呼吸法外加暴露在低溫下，他的CRP回到〇．四。關節痛、僵硬、皮膚發紅脫皮和疲倦都不藥而癒。另一個來自英格蘭德文郡的麥特，被診斷出扁平毛髮苔癬，這種發炎性疾病主要影響頭皮，導致脫皮和永久性斑禿。醫生開給他羥氯奎寧，這是一九五五年研發的瘧疾藥，能抑制免疫反應，常見副作用有抽筋、腹瀉、頭痛，甚至更嚴重。不到幾週，麥特就呼吸困難並咳出血。醫生要他忍過去，但他的狀況愈來愈糟。後來他聽說拙火呼吸法並按照霍夫的方法每天練習。Wim Hof, YouTube, Jan. 3, 2018, https://www.youtube.com/watch?v=f4tIou2LnOk; "Wim Hof—Reversing Autoimmune Diseases | Paddison Program," YouTube, June 26, 2016, https://www.youtube.com/watch?v=lZO9uyJIP44; "In 8 Months I Was Completely Symptom-Free," Wim Hof Method Experience, Wim Hof, YouTube, Aug. 23, 2019, https://www.youtube.com/watch?v=1nOv4aNiWys.

36. 二〇一四年，霍夫帶二十六名隨機挑選的人去爬吉力馬札羅山。這些人從二十九歲到六十五歲都有，很多人有氣喘、風濕、克隆氏症和其他自體免疫疾病。他教他們他的版本的拙火呼吸法，讓他們間歇性地暴露在低溫下，然後去爬海拔一萬九千三百呎高的非洲最高山。山頂的氧氣濃度只有海平面的一半。即使是爬山老手也只有一半成功機率。霍夫帶領的學生有二十四人在四十八小時內攻頂，包括有自體免疫疾病的人。其中一半甚至光著上半身，下半身只穿短褲，即使氣溫降到華氏零下四度。沒有人低溫症或高山症發作，也沒有人補充氧氣。Ted Thornhill, "Hardy Climbers Defy Experts to Reach Kilimanjaro Summit Wearing Just Their Shorts and without Succumbing to

Hypothermia," *Daily Mail,* Feb. 17, 2014; "Kilimanjaro Success Rate—How Many People Reach the Summit," Kilimanjaro, https:// www.climbkilimanjaroguide.com/Kilimanjaro-success-rate. 較舊的估計成功機率是四一%，最近的接近六〇%，我把數字折中。

37. 值得一提的是，大衛－尼爾後來成為法國國寶，也是「垮掉的一代」作家心中的偶像。還有茶和電車站以她為名，至今仍在使用。

38. "Maurice Daubard—Le Yogi des Extrêmes [The Yogi of the Extremes]," http://www.mauricedaubard.com/biographie.htm; "France: Moulins: Yogi Maurice Daubard Demonstration," AP Archive, YouTube, July 21, 2015, https://www.youtube.com/watch?time_continue=104&v=bEZVlgcddZg.

39. 我跟葛羅夫的訪談及對整體自療呼吸法的體驗，發生在史丹佛實驗之前幾年。是我接觸到淨化呼吸法大受震撼並從此踏上探索之旅後一年多的事。

40. 葛羅夫告訴我這件事發生在一九五四年，但其他資料卻說是一九五六年。"The Tim Ferriss Show—Stan Grof, Lessons from ~4,500 LSD Sessions and Beyond," Podcast Notes, Nov. 24, 2018, https://podcastnotes.org/2018/11/24/grof/.

41. "Stan Grof," Grof: Know Thyself, http://www.stanislavgrof.com.

42. Mo Costandi, "A Brief History of Psychedelic Psychiatry," *The Guardian*, Sept. 2, 2014, https://www.theguardian.com/science/neurophilosophy/2014/sep/02/psychedelic-psychiatry.

43. James Eyerman, "A Clinical Report of Holotropic Breathwork in 11,000 Psychiatric Inpatients in a Community Hospital Setting," *MAPS Bulletin*, Spring 2013, http://www.maps.org/news-letters/v23n1/v23n1_24-27.pdf

44. 艾爾曼接著說：「仔細想想，西方工業社會是人類歷史上唯一貶低非尋常意識狀態、不想欣賞也不想瞭解它的群體。」他還說：「相反地，我們將之變成一種疾病，用鎮定劑使之麻木。但這就像貼OK繃，只是一時之計，無法觸及核心問題，只會導致日後出現更多心理問題。」

45. Sarah W. Holmes et al., "Holotropic Breathwork: An Experiential Approach to Psychotherapy," *Psychotherapy: Theory, Research, Practice, Training* 33, no. 1 (Spring 1996): 114–20; Tanja Miller and Laila Nielsen, "Measure of Significance of Holotropic Breathwork in the Development of Self-Awareness," *Journal of Alternative and Complementary Medicine* 21, no. 12 (Dec. 2015): 796–803; Stanislav Grof et al., "Special Issue: Holotropic Breathwork and Other Hyperventilation Procedures," *Journal of Transpersonal Research* 6, no. 1 (2014); Joseph P. Rhinewine and Oliver Joseph Williams, "Holotropic Breathwork: The Potential Role of a Prolonged, Voluntary Hyperventilation Procedure as an Adjunct to Psychotherapy," *Journal of Alternative and Complementary Medicine* 13, no. 7 (Oct. 2007): 771–76.

46. 確切地說，大口喘氣排掉血液中的二氧化碳，因此切斷了大腦正常運轉所需的血流。Stanislav Grof and Christina Grof, *Holotropic Breathwork: A New Approach to Self-Exploration and Therapy,* SUNY Series in Transpersonal and Humanistic Psychology (Albany, NY: Excelsior, 2010), 161, 163; Stanislav Grof, *Psychology of the Future: Lessons from Modern Consciousness Research* (Albany, NY: SUNY Press, 2000); Stanislav Grof, "Holotropic Breathwork: New Approach to Psychotherapy and Self-Exploration," http://www.stanislavgrof.com/resources/Holotropic-Breathwork;-New-Perspectives-in-Psychotherapy-and-Self-Exploration.pdf.

47. "Cerebral Blood Flow and Metabolism," Neurosurg.cam.ac.uk, http://www.neurosurg.cam.ac.uk/files/2017/09/2-Cerebral-blood-flow.pdf.

48. Jordan S. Querido and A. William Sheel, "Regulation of Cerebral Blood Flow during Exercise," *Sports*

*Medicine* 37, no. 9 (2007): 765–82.

49. 平均來說，血液中的二氧化碳（動脈二氧化碳分壓 $PaCO_2$）每減少一 mmHg，大腦血流就會減少約二%。一次在加州大學舊金山分校實驗室做猛烈呼吸運動記錄時，我的 $PaCO_2$ 是二十二 mmHg，比正常值低約二十。那時我的大腦血流比正常值少約四〇%。“Hyperventilation,” OpenAnesthesia, https://www.openanesthesia.org/elevated_icp_hyperventilation.
50. 以下網站可找到有趣的簡介和一些研究論文：http://www.anesthesiaweb.org/hyperventilation.php.
51. “Rhythm of Breathing Affects Memory and Fear,” *Neuroscience News*, Dec. 7, 2016, https://neurosciencenews.com/memory-fear-breathing-5699/.

## 第九章　閉氣

1. 克林的研究和接下來有關 S. M. 的事蹟擷自：Justin S. Feinstein et al., “A Tale of Survival from the World of Patient S. M.,” in *Living without an Amygdala*, ed. David G. Amaral and Ralph Adolphs (New York: Guilford Press, 2016), 1–38. Other details were pulled from Kling’s articles, including Arthur Kling et al., “Amygdalectomy in the Free-Ranging Vervet (*Cercopithecus aethiops*),” *Journal of Psychiatric Research* 7, no. 3 (Feb. 1970): 191–99.
2. “The Amygdala, the Body’s Alarm Circuit,” Cold Spring Harbor Laboratory DNA Learning Center, https://dnalc.cshl.edu/view/822-The-Amygdala-the-Body-s-Alarm-Circuit.html.
3. 人體呼吸系統有兩種化學受器：周邊化學受器和中樞化學受器。周邊化學受器位於頸動脈和主動脈，主要負責偵測血液離開心臟時的血氧變化。中樞化學受器位在腦幹，透過腦脊液的酸鹼值，隨時偵測動脈血的二氧化碳濃度變化。“Chemoreceptors,” TeachMe Physiology, https://teachmephysiology.

com/respiratory-system/regulation/chemoreceptors.

4. 化學受器所在的腦幹若是受傷，人就會失去測量血液中的二氧化碳濃度和做出反應的能力。因為體內沒有提醒他們二氧化碳濃度上升的自主功能，他們每次呼吸都得刻意為之。睡覺時若不戴呼吸器，他們就可能窒息，因為身體不知道何時該呼吸。這種症狀名為「奧丁症」（Ondine's disease），來自歐洲民間傳說中的水妖。奧丁告訴她的丈夫漢斯，她是「他肺裡的空氣」，並警告他要是欺騙她，就會失去自動呼吸的能力。後來漢斯騙了她，奧丁的詛咒於是成真。「一時不察我就忘了呼吸。」漢斯死前說。Iman Feiz-Erfan et al., "Ondine's Curse," *Barrow Quarterly* 15, no. 2 (1999), https://www.barrowneuro.org/education/grand-rounds-publications-and-media/barrow-quarterly/volume-15-no-2-1999/ondines-curse/.

5. 一萬兩千年前，遠古秘魯人住在海拔一萬兩千呎上的高山。目前全世界最高的城市是秘魯的拉林科納達，海拔一萬六七二八呎。Tia Ghose, "Oldest High-Altitude Human Settlement Discovered in Andes," Live Science, Oct. 23, 2014, https://www.livescience.com/48419-high-altitude-setllement-peru.html;

6. 根據某些報導，自由潛水者這類運動員對二氧化碳的耐受度，其實跟不習慣重複且長時間閉氣的人差不多。他們推測，這些頂尖運動員是因為肺活量大，或許加上能放慢新陳代謝的速度，讓自己消耗較少氧氣、產生較少二氧化碳，因此閉氣較久也不會恐慌。但這無法解釋長期焦慮或有其他恐慌症的人為什麼閉氣能力幾乎都比較差，無論他們的肺活量大小或在實驗之前呼吸了多少空氣。一些有趣（儘管有限）的脈絡可在 Deeper Blue 自由潛水論壇中找到：https://forums.deeperblue.com/threads/freediving-leading-to-sleep-apnea.82096/. Colette Harris, "What It Takes to Climb Everest with No Oxygen," *Outside,* June 8, 2017, https://www.outsideonline.com/2191596/how-train-climb-everest-no-oxygen.

7. Jamie Ducharme, "A Lot of Americans Are More Anxious Than They Were Last Year, a New Poll Says," *Time*, May 8, 2018, https://time.com/5269371/americans-anxiety-poll/.
8. *The Primordial Breath: An Ancient Chinese Way of Prolonging Life through Breath Control*, vol. 1, trans. Jane Huang and Michael Wurmbrand (Original Books, 1987), 13.
9. 氧化壓力和一氧化氮合酶對身體的危害，詳見賽門那提（Scott Simonetti）醫師的解釋：www.mrjamesnestor.com/ breath.
10. Megan Rose Dickey, "Freaky: Your Breathing Patterns Change When You Read Email," *Business Insider*, Dec. 5, 2012, https://www.businessinsider.com/email-apnea-how-email-change-breathing-2012-12?IR=T; "Email Apnea," Schott's Vocab, *The New York Times,* Sept. 23, 2009, https://schott.blogs.nytimes.com/2009/09/23/email-apnea/; Linda Stone, "Just Breathe: Building the Case for Email Apnea," *The Huffington Post*, https://www.huffpost.com/entry/just-breathe-building-the_b_85651; Susan M. Pollak, "Breathing Meditations for the Workplace," *Psychology Today*, Nov. 6, 2014, https://www.psychologytoday.com/us/blog/the-art-now/201411/email-apnea.
11. 很多研究可在國家衛生院下的美國國家醫學圖書館的網站 PubMed 找到。底下是一些對我有幫助的研究：Andrzej Ostrowski et al., "The Role of Training in the Development of Adaptive Mechanisms in Freedivers," *Journal of Human Kinetics* 32, no. 1 (May 2012): 197–210; Apar Avinash Saoji et al., "Additional Practice of Yoga Breathing With Intermittent Breath Holding Enhances Psychological Functions in Yoga Practitioners: A Randomized Controlled Trial," *Explore: The Journal of Science and Healing* 14, no. 5 (Sept. 2018): 379–84; Saoji et al., "Immediate Effects of Yoga Breathing with Intermittent Breath Holding on Response Inhibition among Healthy Volunteers," *International Journal of Yoga* 11,

no. 2 (May–Aug. 2018): 99–104.

12. Serena Gianfaldoni et al., "History of the Baths and Thermal Medicine," *Macedonian Journal of Medical Sciences* 5, no. 4 (July 2017): 566–68.

13. George Henry Brandt, *Royat (les Bains) in Auvergne, Its Mineral Waters and Climate* (London: H. K. Lewis, 1880), 12, 18; Peter M. Prendergast and Melvin A. Shiffman, eds., *Aesthetic Medicine: Art and Techniques* (Berlin and Heidelberg: Springer, 2011); William and Robert Chambers, *Chambers's Edinburgh Journal*, n.s. 1, no. 46 (Nov. 16, 1844): 316; Isaac Burney Yeo, *The Therapeutics of Mineral Springs and Climates* (London: Cassell, 1904), 760.

14. 布蘭特回英國大力稱讚羅亞溫泉之後，皇家外科學院的另一名醫師也前往羅亞證實布蘭特的發現，說那「跟我的經驗和觀察一致」。George Henry Brandt, *Royat (les Bains) in Auvergne: Its Mineral Waters and Climate* (London: H. K. Lewis, 1880), 12, 18.

15. 加州麻醉師及醫學研究員路易斯．柯曼（Lewis S. Coleman）認為，二氧化碳治療被打入冷宮，原因不在於客觀事實，而是私人利益。二氧化碳是製油產生的廉價副產品，而其他臨床療法不但昂貴，也需要專業技術。Lewis S. Coleman, "Four Forgotten Giants of Anesthesia History," *Journal of Anesthesia and Surgery* 3, no. 1 (2016): 68–84.

16. 浸泡二氧化碳之好處的數十筆研究，見：mrjamesnestor.com/breath。

17. 一九五〇年代晚期，沃爾普到處尋找游離性焦慮的替代療法，這是一種無特定原因引起的焦慮，現今有一千萬美國人為此困擾。二氧化碳的快速療效令他大為驚訝。他發現吸入二到五口二氧化碳和氧氣各半的混合氣體後，他的患者的焦慮基準線就從六十降到零，非其他療法所能比擬。「但願最近對二氧化碳重新燃起的興趣，能激起積極的研究。」沃爾普在一九八七年寫道。沃爾普發表這篇二氧化碳號召令的同一年，美國食品藥品管理局核准了第一種抗憂鬱藥氟西汀，也就是大家熟知的 Prozac、Sarafem 和 Adofen。沃爾普發表研究過後十年，哥倫比亞大學的精神病學家唐諾．克萊恩認為自己發現了引起恐慌、焦慮和相關疾病的機制。克萊恩在〈錯誤的窒息警報、自發性恐慌和相關症狀〉（False Suffocation Alarms, Spontaneous Panics, and Related Conditions）論文中寫道，那是「窒息監測器對身體做出錯誤解讀，因而誤發了窒息警報系統」。而誤判窒息，是因為化學受器對於二氧化碳波動愈來愈敏感。因此恐懼的核心可能不只是心理問題，也是生理問題。Joseph Wolpe, "Carbon Dioxide Inhalation Treatments of Neurotic Anxiety: An Overview," *Journal of Nervous and Mental Disease* 175, no. 3 (Mar. 1987): 129–33; Donald F. Klein, "False Suffocation Alarms, Spontaneous Panics, and Related Conditions," *Archives of General Psychiatry* 50, no. 4 (Apr. 1993): 206–17.

18. 這是范斯坦的估計。實際數字很難確定，因為很多有焦慮症的人也有憂鬱症，反之亦然。例如，估計一八%的美國人有焦慮症，約八%有憂鬱症，幾百萬人有其他較輕微的病症，四分之一有可診斷的精神疾病，二分之一一生中會得到某種精神疾病。"Half of US Adults Due for Mental Illness, Study Says," Live Science, Sept. 1, 2011, https://www.livescience.com/15876-mental-illness-strikes-adults.html; "Facts & Statistics," Anxiety and Depression Association of America, https://adaa.org/about-adaa/press-room/facts-statistics.

19. 此外，憂鬱症、焦慮症和恐慌症彼此密切相關，都源自對恐懼的誤判。目前服用抗憂鬱藥的患者有三分之一也有其他類型的焦慮症，很多都會接受不同藥物的治療。Laura A. Pratt et al., "Antidepressant Use Among Persons Aged 12 and Over: United States, 2011–2014," NCHS Data Brief no. 283 (Aug. 2017): 1–8.

20. 不難想像這些發現都引起爭議。這個研究的後續討論，見：Fredrik Hieronymus et al., "Influence of Baseline Severity on the Effects of SSRIs in Depression: An Item-Based, Patient-Level Post-Hoc Analysis," *The Lancet,* July 11, 2019, https://www.thelancet.com/journals/lanpsy/article/PIIS2215-0366(19)30383-9/fulltext; Fredrik Hieronymus, "How Do We Determine Whether Antidepressants Are Useful or Not? Authors' Reply," *The Lancet*, Nov. 2019, https://www.telegraph.co.uk/science/2019/09/19/common-antidepressant-barely-helps-improve-depression-symptoms.
21. 暴露治療及其效果的概述，見：Johanna S. Kaplan and David F. Tolin, "Exposure Therapy for Anxiety Disorders," *Psychiatric Times*, Sept. 6, 2011, https://www.psychiatrictimes.com/anxiety/exposure-therapy-anxiety-disorders.
22. 焦慮症患者有四〇%有憂鬱症，七〇%有其他精神疾病。范斯坦說，這些疾病都源於恐懼。Paul M. Lehrer, "Emotionally Triggered Asthma: A Review of Research Literature and Some Hypotheses for Self-Regulation Therapies," *Applied Psychophysiology and Biofeedback* 22, no. 1 (Mar. 1998): 13–41.
23. 恐慌症患者看醫生的頻率比其他患者多五倍，因為精神疾病入院的機率也高出六倍。其中三七%會尋求治療，通常是藥物、行為治療或兩者都有。但這些治療都無法觸及問題的根本：長期呼吸習慣不佳。慢性阻塞性肺病患者有六〇%也有焦慮症或憂鬱症，並非巧合。這些患者往往呼吸太多、太快，因為害怕喘不過氣而恐慌。"Proper Breathing Brings Better Health," *Scientific American*, Jan. 15, 2019, https://www.scientificamerican.com/article/proper-breathing-brings-better-health/.
24. Eva Henje Blom et al., "Adolescent Girls with Emotional Disorders Have a Lower End-Tidal $CO_2$ and Increased Respiratory Rate Compared with Healthy Controls," *Psychophysiology* 51, no. 5 (May 2014): 412–18; Alicia E. Meuret et al., "Hypoventilation Therapy Alleviates Panic by Repeated Induction of

Dyspnea," *Biological Psychiatry CNNI (Cognitive Neuroscience and Neuroimaging)* 3, no. 6 (June 2018): 539–45; Daniel S. Pine et al., "Differential Carbon Dioxide Sensitivity in Childhood Anxiety Disorders and Nonill Comparison Group," *Archives of General Psychiatry* 57, no. 10 (Oct. 2000): 960–67.

25. "Out-of-the-Blue Panic Attacks Aren't without Warning: Data Show Subtle Changes before Patients' [*sic*] Aware of Attack," Southern Methodist University Research, https://blog.smu.edu/research/2011/07/26/out-of-the-blue-panic-attacks-arent-without-warning/; Stephanie Pappas, "To Stave Off Panic, Don't Take a Deep Breath," Live Science, Dec. 26, 2017, https://www.livescience.com/9204-stave-panic-deep-breath.html.

26. "New Breathing Therapy Reduces Panic and Anxiety by Reversing Hyperventilation," ScienceDaily, Dec. 22, 2010, https://www.sciencedaily.com/releases/2010/12/101220200010.htm; Pappas, "To Stave Off Panic."

27. 經過五年的臨床研究，范斯坦發現漂浮治療對焦慮症、厭食症和其他恐懼引起的精神官能症尤其有效。"The Feinstein Laboratory," Laureate Institute for Brain Research, http://www.laureateinstitute.org/current-events/feinstein-laboratory-publishes-float-study-in-plos-one.

28. 菩提格的理想（及超低危險）二氧化碳濃度表，見：https://images.app.goo.gl/DGjT3bL8PMDQYmqL7.

29. 近來二氧化碳療法有死灰復燃之勢，不只是歐爾森和他的DIY呼吸達人團隊而已。現在也用二氧化碳來治療聽力喪失、癲癇和各種癌症。美國的醫療服務業者安泰（Aetna）也提供患者二氧化碳治療這種實驗療法。"Carbogen Inhalation Therapy," Aetna, http://www.aetna.com/cpb/medical/data/400_499/0428.html.

30. 化學受器的功能就是分析二氧化碳最細微的波動，即使不到百分之一。

## 第十章　加快、放慢，然後暫停呼吸

1. 即使做完拙火呼吸法一小時後也一樣。把肺想成一塊太陽能板，板子愈大，就有更多細胞能吸收到陽光。冰人的猛烈呼吸法能增加氣體交換空間約四〇%，非常驚人。有了多餘的空間，運動完之後四十分鐘，冰人霍夫消耗的氧氣是一般的兩倍。Isabelle Hof, *The Wim Hof Method Explained* (Wim Hof Method, 2015, updated 2016), 8, https://explore.wimhofmethod.com/wp-content/uploads/ebook-the-wim-hof-method-explained-EN.pdf.
2. Joshua Rapp Learn, "Science Explains How the Iceman Resists Extreme Cold," Smithsonian.com, May 22, 2018, https://www.smithsonianmag.com/science-nature/science-explains-how-iceman-resists-extreme-cold-180969134/#WUf1Swaj7zYCkVDv.99.
3. Herbert Benson et al., "Body Temperature Changes during the Practice of g Tum-mo Yoga," *Nature* 295 (1982): 234–36; William J. Cromie, "Meditation Changes Temperatures," *The Harvard Gazette*, Apr. 18, 2002.
4. 我詢問了保羅・達文波特（Paul Davenport）醫師這個難題。他是知名生理學家，也是佛羅里達大學的特聘教授。不到幾個小時，我就收到他的回音。「很有趣的問題。」他在電子郵件上說：「我的答案會模糊得很學術、很恰到好處。:）重點是，故意過度換氣對身體的影響，取決於許多因素，包括局部血流分布、血液氣體交換程度、腦脊液減少的緩衝能力、心輸出量的變化、酸鹼平衡補償作用、時間和其他未知因素。（夠模糊嗎？）相對來說，故意過度換氣對血液和腦脊液之影響的研究很直接明瞭。然而，生理變化對認知的影響就模糊也複雜多了。」他在信末告訴我，他正在對這個問題做詳細的分析，還需要一點時間才能完成。目前他仍在努力。結果出來我會公布在我的網站上。在那之前可以先瀏覽這裡的研究：I. A. Bubeev, "The Mechanism of Breathing un-

der the Conditions of Prolonged Voluntary Hyperventilation," *Aerospace and Environmental Medicine* 33, no. 2 (1999): 22–26; J. S. Querido and A. W. Sheel, "Regulation of Cerebral Blood Flow during Exercise," *Sports Medicine* 37, no. 9 (Oct. 2007), 765–82.

5. Iuriy A. Bubeev and I. B. Ushakov, "The Mechanism of Breathing under the Conditions of Prolonged Voluntary Hyperventilation," *Aerospace and Environmental Medicine* 33, no. 2 (1999): 22–26; Seymour S. Kety and Carl F. Schmidt, "The Effects of Altered Arterial Tensions of Carbon Dioxide and Oxygen on Cerebral Blood Flow and Cerebral Oxygen Consumption of Normal Young Men," *Journal of Clinical Investigation* 27, no. 4 (1948): 484–92; Querido and Sheel, "Regulation of Cerebral Blood Flow during Exercise"; Shinji Naganawa et al., "Regional Differences of fMR Signal Changes Induced by Hyperventilation: Comparison between SE-EPI and GE-EPI at 3-T," *Journal of Magnetic Resonance Imaging* 15, no. 1 (Jan. 2002): 23–30; S. Posse et al., "Regional Dynamic Signal Changes during Controlled Hyperventilation Assessed with Blood Oxygen Level-Dependent Functional MR Imaging," *American Journal of Neuroradiology* 18, no. 9 (Oct. 1997): 1763–70.

6. 確切地說，般那的書面記載約在三千年前的印度出現，中國則是約兩千五百年前在商朝和周朝出現。

7. 古代印度人相信體內有七萬兩千到三十五萬條管道。沒人知道他們是怎麼計算的。

8. Sat Bir Singh Khalsa et al., *Principles and Practice of Yoga in Health Care* (Edinburgh: Handspring, 2016).

9. 然而，有個由政府贊助的奇特而迷人的研究，就是在調查移動這種「生命能量」的可能性。參考這份一九八六年莫名其妙從中情局網站洩漏出來的珍貴研究：Lu Zuyin et al., "Physical Effects of Qi on Liquid Crystal," CIA, https://www.cia.gov/library/readingroom/docs/CIA-RDP96-00792R0002001600018.pdf.

10. Justin O'Brien (Swami Jaidev Bharati), *Walking with a Himalayan Master: An American's Odyssey* (St. Paul, MN: Yes International, 1998, 2005), 58, 241; Pandit Rajmani Tigunait, *At the Eleventh Hour: The Biography of Swami Rama* (Honesdale, PA: Himalayan Institute Press, 2004); "Swami Rama, Researcher/Scientist," Swami Rama Society, http://www.swamiramasociety.org/project/swami-rama-researcherscientist/.
11. "Swami Rama, Himalayan Master, Part 1," YouTube, https://www.youtube.com/watch?v=S1sZNbRH2N8.
12. "Swami Rama at the Menninger Clinic, Topeka, Kansas," Kansas Historical Society, https://www.kshs.org/index.php?url=km/items/view/226459.
13. 明尼蘇達州榮民醫院的醫療衛生診所主任丹尼爾・佛格森（Daniel Ferguson），幾個月前曾證明，拉瑪具有使脈搏「消失」幾分鐘的能力。Erik Peper et al., eds., *Mind/ Body Integration: Essential Readings in Biofeedback* (New York: Plenum Press, 1979), 135.
14. 實際記錄時間是十七秒，但技術人員準備好之前好幾秒，拉瑪的心臟就開始狂跳。資料來自：Justin O'Brien's *The Wellness Tree: The Six-Step Program for Creating Optimal Wellness* (Yes International, 2000).
15. Gay Luce and Erik Peper, "Mind over Body, Mind over Mind," *The New York Times*, Sept. 12, 1971.
16. Marilynn Wei and James E. Groves, *The Harvard Medical School Guide to Yoga* (New York: Hachette, 2017); Jon Shirota, "Meditation: A State of Sleepless Sleep," June 1973, http://hihtindia.org/wordpress/wp-content/uploads/2012/10/swamiramaprobe1973.pdf.
17. "Swami Rama: Voluntary Control over Involuntary States," YouTube, Jan. 22, 2017, 1:17, https://www.youtube.com/watch?v=yv_D3ATDvVE.
18. Mathias Gardet, "Thérèse Brosse (1902–1991)," https://repenf.hypotheses.org/795; "Biofeedback Research

and Yoga," Yoga and Consciousness Studies, http://www.yogapsychology.org/art_biofeedback.html; Brian Luke Seaward, *Managing Stress: Principles and Strategies for Health and Well-Being* (Burlington, MA: Jones & Bartlett Learning, 2012); M. A. Wenger and B. K. Bagchi, "Studies of Autonomic Functions in Practitioners of Yoga in India," *Behavioral Science* 6, no. 4 (Oct. 1961): 312–23.

19. "Swami Rama Talks: 2:1 Breathing Digital Method," Swami Rama. YouTube, May 23, 2019, https://www.youtube.com/watch?v=PYVrB36FrQw; "Swami Rama Talks: OM Kriya pt. 1," Swami Rama. YouTube, May 28, 2019, https://www.youtube.com/watch?v=ygvnWEnvWCQ.

20. 拉瑪顯然並非完全清心寡欲。一九九四年，一名喜馬拉雅學院的女學徒指控拉瑪性侵她，當時她十九歲，拉瑪已經六十好幾。四年後，這名女性獲判近兩百萬的賠償金，當時拉瑪已經過世。學院批評審判不公，因為拉瑪甚至無法到場為自己辯護。無論如何，這件事仍使拉瑪在本國和國際間的聲譽蒙上污點。William J. Broad, "Yoga and Sex Scandals: No Surprise Here," *The New York Times*, Feb. 27, 2012.

21. 聖捷爾吉的生平摘自以下出處：Robyn Stoller, "The Full Story of Dr. Albert Szent-Györgyi," National Foundation for Cancer Research, Dec. 9, 2017, https://www.nfcr.org/blog/full-story-of-dr-albert-szent-gyorgyi/; Albert Szent-Györgyi, "Biographical Overview," National Library of Medicine, https://profiles.nlm.nih.gov/spotlight/wg/feature/biographical; Robert A. Kyle and Marc A. Shampo, "Albert Szent-Györgyi—Nobel Laureate," *Mayo Clinic Proceedings* 75, no. 7 (July 2000): 722; "Albert Szent-Györgyi: Scurvy: Scourge of the Sea," Science History Institute, https://www.sciencehistory.org/historical-profile/albert-szent-gyorgyi.

22. Albert Szent-Györgyi, "Muscle Research," *Scientific American* 180 (June 1949): 22–25.

23. 位於圖森的亞利桑納大學的研究員認為，腦容量小的動物之所以異於腦容量大且腦部快速進化的動物，就在於耐力運動的能力。能力愈高，腦容量愈大。而肺活量愈大，呼吸效能愈高，就能提供腦部和耐力運動更多燃料。這有助於解釋為什麼哺乳動物的大腦比非哺乳動物大，以及人類、鯨魚和海豚的大腦為什麼幾百萬年來一直快速成長，爬蟲類的大腦卻沒有。氧氣等於能量等於演化。某方面來說，大口且完整呼吸的能力使我們成為人類。David A. Raichlen and Adam D. Gordon, "Relationship between Exercise Capacity and Brain Size in Mammals," *PLoS One* 6, no. 6 (June 2011): e20601; "Functional Design of the Respiratory System," medicine.mcgill.ca, https://www.medicine.mcgill.ca/physio/resp-web/TEXT1.htm; Alexis Blue, "Brain Evolved to Need Exercise," Neuroscience News, June 26, 2017, https://neurosciencenews.com/evolution-brain-exercise-6982/.
24. Bettina E. Schirrmeister et al., "Evolution of Multicellularity Coincided with Increased Diversification of Cyanobacteria and the Great Oxidation Event," *PNAS* 110, no. 5 (Jan. 2013): 1791–96.
25. Albert Szent-Györgyi, "The Living State and Cancer," *Physiological Chemistry and Physics*, Dec. 1980.
26. 聖捷爾吉認為，這句話是他跟奧地利裔的荷蘭理論物理學家保羅．埃倫費斯特（P. Ehrenfest）私下交談時說的。
27. G. E. W. Wolstenholme et al., eds., *Submolecular Biology and Cancer* (Hoboken, NJ: John Wiley & Sons, 2008): 143.
28. J. Cui et al., "Hypoxia and Miscoupling between Reduced Energy Efficiency and Signaling to Cell Proliferation Drive Cancer to Grow Increasingly Faster," *Journal of Molecular Cell Biology*, 2012; Alexander Greenhough et al., "Cancer Cell Adaptation to Hypoxia Involves a HIF-GPRC5A-YAP Axis," *EMBO Molecular Medicine*, 2018.

29. 一般認為這句話來自聖捷爾吉一九七二年七月在麻州伍茲霍爾的海洋生物學實驗室發表的演講〈電子生物學及癌症〉(Electronic Biology and Cancer)。
30. "Master DeRose," enacademic.com, https://enacademic.com/dic.nsf/enwiki/11708766.
31. 印度河流域的描寫和細節摘自：“Indus River Valley Civilizations,” Khan Academy, https://www.khanacademy.org/humanities/world-history/world-history-beginnings/ancient-india/a/the-indus-river-valley-civilizations; Saifullah Khan, “Sanitation and Wastewater Technologies in Harappa/Indus Valley Civilization (ca. 2600–1900 bce),” https://canvas.brown.edu/files/61957992/download?download_frd=1.
32. 三十萬平方哩相當於佛羅里達州到紐約州的所有東岸州。Craig A. Lockard, *Societies, Networks, and Transitions: A Global History* (Stamford, CT: Cengage Learning, 2008).
33. Yan Y. Dhyansky, “The Indus Valley Origin of a Yoga Practice,” *Artibus Asiae* 48, nos. 1–2 (1987), pp. 89–108.
34. 數論和最早瑜伽的歷史、思想及演變的詳細介紹，可參考這篇優秀的學術論文：*Internet Encyclopedia of Philosophy*, https://www.iep.utm.edu/yoga/.
35. 亞利安（Aryan）一字來自梵文的 ērān，現代國家伊朗（Iran）的名稱即由此而來。此字本來與白人優越主義毫不相干，直到四千年後被納粹挪用才改變。
36. Steve Farmer et al., “The Collapse of the Indus-Script Thesis: The Myth of a Literate Harappan Civilization,” *Electronic Journal of Vedic Studies* 11, no. 2 (Jan. 2014): 19–57, http://laurasianacademy.com/ejvs/ejvs1102/ejvs1102article.pdf.
37. 來自「數論」（Samkhya）這門哲學。數論以理性和證據為基礎。名詞字根指「數字」，動詞字根指「知道」。「你要不知道，要不就不知道。」德羅斯告訴我，「跟靈性無關！」數論以世俗為根基，根據的是實證研究，不是個人意見。他告訴我，最早的奧義書沒有提到祈禱的手勢或瑜伽的站立姿勢，因為這些運動從來不是修行的一部分。最早的瑜伽是用來影響和控制般那的一種技術，是一門冥想和呼吸的學問。最早提到調息（pranayama，古代印度控制呼吸的技術）的文字，或許是《廣林奧義書》第一章第五首二十三段的經文，約成書於西元前七百年。「人確實應該吸氣（起），但也應該吐氣（不落），同時一邊說：別讓奄奄一息的痛苦找上我。若是願意練習（呼吸），應該會更想徹底瞭解（那種永恆不朽）。透過理解才能跟這種神聖（呼吸）合而為一，不同世界方能互通有無。」*The Brihadaranyaka Upanishad,* book 1, trans. John Wells, Darshana Press, http://darshanapress.com/Brihadaranyaka%20Upanishad%20Book%201.pdf.

38. 西元前六世紀，印度河流域的悉達多王子來到印度東北方的一棵菩提樹下。他坐下來練習古老的呼吸和冥想法，悟道之後便周遊東方，將呼吸、冥想和悟道的神奇力量傳授他人。悉達多即後來世人所知的佛教創始人釋迦牟尼。

39. Michele Marie Desmarais, *Changing Minds: Mind, Consciousness and Identity in Patanjali's Yoga-sutra and Cognitive Neuroscience* (Delhi: Motilal Banarsidass, 2008).

40. 實際的文字模糊很多。根據德羅斯的說法，翻譯出來大概是：「第四種調息超越吸氣和吐氣。」瑜伽經的不同詮釋差異很大，我列出的是Swami Jnaeshvara的版本，是我覺得最清楚易懂的詮釋。參考：http://swamij.com/yoga-sutras-24953.htm, http://www.swamij.com/yoga-sutras-24953.htm#2.51.

41. Mestre DeRose, *Quando É Preciso Ser Forte: Autobiografia* (Portuguese edition) (São Paulo: Egrégora, 2015).

42. 巴坦加里之後，瑜伽被進一步濃縮和改寫。《薄伽梵歌》對它的描述比較傾向於神祕主義和形而上的修煉，是用來自我實現和開悟的心靈工具。哈達傳統的瑜伽於一四〇〇年代發展而成，利用這種古老技術向濕婆神致敬，並把坐式體位改成十五種姿勢，其中很多都是站姿。“Contesting Yoga's Past: A Brief History of Āsana in Pre-modern India,” Center for the Study of World Religions, Oct. 14, 2015, https://cswr.hds.harvard.edu/news/2015/10/14/contesting-yoga's-past-brief-history-āsana-pre-modern-india.

43. “Two Billion People Practice Yoga 'Because It Works,' ” UN News, June 21, 2016, https://news.un.org/en/audio/2016/06/614172; Alice G. Walton, “How Yoga Is Spreading in the U.S.,” *Forbes*, https://www.forbes.com/sites/alicegwalton/2016/03/15/how-yoga-is-spreading-in-the-u-s/#3809c047449f/.

44. 德羅斯在他的著作《調息》(Pranayama，我收到了試讀本）中，詳細列出五十八種源於數千年前的數論哲學的呼吸法。我在書末會列出其中幾種。

45. “The Most Ancient and Secretive Form of Yoga Practiced by Jesus Christ: Kriya Yoga,” Evolve+ Ascend, http://www.evolveandascend.com/2016/05/24/ancient-secretive-form-yoga-practiced-jesus-christ-kriya-yoga; “The Kriya Yoga Path of Meditation,” Self-Realization Fellowship, https://www.yogananda-srf.org/The_Kriya_Yoga_Path_of_Meditation.aspx.

46. “Research on Sudarshan Kriya Yoga,” Art of Living, https://www.artofliving.org/us-en/research-sudarshan-kriya.

47. 我無法描述淨化呼吸法要如何進行，因為沒有書面教學。若威香卡是唯一提供教學的人，而且是透過雜音很多的古老錄音，跟我多年前聽到的一樣。想嘗試淨化呼吸法一定得聯絡生活的藝術基金會，或是到網路上找偷錄版。兩種我都試過。

48. 這是任意過度換氣或練習非傳統呼吸法可能危害身體的一個原因。

## 結語　存乎一息

1. Albert Szent-Györgyi, "The Living State and Cancer," in G. E. W. Wolstenholme et al., eds., *Submolecular Biology and Cancer* (Hoboken, NJ: John Wiley & Sons, 2008), 17.

2. "The Top 10 Causes of Death," World Health Organization, May 24, 2018, https://www.who.int/news-room/fact-sheets/detail/the-top-10-causes-of-death; "Leading Causes of Death," Centers for Disease Control and Prevention, https://www.cdc.gov/nchs/fastats/leading-causes-of-death.htm.

3. Danielle Simmons, "Epigenetic Influences and Disease," Nature Education, https://www.nature.com/scitable/topicpage/epigenetic-influences-and-disease-895/.

4. 「每天約有三十磅空氣參與潮起潮落的過程，相較於不到四磅的食物和五磅的水。」Dr. John R. Goldsmith, "How Air Pollution Has Its Effect on Health (2)—Air Pollution and Lung Function Changes," *Proceedings: National Conference on Air Pollution U.S. Department of Health, Education, and Welfare* (Washington, DC: United States Government Printing Office, 1959), 215.

5. Andrew Weil, *Breathing: The Master Key to Self Healing*, Sounds True, 1999.

6. 我的鼻子還是有殘餘的細菌感染，但幾乎已經不存在。檢查結果：「A 2+ 緊密棒狀桿菌；少量革蘭氏陽性球菌；幾乎沒有到少量的格蘭氏陽性桿菌；沒有多形核細胞。」

7. Carl Stough and Reece Stough, *Dr. Breath: The Story of Breathing Coordination* (New York: William Morrow, 1970), 29.

8. Charles Matthews, "Just Eat What Your Great-Grandma Ate," *San Francisco Chronicle*, Dec. 30, 2007, https://michaelpollan.com/reviews/just-eat-what-your-great-grandma-ate/.

**國家圖書館出版品預行編目資料**

3.3秒的呼吸奧祕：失傳吐納技法與最新科學研究的絕妙旅程／詹姆士・奈斯特（James Nestor）著；謝佩妏譯. -- 初版. -- 臺北市：大塊文化出版股份有限公司, 2021.09
368面；14.8×20公分. --（smile；174）
譯自：Breath : the new science of a lost art
ISBN 978-986-0777-22-2（平裝）

1. 呼吸法 2. 養生

411.12 110012394

LOCUS

LOCUS

LOCUS

LOCUS